醫學之書

The Medical Book

作者 —— 柯利弗德·皮寇弗（Clifford A. Pickover）

譯者 —— 鄧子衿

審訂 —— 劉士永

諸神一開始的確沒有為世人揭開所有奧秘，但是世人長期探索，終將逐步發現。

　　　　　　　　——色諾芬尼（Xenophanes of Colophon，約公元前 500 年）

只要對醫學的藝術有愛，就是對人類有愛。

　　　　　　　　——希波克拉底斯（Hippocrates，約西元前 400 年）

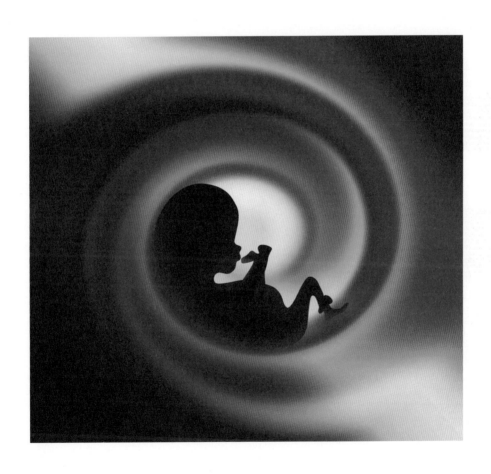

目次

簡介
醫學的領域

　　歡迎您看這本《醫學之書》。本書將帶領您走一趟壯闊的醫學歷史之旅，其中有絕佳的實用發現，也有奇異和荒謬的內容，我們將會遇到的主題會從割禮到瀕死經驗、從巫醫到能動手術的機器人。從「大課程」（The Great Courses）的教育內容中，我們可以很容易就瞥見豐富的醫學歷史，以及人類從石器時代到現在之間的驚人進步：

　　　　現在這個西方現代醫學的時代，器官移植稀鬆平常，DNA 和人類基因組的秘密成為每天的頭條新聞，這些都意味著生命的奧秘就近在手邊，令人著急……但是要走到這一步，可是花了數千年的時間，每次向前跨一步……一開始淺淺的切傷如果受到感染都可能威脅生命，那時候身體內血液流動的方式依然是謎，而且連「細胞」這個概念都還沒有出現，只要有儀器能讓醫生聽到患病心臟搏動的聲音，就是一大進步。人類的醫學知識是從這種情況下開始進步的。

　　《醫學之書》中每個條目都很短，大部分都只有幾段。這種格式讓您很容易就可以跳進一個主題並加以消化，而不需要看一大堆不相關的內容。醫生從什麼時候開始使用蛆清理傷口、挽救生命？直接看〈蛆蟲療法〉就可以得知梗概。針灸和吐實血清真的有效嗎？首次眼睛手術什麼時候進行的？人類可以冷凍 100 年之後再復活嗎？黃熱病和昏睡病有什麼不同？在本書中，我們將看到這些和其他發人深省的題目。醫療是當今最重要的議題之一，在將來只會更重要。學生和他們的父母，以及醫療相關人員都適合看這本書，當然《格雷氏解剖學》和美國電視影集《豪斯醫生》（House M. D.）的眾多粉絲也是。過去、現在和未來，都會有無數的醫學節目，吸引我們的理智與情感。

　　同仁曾問我，我覺得醫學史上最大的進步有哪些，我通常會指出三件事情。首先是使用縛線以阻止手術時血液的流動。例如法國的醫生帕黑（Ambroise Pare，西元 1510 年～西元 1590 年）提倡在截肢的時候用麻線綁住血管以止血，傳統的方法則是使用燒紅的木樁和烙鐵來止血。第二個里程碑是以全身麻醉劑（例如乙醚）減少疼痛，這是由數名美國醫生發展出來的方法。第三項突破則和手術時消毒有關。這項工作最初是由英國的醫生李斯特（Joseph Lister，西元 1827 年～西元 1912 年）所推動的，他利用石碳酸（現在稱為酚）來消毒傷口與手術工具，大幅降低了手術後感染的機率。

　　如果再要求多加，我可以增加醫學史上另外兩項重要發展。第一個是 X 光。現代醫學中有數個突破性的成就與看見活人體內的樣貌有關，X 光是第一個。另一項是醫生和主管機關對於解剖人體越來越放得開，這使得我們漸漸深入了解人體的構造。事實上，本書中所介紹的一些醫學里程碑，都和描繪人體的構造有關，這些成就是由下列偉大人物所達成的：達文西（Leonardo da Vinci，西元 1452 年～西元 1519 年）、歐斯塔奇（Bartolomeo Eustachi，西元 1500 年～西元 1574 年）、維薩里（Andreas Vesalius，西元 1514 年～西元 1564 年）、科托納（Pietro de Cortona，西元 1596 年～西元 1669 年）、卻賽爾登（William Cheselden，西元 1688 年～西元 1752 年）、阿比努斯（Bernhard Siegfried Albinus，西元 1697 年～西元 1770 年）、杭特（John Hunter，西元 1728 年～西元 1793 年）及格雷（Henry Gray，

西元 1827 年～西元 1861 年）等。以前的醫生要成為熟練的解剖操刀者和解剖學家，通常得壓抑住人類正常的情感。例如英國的醫生哈維（William Harvey，西元 1578 年～西元 1657 年）以闡明血液的流動方式而聞名，他便參與了自己妹妹和父親的解剖工作。在 19 世紀早期的英國，屍體的需求量極大，使得解剖學家必須頻繁地和盜墓者合作，以取得所需要的樣本。一如我在本書中將會提到的：歷史學家肯普（Martin Kemp）和華萊士（Marina Wallace）寫道：「人類的畫像不論使用哪種繪畫技巧或是表面上看來是中性，但總是一連串選擇後的產物，而且不可避免的帶有強烈的情感。在人體解剖畫的歷史中，有的是豔麗的多彩蠟油畫，其中的人體宛如表情豐富的演員，正在演出永恆的戲劇；也有如葛雷（Henry Gray）著名的《人體解剖學》（*Anatomy*）中無情冷靜的木刻畫。對於這些圖畫，藝術史家都會認為它們各具『風格』。」

歷史學家康寧罕（Andrew Cunningham）曾寫道：「所有構造解剖圖隱含的問題是，它們都……太理想化了。事實上，圖畫（和照片）都是想要解決相同的問題：把事物帶到眼前……描繪解剖學家希望看到的事物。描繪構造是件麻煩事……老練解剖學家能夠區分出來的結構，對於普通人可能難以分辨。」

我有件個人的事情得說。我從小就就是個解剖狂，我超愛解剖學的。我小的時候住在紐澤西，臥室中就有心臟、腦、頭、眼睛和耳朵的塑膠解剖模型，牆上則掛著非常精細的器官系統構造圖。到了大學，我只穿有解剖圖案的襯衫，上面畫著循環系統、解剖開來的青蛙等。想要深入了解生物學和人類身體構造的狂熱，讓我寫了這本書。

最後我們應該要注意到，在「菌源說」（germ theory）和現代科學興起之前，醫學中許多部分都建立在迷信和安慰劑效應之上。醫學專家夏匹洛夫婦（Arthur & Elaine Shapiro）寫道：「從古至今的各種療法變化，讓我們深信，醫療史中除了近代的部分，就是安慰劑效應的歷史……例如在 17 世紀頭三版的《倫敦藥典》（*London Pharmacopoeia*）中就收錄了些無用的藥物，例如鬍鬚地衣（usnea，從因暴力而死者的頭顱上長出的苔蘚）和維戈藥膏（Vigo's plaster，含有毒蛇的肉、活青蛙和蟲）。」在海萊因（Robert Heinlein）的小說《航越日落》（*To Sail Beyond the Sunset*）中，備受歡迎的醫生強森（Ira Johnson）也承認醫學有其極限，而在 20 世紀初期美國的鄉間，安慰劑效應無所不在。他說：「當下我們手邊除了碘酒、甘汞（紅藥水）和阿斯匹靈不算是糖球藥丸（Sugar pill，意指安慰劑）之外，我們幾乎沒有可以幫助他們的東西。每次我能確定結果的事情只有接生、接骨或截斷腿。」就算到現在，根據醫學研究所（Institute of Medicine）的說法，醫生建議的手術、藥物和檢驗中，已經證明有效的，還不到一半。

本書寫作目的與編年 |

　　我寫作《醫學之書》的目的，是要讓廣大的讀者能夠快速地一覽重要的醫學里程碑、概念和思想家，每個條目都很短，在幾分鐘之內就能夠看完。有些條目是我個人感興趣的，不過本書沒有囊括醫學上所有的里程碑，不然這本書就會變得太厚了。為了在短短的篇幅中讚頌醫學的奇蹟，我被迫省略一些醫學上的驚奇事物。不過我相信我已經包含了醫學史上大部分的重要人物，以及對於醫學、社會或人類思想有巨大影響的事件。1921 年，英國神經外科醫師巴倫斯（Charles Ballance）曾經發表一場名為「腦部手術快覽」（A Glimpse into the History of Surgery of the Brain）的演講，提到腦部手術的歷史浩瀚巨大，因此他不會費力提及每件事情，而僅僅「有如登山者，向幾座山峰致意之後，就繼續前進。」對於醫學上的里程碑，我們也用相同的方式處理。有的時候，一些片段的知識在不同的條目中會重複，這樣每個條目才能夠獨立閱讀。有少數字會以粗體印刷，好為讀者指出相關的條目。例如昏睡病可能會以粗體字表示，這表示在「昏睡病」這個條目中，有這個疾病的成因。除此之外，每個條目最下方會標注「參照條目」，有助於讀者把相關的條目彼此連結起來，在書中穿梭來回，進行一場有趣的發現之旅。

　　《醫學之書》反映出我在智識上的不足之處，雖然我盡可能的涉獵醫學歷史中的各個領域，也不可能面面俱到。這本書很明顯的反映出我個人的興趣、能力和弱點。對於書中條目的選擇，以及錯誤與不當的敘述，我負全責。這本書並非全面性、抑或學術專論，而是希望能讓研習科學的學生和對醫學有興趣的外行人能愉快的閱讀。我希望讀者能夠給予回饋與意見，以改進本書，我也認為是持續的計畫、有愛的工作。

　　書中的各個條目以年代順序排列，許多比較早期的年代，包括公元前的，只有約略的時間。與其在這些比較久遠的年代之前加上「大約為」，我選擇在這裡告知讀者那些都只是大約估計的時間。

　　在大多數的條目中，我選擇發生了重大突破或新發現的年代。當然，有許多人對某一項發現都有重要貢獻的時候，採用哪個年代給該條目使用，就變成了判斷的問題，通常我會採用與該事件或發現相關的最早年代。不過有的條目在我詢問過同事和其他科學家之後，會採用某個概念變得特別受到注意的年代。

　　著名的加拿大醫生奧斯勒（William Osler）曾經說過：「在科學界，稱譽是給予說服全世界接受某個概念的人，而非給予第一個想出這個概念的人。」當檢視醫學中的各項發現，具有後見之明的我們經常會看到如果一個科學家沒有得到一項重大發現，在幾個月或幾年之內，通常會有另外的人得到相同的發現。一如牛頓所言，大部分的科學家都是站在巨人的肩膀上，把視野推得更遠一點而已。通常有不只一個人幾乎在同一時間，發明了相同的器具，或揭開同一個醫學之謎。但是有很多原因（包括運氣）使得比較有名的發現者流名青史，其他的人則完全被遺忘。可能是時機成熟了，人類累積了足夠的知識而同時做出相同的發現。我們可能不願意去相信，其實重大的發現只是「發現萬花筒」中的一部分，而這個萬花筒是同時有許多人發出的光芒所構成的，科學中充滿了這類例子。貝爾（Alexander Graham Bell）和葛雷（Elisha Gray）各自獨立工作，然後在同一天申請電話的專利。科學社會學家莫頓（Robert Merton）評論道：「天才並非見解的唯一源頭，他們只是讓見解發生效果的源頭。」

　　莫頓也認為，「科學發現遵守『多元』原則」，通常有多人做出相同的發現。有的時候以某人為名的發現，並不是這個人最初就有這項發現，而是他把這項發現加以發展。著名的解剖學家杭特（William Hunter）經常與哥哥爭執誰先做出了發現，不過他也承認：「如果一個人對藝術具有一定程

度的喜愛與熱情，那麼就會無法忍受無理的反對意見，還有對與自己發現和名聲的侵犯，這樣他才能在解剖學或是其他自然知識的領域中，成為重要的人物。」有人問馬克吐溫（Mark Twain），為何有許多新發明，都是不同人各自做出來的。他回答說：「當蒸汽船該發明的時間到了，你就會發明蒸汽船。」

讀者可能會注意到，基礎物理上許多重要的發現，也造就了多種醫學工具，減輕了病人的痛苦並且挽救性命。科學作家西蒙斯（John G. Simmons）寫道：

20 世紀的物理學對於醫學中的人體成像工具，貢獻卓著。1895 年，在侖琴（Wilhelm Conrad Rontgen）發現了神秘的 X 光後數個星期，X 光便用於醫療診斷之上。在數十年後出現的雷射是量子物理的應用產品，超音波影像則源自於要找出潛藏的潛水艇，電腦斷層掃描則利用電腦科技。醫學最近最重要的技術則是磁振造影（MRI），讓我們能夠看見人類身體內部的立體細節。

最後我要指出，戰爭和暴力經常加速我們對於醫學知識的了解。例如蓋倫（Galen of Pergamon，西元 129 年～西元 199 年）是羅馬格鬥士（gladiator）的醫生，他從那些恐怖的傷口中窺見人體許多構造。法國醫生拉瑞（Dominique Jean Larrey，西元 1766 年～西元 1824 年）在艾洛之役（Battle of Lylauin Prussia）發現，用冰雪把肢體的溫度降到極低，可以減輕截肢的疼痛。最後，現在的國際紅十字會（International Red Cross）和紅新月運動（Red Crescent Rovement）能夠存在，要歸功於瑞士的社會行動主義者杜南（Henri Dunant，西元 1828 年～西元 1910 年）。他在 1859 年目睹了義大利索爾弗利諾戰役（Battle of Solferino）中的慘況後，大受震撼。你在本書中可以看到這些以及其他相關的條目。

在有些條目中，我會引用科學記者和作者的話，不過為了行文簡潔，就沒有在條目中放入來源並且說明作者的身分。我先為這種因時制宜的濃縮方式致歉，在書中最後有相關的文獻，有助於指明這些作者的身分。由於本書是依照年代排列，因此如果對某一項概念有興趣時，請務必使用索引，在有些你預想的條目中，說不定也會談論到您有興趣的概念。

在結束之前，我們得了解在本書中的各項發現，都屬於人類最偉大的成就。依我個人的看法，生物有其極限，組織與細胞各有其功能，但醫學能夠不停地從中發掘出奇蹟，這讓我們懷抱著希望：蹂躪人類健康的恐怖疾病，有一天大部分終將成為歷史。

關於「巫醫」一詞的使用

第一個條目的標題是「巫醫」，在英國作家馬丁（Robert Montgomery Martin）在他 1836 年出版的《南非歷史：含好望角、模里西斯、塞席爾群島等》（*History of Southern Africa: Comprising the Cape of Good Hope, Mauritius, Seychelles, &c*）中，使用「巫醫」這個詞來指稱非洲的治療師之後，這個詞便流行起來了。雖然現在這個詞帶有貶意，但是我在這裡並無輕蔑之意，並且採用這個詞的歷史意義，也有許多同事詢問這個有趣名詞的語意來源。許多作者使用薩滿（shaman）一詞來代替巫醫，不過薩滿比較強調其具有與靈魂、魔術、占卜和神秘的相關知識，而不只專注在醫學之上。

免責聲明與致謝

本書中的訊息不適用於任何醫學緊急事件或是任何疾病的治療診斷，所有的醫學狀況的診斷與治療，都需要諮詢有執照的醫生。

我感謝下列人士提供的評論與建議：Dennis Gordon, Teja Krasek, Jennifer O'Brennan, Melissa K. Carroll, Bryan Plaunt, Sue Ross, Rachel D'Annucci Henriquez 與 Pete Barnes。我也要特別感謝本書的編輯梅敦（Melanie Madden）。在研究本書中提及的重大成就與重要時刻時，我讀了許多精彩的參考書籍和網站，其中許多列在書末的參考資料中。

導讀

劉士永／中央研究院台灣史研究所研究員兼副所長

　　近年來，醫學人文教育工作者已因教學需求，整合研究著作、論文與翻譯名著，透過仔細的選擇、有系統的整合和深入淺出的導讀介紹，編輯出符合醫學院醫療人文授課所需的課程綱領。相較於此，非醫療專業背景的學者與一般讀者仍需艱苦地在各式醫學史專論中掙扎，往往陷入形形色色專業名詞與知識的泥淖，也不盡然能完全釐清醫學事件因果與發現時序之對位關係。如此逆時間或因果全無的想像，經常在我的生活周遭或任教的課堂上出現。簡單來說，大家都需要一本深入淺出的指南，引領各種背景的讀者一窺西洋醫學史千百年來發展之堂奧。而《醫學之書》中譯本的問世，正好彌補了這個閱讀需求所帶來的知識空闕。

　　本書作者皮寇佛擁有耶魯大學分子生物物理與生化博士的頭銜，卻不是個深居書齋、不問俗務的多產作家。他擁有一百五十多個與電算技術（computing technologies）相關的專利，著述範圍也從科學涵蓋到醫術和歷史的人文領域。儘管全書篇幅十分厚重，但《醫學之書》並不能算是本艱澀難懂的長篇大論；不論是英文原著或中文譯本，我個人都傾向於把這本書定位成圖文並茂、解題式的「類百科全書」。

　　讀者可以從目錄的翻閱中，很輕易地看出各種醫學事件或發明的時間順序，而各個解題內的相關條目索引與參照，則顯示了這些事件或發明在知識上的因果關係。就後者來說，閱讀《醫學之書》有著按圖索驥、抽絲剝繭的樂趣，也因此這本書不能只被簡單地歸類為百科全書或是醫學辭典之類的作品。至於閱讀《醫學之書》的方式，除了慣見的循序漸進翻閱外，這本書也相當適合當作條目式的西洋醫學史辭典來使用。前者，應該相當能滿足一般讀者對於瀏覽西洋醫學史的需求。後者，則為那些有興趣探索某些專門知識的人提供入門的機會；這一點，我尤其想向非醫療專業卻有志想要入門醫學史研究的朋友們推薦，不妨可以利用這本書深入淺出的文字說明，輔助對於西洋醫學史概論性的背景知識。

　　如果讀者們有時間上的餘裕，可以先快速地瀏覽過目錄，透過時間排序與專業名詞出現的頻率，感受一下醫學發展上越接近現代，事件與發明益發緊湊的時間特性，以及醫學專業越發遠離尋常生活經驗及語彙的特性。《醫學之書》全書條目始於巫醫（Witch Doctor）、終於複製人（Human Cloning），而其中解題的文字也從描述與說明，變得充滿生物科學上的專業詞彙，這樣的章節安排，頗令人意外地呼應德國醫學史學者宣稱：「醫療始於人也當終於人」的思考邏輯，其筆法除了因應醫療日益科學化的趨勢外，也間接刺激讀者去思考當代醫療專業與病患生活經驗、知識剝離的情況。歷史社會學家朱申（N. Jewson）曾主張醫院醫學（Hospital Medicine）中理學檢查（physical examination）與病理解剖的興起，讓醫療與診斷化約為器官與組織的處置，甚且化約至細胞與生化反應的層次，而相應的正是「病人的消失」。透過《醫學之書》解題詞彙與文字的轉變，朱申的論點彷彿躍然於字裡行間。

　　最後仍須提醒本書讀者，儘管《醫學之書》的作者未必有意顯現西方中心論或進步史觀，全書仍不免在條目的安排上比較偏重西方醫學史的發展脈絡，僅僅點綴式地加上了數條如〈黃帝內經〉或〈阿育吠陀醫學〉之類的東方醫學條目。這全然無法反映當前學界，甚至是西方學界對於東方醫學（中國、韓國、印度等）的研究深度。就這一點來說，《醫學之書》一如多數的西方文明史論著，仍舊是相當具有西方觀點的「世界史」作品。只是面對近代以來西洋醫學席捲全球的趨勢而言，《醫學之書》仍舊不失為幫助我們了解當下主流醫療歷史脈絡的入門讀物，也是非醫學專業的學者與研究生們想要探索西洋醫學史時，可以長置案頭的參考書。

巫醫

　　歷史學家波特（Roy Porter）寫道：「要大膽地把許多社會的信仰一概而論，顯然是極為危險的事情，例如非洲的奴爾族（Neur）和美國的納瓦霍族（Navajo）就大為不同。不過……傳統醫療傾向把許多疾病視為完全個人化的，這點與現代西方醫學大不相同。」在舊部落社會中，疾病通常被視為是由超自然媒介在鎖定對象上引發的。

　　自古以來，這些「醫者」經常指的是巫醫（witch doctors）、薩滿（shaman）和非洲巫醫（sangomas），他們會進行儀式或小型手術，並且以咒語和草藥滿足人們的健康需求。

　　在薩滿的醫療過程中，治療者能夠和精神世界連結。這樣的觀念可能在舊石器時代就出現了，例如在以色列出土的一萬二千年前（中石器時代）的年長女性墳墓中，就發現了薩滿活動的證據。墓中女性生前的地位顯要，墓中的石塊特別排列整齊，同時有 50 個完整的龜殼、一個人類的腳，以及鳥類、野豬、豹、牛和老鷹的殘骸，顯示她可能和大自然及動物有密切的關係。現在非洲南部許多傳統的恩古尼（Nguni）社群中，有非洲巫醫會開草藥方、占卜，並且提供諮詢。

　　在單一種族中，可能有數種類型的薩滿巫師，例如心理學家克里普納（Stanley Krippner）描述居住在巴拿馬的庫納印地安人（Cuna Indian）中：「abisua 薩滿用歌唱治療，inaduledi 薩滿專用草藥治療，nele 薩滿則專注於診斷。」

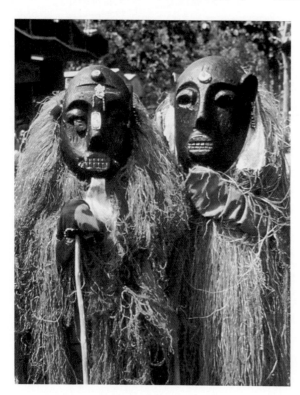

　　科學記者艾德勒（Robert Adler）寫道：「在世界上許多部族中，薩滿和巫師被認為同時具有兩種能力：加害與治療、殺死與治病。薩滿巫師對於自己所處環境中所生長的具有迷幻功能的植物，知之甚詳。他們在治療儀式中使用這些植物，並且與超自然媒介溝通……。薩滿巫師和巫師具有強大力量的形象，再現於他們的後繼者、也就是穿白袍的醫生上。我們也和祖先一樣，也在他們身上灌注了強大的力量。」

尼加拉瓜拉色（Lassa）的兩位巫醫。

參照條目　環鋸術（約西元前 6500 年）、迪奧斯克里德斯的《藥物論》（西元 70 年）、安慰劑效應（西元 1955 年）

約西元前 **6500** 年

環鋸術

阿爾布卡西斯（**Albucasis**，西元 936 年～西元 1013 年）

　　神經科學家兼醫學史家芬格（Stanley Finger）寫道：「在大型文明出現之前，人們可能就認為腦具有高階的特殊功能。這個說法是有證據的，因為在一些新石器時代的遺址中，我們發現有些顱骨上有仔細切開或鑿開的洞。」不論用切、用鑿，這種在頭顱上開洞的環鋸術（trepanation）一度相當流行。史前時代，這些鑿下來骨頭可能打磨成護身符，以驅趕惡靈。動這種手術的動機還不清楚，有可能古代人想要藉此緩解嚴重的頭痛和癲癇，或是讓惡靈從頭中出來。病人是否有接受麻醉（以古柯葉或是酒精），也同樣不明。有趣的是，在法國一處西元 6500 年前在墳場中，120 個頭顱中的三分之一有環鋸術後留下的洞。許多動過環鋸術的頭顱，洞口周圍的骨頭已經有癒合的跡象，顯示這些人在進行這種恐怖手術之後，通常可以活下來。中世紀以降，環鋸術通常用來減輕癲癇發作，或是治療骨折之類的頭部傷害。

　　世界各地都有人做環鋸術，包括非洲、哥倫布抵達前的中美洲，以及歐洲許多地方。光是在秘魯，就出土了一萬多個動過環鋸術的頭顱。在歐洲出土的頭顱上，鑿開的洞有數公分大小，也有大到切除半個頭顱。

　　阿爾布卡西斯是中世紀最偉大的伊斯蘭外科醫生，他利用鑽子執行環鋸術。他寫道：「只要確信腦膜沒有發生事情，就可以切開骨頭，就算無知膽小的醫生在想睡時都做得到。」不過，如果位於腦最外層的硬膜（dura）變黑了，「你就知道這個人氣數已盡了。」

　　最近有些奇特的人給自己動環鋸術，因為他們相信這樣有助於開悟。

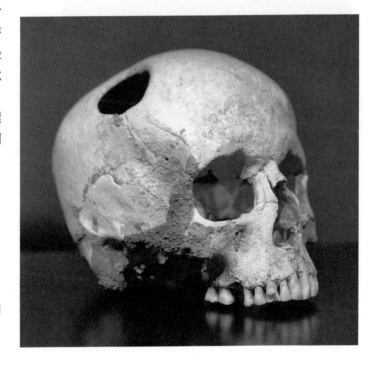

這是一位動過環鋸術女孩的頭骨，洞周圍的骨頭已經長得平滑，從這點看來，她手術之後活了下來。

參照條目　巫醫（約西元前一萬年）、治療癲癇（西元 1857 年）、現代腦外科（西元 1879 年）

尿液分析

喜劇演員丹吉菲爾德（Rodney Dangerfield）曾說：「我喝得太多了，最近一次我喝了放橄欖的尿液。」事實上，尿液分析（urinalysis）有著荒謬又嚴肅的歷史。

大約在西元前 4000 年，蘇美的醫生在黏土板上記錄了尿液的分析內容。約西元前 100 年的梵文書中描述了至少 20 種不同形式的尿液。古代印度的醫生可以從尿液有甜味並且能吸引螞蟻，判斷病人得到了現在稱為糖尿病的疾病。

在現代醫學出現之前，用眼睛檢驗尿液的技術稱為驗尿術（uroscopy），中世紀的醫生把這項技術提昇到近乎魔術的境界。有些醫生會穿著長袍，將尿液放在燒瓶（形狀有點像是膀胱），在病人面前中舉高搖晃，然後做出預測。有些醫生甚至沒有看到病人就可以做出診斷。在文藝復興時期，驗尿術甚至用來預測未來。

現在我們知道，尿液中如果有大量白血球，意味著泌尿道受到受到感染。血尿症（血液中出現大量紅血球）則表示病人可能有腎結石、腎臟受傷，或是泌尿系統（包括腎臟、輸尿管、腎臟、攝護腺和尿道）出現腫瘤。尿液中葡萄糖太多則是糖尿病。其他尿液檢查中的項目可以有助於檢驗肝臟疾病或甲狀腺疾病。

生理學家阿姆斯壯（J. A. Amstrong）寫道：「醫生能從這個液體的窗戶，看到病人體內的運作。尿液打開了檢驗醫學的大門。隨著醫生地位的提昇，尿液檢驗的重要性被誇大了，（到了 17 世紀）驗尿術的使用已經大幅超越了理性範圍。」

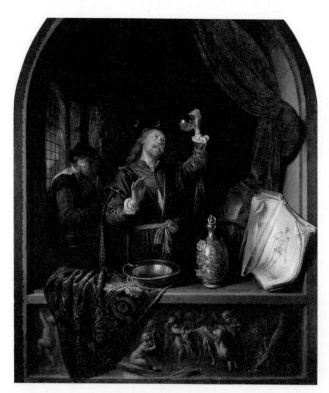

檢查燒瓶中尿液的醫生。荷蘭畫家道（Gerrit Dou，西元 1613 年～西元 1675 年）以油彩在橡木板上繪製。

參照條目　先天性代謝異常（西元 1902 年）、「兔子死了」（西元 1928 年）

約西元前 **3000** 年

縫合術

蓋倫（**Galen of Pergamon**，西元 129 年～西元 199 年）
宰赫拉威（**al-Zahrawi**，西元 936 年～西元 1013 年）
李斯特（**Joseph Lister**，西元 1827 年～西元 1912 年）

外科醫生克卡普（John Kirkup）寫道：「在外科技術逐漸提升的時代，縫合傷口和其他精細的技術相較之下，很容易就被貶低為不重要的技術。事實上，在**抗菌**和無菌程序發展出來之前，縫合不良會造成許多悲劇。即使到今日，手術是否成功，仍視皮膚、腸胃、骨頭、肌腱和其他的組織能否迅速確實的癒合，不過到目前為止，依然無法保證切口能夠癒合，並且只留下看起來可接受的疤痕。」

現在的縫合術是用針線將傷口或是手術切口縫合起來，不過在歷史上出現過許多種其他的縫合方式，針通常是以金屬或是骨頭磨成，線則是蠶絲或羊腸線（能夠被身體分解與吸收）。有的時候，大型的螞蟻也用來夾緊傷口：當螞蟻的螯把開口咬合之後，就把螞蟻身體的部位切掉，只留下頭和咬緊的螯。古代埃及人利用亞麻布和動物的肌腱讓傷口緊合，而最早的縫合術可以追溯到公元前3000 年。西元 2 世紀，希臘裔的羅馬醫師蓋倫使用動物材質的縫線，阿拉伯外科醫師宰赫拉威也是。英國外科醫師李斯特研究了消毒羊腸的方法。在 1930 年代，一家羊腸線大型製造商每天要用掉兩萬六千頭羊的腸。現在的縫線是由身體可吸收或不可吸收的聚合纖維製成，而且直接連接在沒有針眼的縫針上，這樣在縫合時能讓病人受的損傷減少。黏合液也能夠用來幫助傷口癒合。

縫針的寬度各有不同，可以用於不同的場合上，有的比人類的頭髮還要細。在 19 世紀，外科醫生通常還會燒灼傷口。這個過程很恐怖，但是病人因為縫針感染而死的機會會因而降低。

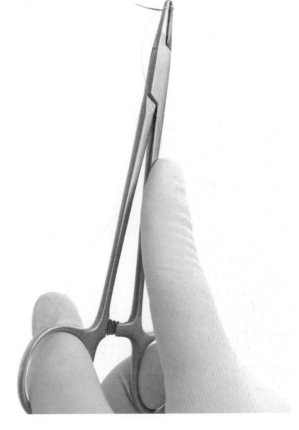

外科醫生戴著手套，拿著持針器（needle holder），上面夾著一根無創弧形縫合針，針末端接著 4.0 單絲不可吸收的合成縫線。

參照條目 愛德溫・史密斯外科手術手稿（約西元前 1600 年）、帕黑「理性的外科手術」（西元 1545 年）、組織移植（西元 1597 年）、消毒劑（西元 1865 年）、血管縫合術（西元 1902 年）、霍斯德的手術（西元 1904 年）、奈米醫學（西元 1959 年）、雷射（西元 1960 年）、內視鏡手術（西元 1981 年）

玻璃義眼

在《尼古拉斯．尼古爾貝》（*Nicholas Nickelby*）這本書中，狄更斯（Charles Dickens）描述了一位卑鄙的校長，說「他只有一個眼睛，而一般人偏好有兩個。」不論是因為疾病、先天殘疾或是意外事件，失去一個眼睛，會讓視力減退、容貌改變、社會關係變化，這些都會嚴重的影響情緒。義眼無法讓視覺恢復，但是可以置入眼窩中，甚至與周圍的肌肉相連而產生自然的眼球移動。目前每年約有一萬人失去了一個眼球，他們配戴的義眼雖然依然叫做玻璃義眼，不過已經改由塑膠製作了。

最早的義眼將近有 5000 年的歷史，這是從一位約 180 公分高的女性遺骨上發現的，她於伊朗東南部的古城布倫特（Brunt）出土。這隻義眼為半圓形，可能是以天然瀝青和動物油脂製作而成的，表面覆蓋著金箔，上面刻出圓形的虹膜以及類似太陽光芒的放射狀線條。由於這位身材修長的女性是預言家，因此這隻義眼並沒有模仿真的眼睛，製作得閃閃發光，為得是要配合她的特殊力量。義眼的兩面有洞，用以固定。用顯微鏡觀察這位女性眼窩，發現她終身都配戴著這隻義眼。

1579 年，威尼斯人發明了第一隻人造眼，那是用薄的貝殼形玻璃製成，戴上了眼睛也可以閉起來。到了 1884 年，玻璃眼球有的時候會塞進眼窩中，填滿空隙，好讓義眼能夠移動。由於美國人需要訂做義眼，因此德國工匠會到美國旅行，為需要的人製作，他們的行李中放著數百個已經做好的義眼。

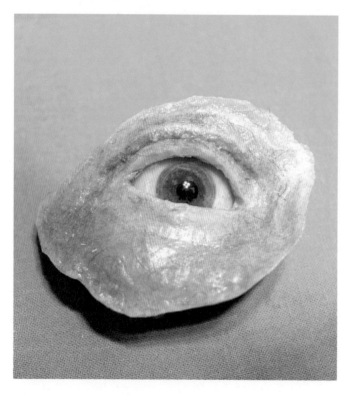

1943 年，第二次世界大戰爆發，高品質的德國冰晶玻璃無法輸出到美國，美國軍方的技術人員於是製作塑膠義眼給傷兵配戴。研究者現在利用先進的微電機技術製造的植入器，能夠與視網膜相接，並且傳遞視覺訊號給視神經或是大腦的視覺中樞。

用玻璃和矽膠製成的眼睛和眼窩，這是惡性腫瘤病人因為動了右眼眼球剜出術後所配戴的。

參照條目　格雷維爾．切斯特的腳拇指（約西元前 1000 年）、眼科手術（約西元前 600 年）、腦神經系統的比對（西元 1664 年）

割禮

布里克（**Felix Bryk**，西元 **1882** 年～西元 **1957** 年）
哥拉荷（**David L. Gollaher**，西元 **1949** 年生）

　　醫學歷史學家哥拉荷（David Gollaher）寫道：「割禮（Circumcision）是外科手術中最古老的謎，是什麼讓古代人切下自己或小孩生殖器的一部分呢？比起來，新石器時代的人在洞穴壁上作畫的衝動是什麼，還比較容易想像。數千年前，醫學和宗教還沒分開成為不同的領域之時⋯⋯把包皮切下來可以造成一個具有象徵意義的傷痕，因此割禮成為一個賦予額外力量的儀式。」

　　男性的割禮會將包皮的一部分切除，這件事情的起源有多種說法：有助於個人衛生、增加或減少做愛時的愉悅感、區分不同的種族。最早的割禮記錄是一幅埃及的浮雕，年代約為西元前 2400 年，浮雕上的銘文說：「護持他並且不讓他虛弱。」根據《舊約聖經》中的〈耶利米書〉（成書於西元前六世紀）的描述，當時以色列人和附近的民族就已經進行割禮了。在〈創世紀〉中，上帝告訴亞伯拉罕要進行割禮，「把它當成你和神聖約的記號。」《可蘭經》中雖然沒有敘述，不過伊斯蘭男性大多也接受割禮。1442 年，天主教會將割禮歸為不赦之罪。現在，全世界的男性有三成接受過割禮。有證據指出割禮可以大幅降低男性在生殖性交時感染 HIV 病毒的機會，但是主要的醫學社群大多拒絕建議新生兒接受割禮。

　　瑞典人類學家布里克在 1943 年出版了《男性與女性的割禮》（*Circumcision in Man and Woman*）一書，其中寫道：「要研究割禮的人，必須切入文化中的各個面向，然後會接觸到人類歷史最深的根源，因為這項古老的習俗，是政府、宗教、外科手術、衛生習慣以及性文化起源的交會之處。」

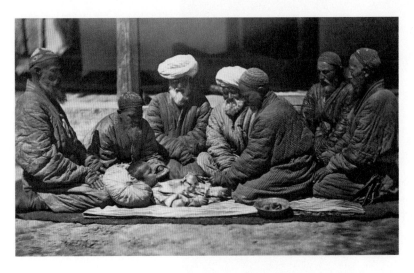

中亞土耳其斯坦（Turkestan）的一個小男孩正在接受割禮（1870 年）

參照條目 保險套（西元 1564 年）、發現精子（西元 1678 年）、反轉錄酶和愛滋病（西元 1970 年）

阿育吠陀醫學

阿育吠陀（Ayurveda）是印度大陸的傳統醫學體系，其中有些要素最早起源於 3000 年前的吠陀時代。《揭羅迦本集》（*Charaka Samhita*）、《妙聞本集》（*Sushruta Samhita*），以及後來的醫生毗盧所撰寫的醫術手冊，包含了許多關於診斷、治療與保健方式的早期資料。在梵文中，「阿育吠陀」的意思大約是「生命的科學」，在這個系統中會應用到草藥（包括香料）、精油、按摩、瑜珈和冥想。

根據阿育吠陀的說法，有三種稱為「督夏」（dosha）的生命力量，控制著身體的健康，三者失去平衡則可能導致疾病。風督夏（vata dosha，也稱為動督夏）控制著細胞分裂、心臟和心靈；火督夏（pitta dosha，也稱為能督夏）控制著激素和消化；土督夏（kapha dosha，也稱為惰督夏）和免疫與生長有關。病人的體質區分為不同的類型，治療方式必須與之相應，包括吐納、草藥精油按摩、用腹部運動甚至嘔吐來「清理」身體。

目前印度有眾多大學提供傳統阿育吠陀醫學的學位，許多人只接受阿育吠陀醫療或是和現代醫學並用。阿育吠陀醫學中的瑜珈和冥想等作為，有助於減輕壓力。有些證據支持草藥有對抗真菌、幫助傷口癒合和其他功效，不過阿育吠陀有時也使用有毒的金屬（例如鉛、汞與砷）和有毒的植物來醫療，

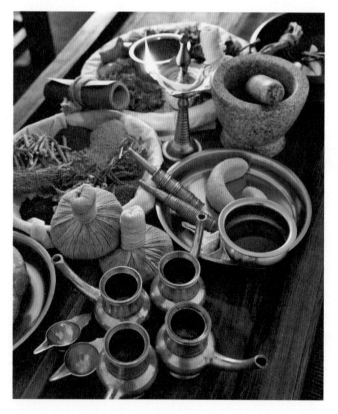

這就有安全顧慮了。許多阿育吠陀的治療效果都有待研究證明。

歷史學家瑪格納（Lois N. Magner）曾如此描述阿育吠陀：「因為飲食不正常而造成的疾病，需要清理體內的療法，但是醫生通常一開始就採用只花七天的快速療法，有些病人在療程中痊癒而不需要進一步治療，有些病人在療程中死亡，也不需要進一步治療。」

阿育吠陀醫學使用的草藥、精油和器具。額頭滴油（shirodhara）是一種阿育吠陀療法，會把麻油和薰衣草油混合在一起，慢慢倒到病人的額頭上。

參照條目 《針灸大成》（西元 1601 年）、另類醫療（西元 1796 年）

約西元前 **1600** 年

愛德溫 · 史密斯外科手術手稿

印和闐（**Imhotep**，西元前 **2650** 年～西元前 **2600** 年）
史密斯（**Edwin Smith**，西元 **1822** 年～西元 **1906** 年）
艾伯斯（**Georg Moritz Ebers**，西元 **1837** 年～西元 **1898** 年）

愛德溫‧史密斯外科手術手稿（Edwin Smith Surgical Papyrus）是全世界最古老的外科手術紀錄，屬於古代埃及教科書的一部分，在西元前 1600 年以僧侶體文字寫成，內容匯集了當時與至少 1000 年以來的內容，討論到縫合傷口的方式，以及用蜂蜜來預防感染。草稿的內容也首次描述了顱縫（頭顱骨骼之間的關節組織）、腦的表面以及**腦脊髓液**。

這些手稿內容的作者，通常被認為是歷史上第一位有名字記錄下來的醫師印和闐（Imhotep），不過手稿的繕寫和編輯可能不只經過一人之手。史密斯是美國的古物收藏家，他於 1862 年在埃及從商人手中買下這份手稿，不過到了 1930 年手稿的內容才完全翻譯出來。與愛德溫‧史密斯外科手術手稿有明顯差異的是充滿更多法術的艾伯斯手稿（Ebers Papyrus，約西元前 1550 年），這份著名的埃及手稿是德國埃及學家艾伯斯在 1973 年購得的，其中滿是迷信的元素，包括驅逐造成疾病惡魔的咒文。

要一窺愛德溫‧史密斯外科手術手稿的治療方式，我們可以來看看第 25 個病例：「如果你遇到下顎骨脫臼的病人，你應該會發現他的嘴是張開的，而且合不起來。你要將兩隻拇指深入病人口中，放到下顎骨垂直部分的頂端，其餘的手指托住病人的下巴，然後把下顎骨往回推，這樣下顎骨就會回到原來的位置。」目前依然用類似的手法治療下巴脫臼。

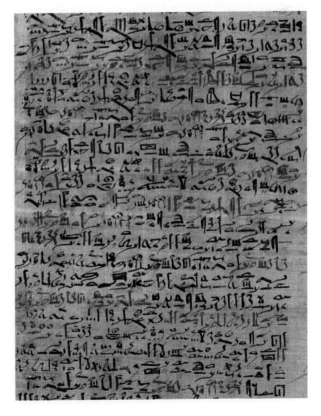

愛德溫‧史密斯外科手術手稿中描述了 48 個病例，其中 27 個與頭部創傷有關（例如嚴重的頭皮創傷和骨折），6 個與脊椎創傷有關。手稿中經常重複一句話：「這個病症無法治療。」指出病患治癒無望。

愛德溫‧史密斯外科手術手稿的一部分，以僧侶體文字（一種古埃及的手寫體）寫成。這一頁的內容主要討論臉部的創傷。

參照條目　縫合術（約西元前 3000 年）、黃帝內經（約西元前 300 年）、墮胎（西元 70 年）、帕黑「理性的外科手術」（西元 1545 年）、腦脊髓液（西元 1764 年）

放血

蓋倫（**Galen of Pergamon**，西元 129 年～西元 199 年）
華盛頓（**George Washington**，西元 1732 年～西元 1799 年）
奧斯勒（**William Osler**，西元 1849 年～西元 199 年）

　　放血（bloodletting）是故意讓病人的血流出以治療或預防疾病，通常沒有效果，但也不會造成傷害。不過 2000 多年來，放血卻是最普遍的醫療方式之一。例如西元前 1500 年的埃及古墓中就有以水蛭進行放血的圖畫。放血也是分布很廣的醫療手段，古代美索布達米亞人、埃及人、希臘人、馬雅人、阿茲提克人和居住在印度大陸的人（見〈**約西元前 2000 年／阿育吠陀醫學**〉），都從事放血。古代伊斯蘭醫書作者建議放血，猶太人的《塔木德經》還建議每週每月適合放血的日子。

　　在希臘醫生蓋倫的時代之後，放血越來越流行。他贊同希波克拉底斯（Hippocrates）的看法：疾病是因為血液、黑膽汁、黃膽汁和黏液這四種體液之間失去平衡所造成。蓋倫依據病人年紀、天氣和症狀等，建議要放血的量，內容相當複雜。中世紀和文藝復興時代的歐洲，兼任外科醫生的理髮師熱心的從事放血，醫生也為任何想像得到的輕微病症患者放血，美國總統華盛頓就因為喉嚨感染而放血過度，加速了死亡。到了 20 世紀，放血依然持續，加拿大醫生奧斯勒在他 1923 年版的醫療教科書中就建議放血。

　　醫生通常使用柳葉刀、劃破器（內裝彈簧並且有多片刀刃）或水蛭來放血。放血依然盛行的原因可能是具有**安慰劑效應**，何況在這麼多年以前，能給予病人的治療方式十分有限。目前治療性放血應用極少，只有血鐵沉著症（hemochromatosis）患者血液中紅血球太多，會放血以降低血液中過高的鐵濃度。2010 年，美國加州消費者保護機構禁止有執照的針灸師從事中國式的放血療程。

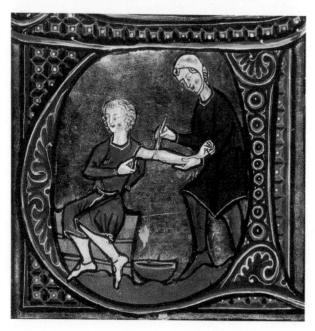

描繪著放血過程的中世紀手稿，治療師中拿著尖銳的器具。中世紀和文藝復興時代的歐洲，兼任外科醫生的理髮師熱心的從事放血，醫生也為任何想像得到的輕微病症患者放血。

參照條目 醫師誓言（約西元前 400 年）、蓋倫的著作（西元 190 年）、理髮店旋轉燈（西元 1210 年）、水蛭療法（西元 1825 年）、安慰劑效應（西元 1955 年）

格雷維爾・切斯特的腳拇指

帕黑（**Ambroise Pare**，西元 1510 年 - 西元 1590 年）
格雷維爾・切斯特（**Greville John Chester**，西元 1830 年 - 西元 1892 年）

　　記者波蘭（Haley Poland）寫道：「不論義肢是否能讓盲人重見光明、聾者重聞聲音、兩腿截斷者重新步行，它都遠在虎克船長之前就出現了。以前的義肢是木腿與玻璃眼珠，而現在的是電機工程的智慧型產品，能夠與人類的身體連接，並且和神經與大腦互通訊息。」

　　義肢能夠代替或補強失去或受損的身體部位，例如埃及學家與古物收藏家切斯特在 1881 年，就為大英博物館取得了一件由亞麻布、黏膠和灰泥製作而成的腳拇指。這個後來稱為「格雷維爾・切斯特的腳拇指」（Greville Chester Great Toe）的義肢，是約在西元前 1295-664 年製作的，上面有磨損的痕跡，顯示它不是做給製成木乃伊的死者。另一具義肢腳拇指是「開羅腳趾」（Cairo Toe），在西元前 1069-664 年之間的埃及木乃伊上面發現的，它也有磨損痕跡，並且由三個零件組成，因此可能比「大腳趾」的功能更強。

　　中世紀的盔甲師利用鐵打造義肢，給失去肢體的士兵使用。在 16 世紀，法國外科醫生帕黑所製作的義腿具有可動的膝關節，裝上彈簧的足部可以活動。他也發明了具有彈簧的機械手。

　　現在新的塑膠和材料（例如碳纖維）讓義肢更輕、更堅固，肌電式義肢能受控制肌肉活動的電訊號所控制，目前也在使用。定向肌肉神經再接術（targeted muscle reinnervation）是把原來控制截肢的神經，動手術連接到身體上其他有功能的肌肉，例如患者如果想要讓某一根手指運動，那麼他胸部某一小塊肌肉就會收縮，在那塊肌肉上放有偵測器，經由這種方式控制機械義肢。科學家正在研究神經認知式（neurocognitive）義肢，能夠接收受腦或神經的衝動而受到控制。

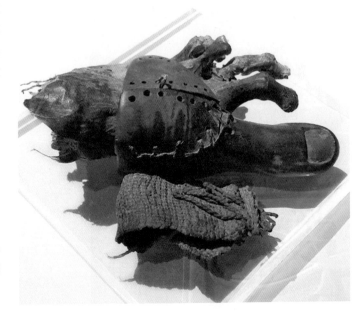

在 2400 年前埃及女性木乃伊上，連接著以皮革和木頭製成的腳拇指義肢。這個義肢可以活動，用來取代她截斷的腳拇指。目前這隻腳和腳趾陳列於埃及博物館。

參照條目　玻璃義眼（約西元前 2800 年）、帕黑「理性的外科手術」（西元 1545 年）

眼科手術

伊薩（**Ali ibn Isa**，西元 940 年～西元 1010 年）
海桑（**Ibn al-Haytham**，西元 965 年～西元 1039 年）
納菲斯（**Ibn al-Nafis**，西元 1213 年～西元 1288 年）
賀許伯格（**Julius Hirschberg**，西元 1843 年～西元 1925 年）

　　歷史學家詹姆斯（Peter James）和考古學家索普（Nick Thorpe）曾經寫道：「在身體中可以動手術的部位裡，眼睛是最精緻的之一。眼睛手術是古代醫學中最先進的領域之一。」白內障是眼睛晶狀體（crystalline lens）變得渾濁所造成的，會導致全盲或近盲。大約在西元前 600 年前，印度醫生妙聞（Sushruta）就已經知道動白內障手術，他在《妙聞本集》中描述了一個白內障手術：醫生用彎曲的針，把晶狀體推入眼睛中，讓它離開視線。這樣把阻擋幾乎所有光線的渾濁晶狀體移開，會使眼睛無法再對焦清楚，但是病人能夠重見光明，讓生活大為改善。手術後，醫生會用溫暖的藥劑浸潤眼睛，然後包裹起來。在此之前數百年，巴比倫人可能已經進行這樣基本的手術了。現在的白內障手術是用人工水晶體取代原來的。

　　在中世紀伊斯蘭醫學中，眼科學是非常活躍的領域，也出現了許多專家。摩蘇爾的阿瑪爾（Ammar ibn Ali，約西元 1000 年）利用針頭將白內障吸取出來，見於他的書《眼疾療法選》（*Choices in the*

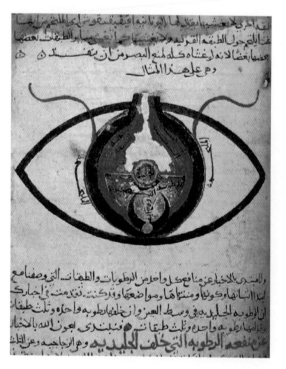

Treatment of Eye Diseases）。海桑在《光學之書》（*Book of Optics*，西元 1021 年）中描述了眼睛的構造和光學。納菲斯撰寫了一本厚重的眼科學教科書《實驗眼科學》（*Polished Book on Experimental Ophthalmology*）。伊薩則寫了著名的眼科學教科書《眼科醫生筆記》（*Notebook of the Oculists*）。在中世紀的伊斯蘭地區，眼科醫師通常需要有執照才能動手術。

　　德國眼科專家賀許伯格寫道：「在西元 800 年至西元 1300 年間，伊斯蘭世界出現了 60 多位眼科的專家以及專書與論文的作者，當時歐洲在 12 世紀之前，沒人聽過有眼科醫生。」

眼睛結構圖，由阿爾木塔迪比（al-Mutadibih）繪製，時間約在西元 1200 年。

參照條目　縫合術（約西元前 3000 年）、玻璃義眼（約西元前 2800 年）、阿育吠陀醫學（約西元前 2000 年）、檢眼鏡（西元 1850 年）、眼角膜移植（西元 1905 年）、雷射（西元 1960 年）

汙水系統

　　許多疾病是由汙水或是被汙水汙染的水所引起的，因此汙水系統（sewage systems）得以進入本書。舉例來說，美國目前仍然有和汙水相關的疾病（其中許多會引起嚴重的腹瀉）。美國人腹瀉大多是因為曲狀桿菌造成的曲狀桿菌症（campylobacteriosis）所引起，在免疫系統衰弱的人中，這種菌還會侵入血液，威脅生命。隱孢子蟲症（cryptosporidiosis）是由一種小隱孢子蟲（Cryptosporidium parvum）所引起。有些大腸桿菌（Escherichia coli）會造成腹瀉。有種會造成腦炎的病毒是由蚊子傳遞的，牠們會在受汙水汙染的水中產卵。很多種病毒會引起病毒性腸胃炎，包括輪狀病毒。梨形鞭毛蟲症（giardiasis）由單細胞寄生蟲梨形鞭毛蟲（Giardia intestinalis）引起。A 型肝炎（病毒引起的肝病）也由汙水傳染。最後還有變性血紅素血症（methemoglobinaemia），也稱為藍嬰症，這是來自化糞池的硝酸鹽滲入井水，嬰兒喝下了之後所造成的。

　　其他和汙水有關的疾病還有由病毒造成的小兒麻痺症（poliomyelitis），和以下由細菌造成的疾病：沙門氏菌病（salmonellosis）、志賀桿菌病（shigellosis）、副傷寒熱（paratyphoid fever）、傷寒熱（typhoid fever）、耶希尼菌病（yersiniosis）以及霍亂（cholera）。

　　汙水系統約在西元前 600 年出現，傳統上認為那是古代羅馬城的「大下水道」（Cloaca Maxima）開始建設的時間，這是世界上最古老與龐大的汙水系統之一，能排乾當地的沼澤，並且把廢水導入台伯河（Tiber River）。不過古代印度人打造了更早的汙水處理系統，史前時代的中東、克里特和蘇格蘭也有。目前的汙水處理通常要經過多次過濾，並設計適合的環境，讓微生物分解廢棄物，之後以氯、紫外線或臭氧消毒，以降低微生物數量，才能把水排放到自然環境中。為了降低水中氮和磷的濃度，還會使用化學藥劑。在汙水系統出現之前，城市的住民通常把廢水倒到街上。

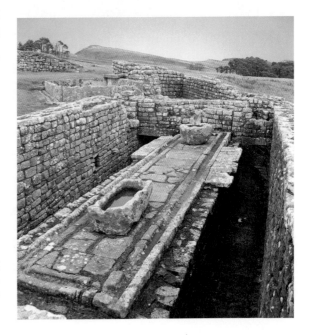

哈德良長城（Hadrian's Wall）上赫斯史特德要塞（Housestead Roman Fort）的公共廁所，該長城位於古羅馬治下的不列顛行省（現在的英格蘭）。從廁所邊水槽流來的水能夠沖走廢棄物。

參照條目　身體中的動物園（西元 1683 年）、《英國勞工人口的衛生狀況》（西元 1842 年）、布洛德街抽水幫浦的把手（西元 1854 年）、水中加氯（西元 1910 年）

醫師誓言

希波克拉底斯（**Hippocrates of Cos**，西元前 460 年～西元前 377 年）
孫思邈（西元 581 年～西元 682 年）

　　希波克拉底斯是希臘的醫生，他著名的事蹟是駁斥了「疾病由超自然原因引起」的想法，有時候被尊為西方醫學之父。醫療倫理的宣言以他為名，在現代依然適用。

　　我們對希波克拉底斯所知甚少，他的書《希波克拉底斯手稿》事實上是由多位作者在西元前 420 年至西元前 370 年之間寫成的，其中建議了癲癇、頭傷、婦科和其他領域疾病的療法。希波克拉底斯學派認為：疾病是因為血液、黑膽汁、黃膽汁和黏液四種體液失去平衡所造成，醫生藉由療法和飲食建議，試著導正失衡。例如黏液太多時，可以用食用柑橘。在治療時，也看重記錄病人的病史。

　　希波克拉底斯的《醫師誓言》（*Hippocratic Oath*）是由他或者與其他古代希臘人所寫成的，醫生發誓在行醫時合乎倫理。目前使用的版本其實已經沿用數百年了。在原始的版本中，醫生對諸神發誓要崇敬師長、尊重病人隱私，讓病人遠離傷害，並且絕不給予病人毒藥、以陰道栓劑來墮胎，或是與病人發生性關係。

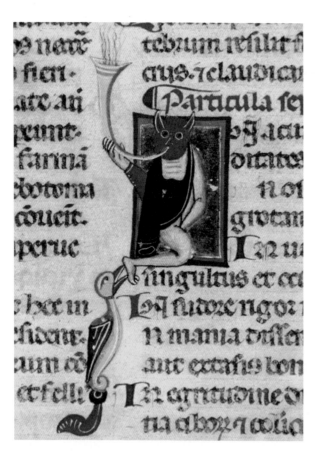

　　科學記者艾德勒寫道：「在他死後數百年，他的著作與教誨被人任意地與他的追隨者和其他希臘醫生的著作混合……貫穿《希波克拉底斯手稿》的主軸是堅信『疾病完全是自然的現象』，與神無關。接下來的 1500 年，文明起落，這項醫學知識的核心概念由希臘人傳給羅馬人，再傳給伊斯蘭人，最後又回到中世紀的歐洲。」

　　中國唐代的醫生孫思邈撰寫了《大醫精誠》，通常被視為中醫的《醫師誓言》。

《班尼斯藥典》（*Paneth codex*）的一部分，圖中的惡魔吹著號角，這可能比喻著疾病，周圍的文字與希波克拉底斯的誓言有關。這份藥典是在西元 1326 年於義大利波隆納（Bologna）完成的。

參照條目　墮胎（西元 70 年）、蓋倫的著作（西元 190 年）、帕拉塞爾蘇斯焚燬醫學書籍（西元 1527 年）、阿司匹靈（西元 1899 年）

約西元前 **300** 年

黃帝內經 |

　　《黃帝內經》（*Huangdi Neijing*）是最古老也最著名的中國醫學經典，是在西元前 300 年至西元 200 年間由多位無名的作者寫作完成，包括了《素問》（基本的問題）和《靈樞》（精神的樞紐）兩部分，各有 81 章。學者文樹德（Paul Unschuld，德國慕尼黑大學中國醫療史教授）曾說，《黃帝內經》：「在中國醫學史中的角色，一如古代歐洲中希波克拉底斯的著作。醫學進步、典範轉移，使得希波克拉底斯從光榮的原創者變成過時者。不過許多中醫師依然從《素問》中找到許多可以應用在現代醫學背景中的靈感和知識。」

　　《黃帝內經》的內容是傳說中黃帝的提問與岐伯的回答，《素問》的內容是醫學理論與診斷方式，《靈樞》則討論針灸療法。

　　比較早的醫書強調惡靈會影響健康，但是《黃帝內經》則強調飲食、年齡、生活形態和情緒等自然原因，其中也討論了「陰陽」、「氣」（生命的過程或是能量流），還有身體許多功能正常和不正常的表現，以及診斷和治療的方法。

　　根據《黃帝內經》的內容，人類具有五臟（心、脾、肺、肝、腎）、六腑（膽囊、胃、小腸、大腸、膀胱、三焦）。三焦並不具有明顯的器官結構，不過許多針灸師認為與各種體液的循環有關。這些器官由看不到的經絡所連接，針灸時可以用針刺穴道來治療。

　　《黃帝內經》中的一些段落以官僚機構中的各種工作來比喻身體各部位的工作，有的時候器官會彼此競爭主導權。如果器官勝過的心靈，那麼人可能就會健康不佳，甚至死亡。

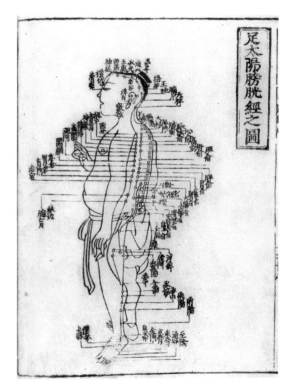

《黃帝內經》中描述了穴道，右邊這張圖取自滑壽（西元 1304 年～西元 1386 年）所著的《十四經發揮》。

參照條目　愛德溫・史密斯外科手術手稿（約西元前 1600 年）、《針灸大成》（西元 1601 年）

米特拉達提斯解毒劑與萬靈藥

米特拉達提斯（**Mithridates VI**，西元前 132 年～西元前 63 年）
尼祿（**Nero Claudius Caesar Augustus Germanicus**，西元 37 年～西元 68 年）

　　自古以來，人們便儼於毒藥，並且害怕中毒。例如在古代的希臘與羅馬，毒藥便用於暗殺與死刑，這使得人們尋找效用廣泛的解毒劑。許多年來，有兩種被認為可以解毒的藥劑最為有名：米特拉達提斯解毒劑（Mithridatium，西元前 2 世紀）與萬靈藥（Theriac，西元 1 世紀），許多人認為它們可以對抗多種毒藥，不過這兩種解毒劑所使用的材料之多之廣，足以讓人心生畏懼。米特拉達提斯解毒劑據說是由潘圖斯（Pantus，在今土耳其）的國王米特拉達提斯四世所發明的，他有波斯和希臘馬其頓的血統。由於怕被下毒，因此他在罪犯和奴隸身上測試，以改善解毒劑。他相信這種包含了 45 種材料以上的解毒劑，能保護自己免於動物毒液和其他毒藥的毒害。

　　在西元 1 世紀，羅馬皇帝尼祿的御醫老安德羅馬庫斯（Andromachus the Elder）「改良」了米特拉達提斯解毒劑：額外添加了毒蛇肉，並提高鴉片的份量，結果就成了萬靈藥，到了 12 世紀則稱為威尼斯糖蜜（Venice Treacle），這時材料已經至少有 64 種，包含了礦物、毒藥、動物的肉、草藥、花朵、海蔥和蜂蜜。隨著時代變遷，萬靈藥宣稱不但能夠抗毒，還能治療多種疾病，包括淋巴腺鼠疫（bubonic plague）。到了中世紀，萬靈藥的材料已經超過一百種，而且需要放置數年以便「熟成」。到 20 世紀初期，歐洲仍然買得到萬靈藥。

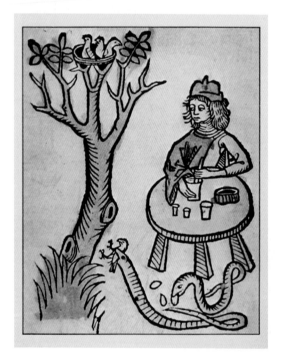

　　學者格里芬（John Griffin）寫道：「米特拉達提斯解毒劑與萬靈藥這兩種古代的產物，在將近兩千年的醫療史中佔有重要的地位。大眾對於這些製品的品質非常關心，因此需要親自調製藥劑，後來改成檢查製造過程並且檢驗最後的成品……或許，到後來我們仔細分析，米特拉達提斯解毒劑與萬靈藥對於現代醫學的貢獻，是大眾對於它們品質的關心而推動了最早的醫藥規章。」

圖中的藥劑師正在調製萬靈藥，請注意他使用了蛇。本圖取自印刷業者麥登巴赫（Jacob Meydenbach）於西元 1491 年所編輯的《健康花園》（*Hortus sanitatis*）一書。

參照條目 迪奧斯克里德斯的《藥物論》（西元 70 年）、帕拉塞爾蘇斯焚燬醫學書籍（西元 1527 年）、抗毒素（西元 1890 年）、淋巴腺鼠疫的病因（西元 1894 年）、專利成藥（西元 1906 年）、安慰劑效應（西元 1955 年）

墮胎

迪奧斯克里德斯（**Pedanius Dioscorides**，西元 40 年～西元 90 年）

　　墮胎（abortion）數千年前就已經開始了，方法很多，包括草藥、用力按摩腹部、插入尖銳的工具等，有的有效，有的沒效。例如希臘藥學家迪奧斯克里德斯在西元 70 年所建議的「墮胎酒」，材料都是植物：黑藜蘆、噴瓜及藥旋花。第 2 世紀的希臘醫生索拉努斯（Soranus）的墮胎建議騎乘動物身上，或是用力跳躍到腳踝能碰到臀部。現在的醫生則有許多方式能將胚胎或胎兒移出子宮，例如服用一些藥物就能不需動手術而墮胎，用針管以手動或是電動方式吸取胚胎，或是以工具刮除。

　　墮胎引起相當多的爭議，有些人認為毀滅受精卵形同殺人。不過倫理學家古寧（Louis Guenin）曾說：「把受精卵當成一個人，是近來才出現的觀念。例如在西元 1869 年之前，天主教會接受『胚胎在 40 天大之前還不是個人』這項看法，因為那麼大之前，靈魂還未進入身體。亞里斯多德也認同這個 40 天的期限。如果早期胚胎沒有靈魂，那麼早期墮胎就不算謀殺。1211 年，教宗英諾森三世（Pope Innocent III）決定胎兒在三到四個月大時，靈魂才會進入。在猶太法典中，胎兒要頭離開子宮後才算一個完整的人。在 40 天大之前，胎兒「只是水而已」（《塔木德經》，Yevamoth 69b）。

　　1973 年，在羅伊控訴韋德案（Roe v. Wade）中，美國最高法院判定禁止墮胎的州法律無效，因為這些法律侵犯了婦女的隱私權。特別是州政府不可以限制女性在胎兒三個月大之內時墮胎。

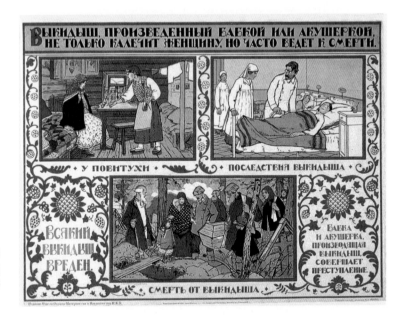

這張 1925 年蘇維埃的海報，警告助產士不得從事墮胎，並且指出墮胎經常會導致母親死亡。海報也警告，助產士從事墮胎是犯法的。

參照條目　醫師誓言（約西元前 400 年）、保險套（西元 1564 年）、發現精子（西元 1678 年）、連體嬰分割手術（西元 1689 年）、剖腹產（西元 1882 年）、強迫凱莉·巴克絕育（西元 1927 年）、「兔子死了」（西元 1928 年）、子宮避孕器（西元 1929 年）、羊膜穿刺（西元 1952 年）、避孕藥（西元 1955 年）、沙利竇邁災難（西元 1962 年）及第一個試管嬰兒（西元 1978 年）

迪奧斯克里德斯的《藥物論》

迪奧斯克里德斯（Pedanius Dioscorides，西元 40 年～西元 90 年）

　　數千年來，藥學（準備和配置藥物的技藝）的歷史等同於生藥學（研究如何從自然資源中取得的藥物）的歷史。西元 1 世紀，軍醫迪奧斯克里德斯開始他傑出的工作，將當時所有植物和其他自然資源的藥用資訊彙整在一起，完成一本後世研讀且翻譯了 1500 年的著作。這本書最初由阿拉伯人保留並且抄寫，成為伊斯蘭藥學的基礎，後來翻譯成拉丁文。

　　迪奧斯克里德斯這位希臘醫師出生於目前屬於土耳其的地區，在尼祿時代於羅馬行醫。他經常旅行，在西元 70 年完成的五大冊《藥物論》（De Materia Medica）中，描述了 600 多種植物，還包括了精細的插畫。他的解說非常實際，包括了劑量以及製備方法，同時還有給病人的用藥說明。他在書中描述了鴉片能用於止痛，也討論到大麻、薄荷和野生黑莓；治療的內容則包括潰瘍、蛔蟲、中毒時的解毒劑，以及其他許多項目。

　　化學家曼恩（John Mann）寫道：「迪奧斯克里德斯這本書的厲害與創新之處，在於以植物的藥用性質來分類，而不採用植物學的分類。他指出的許多植物粹取物無疑真有效用，例如以含有莨菪烷類生物鹼（tropane alkaloid，一種天然的含氮有機分子）的莨菪和蔓陀羅來止痛。不過他對毒芹的用法是『能避免處女的胸部變大』，這就沒那麼能讓人信服了。」其他偏方還包括用臭蟲來治療瘧疾。

　　在現代，醫生還是經常開立一開始從植物取得的藥物，例如能夠治療發熱、疼痛與發炎的阿斯匹靈是在柳樹皮中發現的。花園中常見的毛地黃能控制心跳頻率。

迪奧斯克里德斯《藥物論》阿拉伯文翻譯本的一頁（西元 1224 年）。

參照條目　巫醫（約西元前一萬年）、黃帝內經（約西元前 300 年）、米特拉達提斯解毒劑與萬靈藥（西元前 100 年）、瘧疾成因（西元 1897 年）、阿司匹靈（西元 1899 年）

西元 190 年

蓋倫的著作

蓋倫（**Galen of Pergamon**，西元 129 年～西元 199 年）

　　除了希波克拉底斯（見〈約西元前 400 年／〈醫師誓言〉），沒有其他希臘醫生對西方醫學發展的影響，比得上晚他六百年的蓋倫來得深遠。蓋倫出生於西元 2 世紀，當時羅馬帝國處於顛峰。蓋倫的醫學知識、解剖學研究，以及龐大的著作，支配了他的後繼者千年以上。傳說他有的時候雇用了二十位抄寫員才能趕上他口述的速度。除此之外，他經由解剖動物，發現了器官的新知識。

　　蓋倫出生於現今土耳其的西岸，曾到許多地方旅行，後來在羅馬定居。當時解剖人類是犯法的，因此他轉而研究豬、狗和猴子（巴巴利猿）。由於他解剖活的動物，因此可以把許多神經切斷，證明腦控制身體中肌肉的運動；把喉頭的神經切斷，動物就不能發聲。為了證明尿液由腎臟製造，他把輸尿管紮起來，然後就能看到腎臟漲大。由於他是羅馬格鬥士（gladiator）的醫生，因此可以就近觀察嚴重的傷口，好研究人類的解剖構造。最後他成為羅馬皇帝奧古斯都的御醫之一。

　　不過蓋倫的醫學發現與理論並非都可靠。他思考了希波克拉底斯（Hippocrates）對疾病的看法：血液、黑膽汁、黃膽汁和黏液四種體液失去平衡，才造成疾病，然後加以擴充，認為每種體液的失衡與某種性格有關（例如黑膽汁多的人性格憂鬱）。他也誤以為靜脈血是由肝臟製造與打出來的，而動脈血由心臟製造，同時血液會經由看不到的通道從心臟的左側流到右側。

　　蓋倫認為，訓練醫生時一定也要教導哲學。羅馬帝國沒落後，他的影響力仍持續存在，而著作與想法流傳到阿拉伯世界，在中世紀回到歐洲，一直到今日。

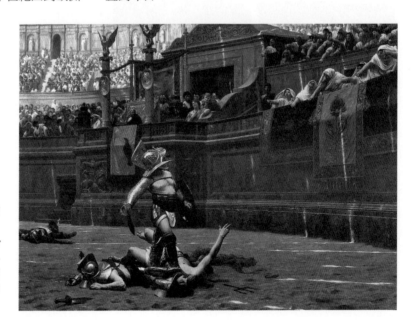

格鬥士的傷口至關重要，讓蓋倫能夠一窺肌肉和內臟的構造。這幅〈向下的姆指〉（*Pollice Verso*）是法國畫家傑洛姆（Jean-Léon Gérôme，西元 1824 年～西元 1904 年）在 1872 年完成的作品。

參照
條目　醫師誓言（約西元前 400 年）、拉齊的《醫學全書》（西元 900 年）、納菲斯發現肺循環（西元 1242 年）、帕拉塞爾蘇斯焚燬醫學書籍（西元 1527 年）、《人體構造》（西元 1543 年）及循環系統（西元 1628 年）

拉齊的《醫學全書》

拉齊（**Abu Bakr Mohammad Ibn Zakariya al-Razi**，西元 865 年～西元 925 年）
西納（**Abu 'Ali Al-Husayn bin 'Abd-Allah Ibn Sina**，也稱為 **Avicenna**，西元 980 年～西元 1037 年）

　　拉齊是中世紀與伊斯蘭世界最偉大的醫生之一，他出生於波斯（現今伊朗），西方世界稱他為拉齊斯。他一生中寫了兩百多本書，內容從哲學、煉金術到醫學。他寫作了第一本小兒科專書，並且因為區分天花和麻疹而出名。他也是最先研究神經系統損傷的人之一，並且把損傷和臨床症狀結合起來。除了學術著作，他也為尋求幫助的一般人寫作。關於醫學倫理，他寫道：「醫生的目標是行善，即使對敵人也是如此……我的專業是為了造福人類而講授的，我禁止我們傷害同種。」

　　拉齊斯如果發現之前著名的醫生（例如蓋倫）的論點有誤，經常會反駁，而且會嚴格批評先知與宗教，包括伊斯蘭教。傳說他拒絕了幫他動白內障手術的醫生，說道：「我已經看夠了這個世界。」而最後在眼盲和痛苦中死去。

　　在他許多偉大的著作中，《醫學全書》（*Comprehensive Book of Medicine*）是在他去世後由學生匯集而成的，其中有許多醫學與觀察的內容。這本書啟發了許多後世的伊斯蘭醫生，其中最著名的就是西納（西方人稱他為阿維森納），他寫了五大冊的《醫典》（*Canon of Medicine*）。猶太醫生薩里姆（Faraj ben Salim）在 1279 年將《醫學全書》翻譯成拉丁文，之後在 1486 年更名為《醫學百科全書》（*Liber*

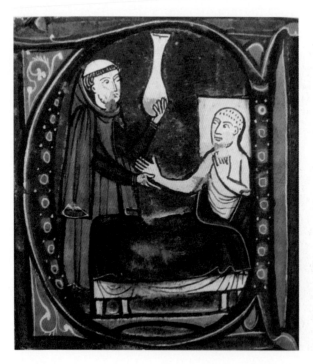

continens）印行，影響力開始增加。《醫學全書》不只是因為份量而著名，其中還包括了希臘、阿拉伯和印度醫生的討論內容，而這些人的著作都已經失傳了。拉齊另一本在歐洲深具影響力的書是《獻給馬蘇爾的醫書》（*Al-tibb al-Mansuri*），這本醫學教科書後來成為歐洲中世紀最多人閱讀的醫學手冊之一。

歐洲人繪製的拉齊畫像，取自克雷莫納的傑拉爾德（Gerard of Cremona，西元 1114 年～西元 1187 年）所著的《醫學論文集》（*Collection of Medical Treatises*）。傑拉爾德是義大利的翻譯家，他曾到西班牙的托利多（Toledo）學習阿拉伯文，後來翻譯了許多在那裡找到的阿拉伯科學著作。

參照
條目　醫師誓言（約西元前 400 年）、阿維森納的《醫典》（西元 1025 年）

西元 1025 年

阿維森納的《醫典》

希波克拉底斯（西元前 460 年～西元前 377 年）
亞里斯多德（Aristotle，西元前 384 年～西元前 322 年）
蓋倫（西元 129 年～西元 199 年）
拉齊（西元 865 年～西元 925 年）
西納（西元 980 年～西元 1037 年）

中世紀的伊斯蘭醫生保留了希臘與羅馬的醫學傳統，並且加以擴充。在偉大的伊斯蘭醫生中，最有名的是西納，西方人稱他為阿維森納（Avicenna），他最出名的著作是五大冊的百科全書《醫典》（*Cannon of Medicine*），在 1025 年編彙完成，在之後的 700 多年中，這套百科全書成為醫學教育的基礎，西方的醫學校也使用。阿維森納受到希波克拉底斯、蓋倫和亞里斯多德的影響，他的作品以阿拉伯文寫成，後來翻譯為拉丁文。阿維森納與他著名的伊斯蘭前輩拉齊一樣，強調觀察、實驗和證據的重要性，並依此做成醫學判斷。

在《醫典》中，阿維森納討論了癌症手術，並且也幫助闡明了傳染病（包括結核病）的特質，還有隔離對於防制傳染病的用處。值得一提的是，他能夠區分縱膈腔炎（mediastinitis，胸部中央的組織發炎）和肋膜炎（pleurisy，胸腔中包圍肺臟的內裡發炎）。他寫到在測試藥物時提到藥要純，而且要測試多種疾病，以了解的預期效果和「意外」效果，還要記錄藥物多久後發揮效用。此外他還建議醫學試驗要在許多病人身上重複，才能判斷療效；在動物上的藥物試驗，無法決定藥物對人類的效果。阿維森納對精神症狀非常感興趣，包括幻覺、憂鬱，到中風病患的行為。當然，《醫典》也有缺點，阿維森納說心臟有三個心室，而非兩個。

歷史學家康拉德指出，《醫典》「精確且完整的含括了許多領域，充滿權威地支配了數百年間的醫學原則，成為伊斯蘭世界中最偉大且持久的科學成就之一。」加拿大醫生奧斯勒把阿維森納描述成「最著名醫學教科書的作者」，並且指出《醫典》「成為醫學聖經的時間，長過其他著作」。

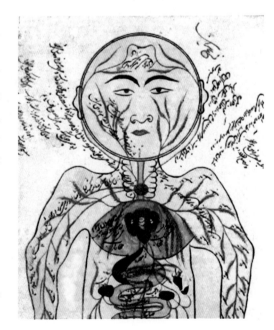

根據阿維森納的《醫典》所繪製的內臟圖，於波斯的伊斯法罕（Ishfahan）出版。

 參照條目　醫師誓言（約西元前 400 年）、蓋倫的著作（西元 190 年）、拉齊的《醫學全書》（西元 900 年）、納菲斯發現肺循環（西元 1242 年）、潘努姆的「法羅群島上的麻疹」（西元 1846 年）、隨機控制試驗（西元 1948 年）

猶太醫生受到迫害

馬丁路德（**Martin Luther**，西元 1483 年～西元 1546 年）

　　猶太裔的醫生受到迫害，是醫學歷史中持續出現的主題，例如在 1161 年的中歐，有謠言說猶太醫生計畫要毒害波西米亞的公民。作為懲罰，有 86 名猶太人被活活燒死。大約在 1348 年，因為推測猶太人引起了黑死病，許多猶太人被殺害，但其實很多猶太人也死於這場瘟疫。根據 1610 年維也納大學醫學職員的說法，猶太法律逼迫猶太醫生毒害十分之一的基督徒。德國的神學家馬丁路德寫道：「他們（猶太人）如果能殺光我們，那麼他們會樂意去做……他們經常如此，特別是那些冒充醫生的人。」馬丁路德還慫恿人們「燒掉猶太教堂」。

　　中世紀時，多位教宗禁止基督徒向猶太醫生求助，後來到了 17 世紀，符騰堡（Wurttemberg，位於德國）的神職人員宣稱：「寧願與基督同死，也不要求醫於受魔鬼幫助的猶太醫生。」1938 年，德國撤銷了猶太醫生的執照，結果使得醫生不足，德國不得不把醫學教育減少兩年。

　　在第二次世界大戰以前，美國的猶太醫生和醫學生數量是有限額的。為了要確定申請入學的學生是否為猶太人，醫學院的行政人員在醫學院的申請程序中，會檢查學生的姓，並且詢問他們的宗教傾向。1940 年，康乃爾大學醫學院院長限制每堂課中猶太學生的人數，而耶魯大學醫學院的猶太裔學生申請書上會蓋上一個英文字母 H（代表希伯來人，Hebrew）。1945 年，哥倫比亞大學神經學研究所的所長被告知，要開除院裡所有的猶太人，不然就辭職。他選擇辭職。

　　到了現代，猶太裔的醫護專業者有的時候依然成為奇怪宣言的目標。1988 年，美國芝加哥的市長助理指控猶太人把愛滋病毒注射到非裔美國人體內。1997 年，一位重要的巴勒斯坦代表認為，以色列人把愛滋病毒注射到巴勒斯坦兒童體內。

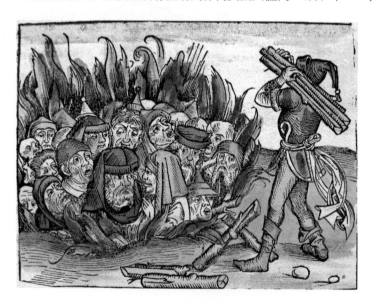

這張圖描繪著黑死病時期猶太人被活活燒死的場景。繪者是德國的醫生、歷史學家兼製圖師史戴爾（Hartmann Schedel，西元 1440 年～西元 1514 年）。

參照條目　淋巴腺鼠疫的病因（西元 1894 年）、知情同意（西元 1947 年）、反轉錄酶和愛滋病（西元 1970 年）

理髮店旋轉燈

帕黑（Ambroise Paré，西元 1510 年～西元 1590 年）

　　紅白螺旋條紋組成的理髮店旋轉燈（barber pole），已經沿用了數百年。這個標誌的起因是當時的理髮師除了要剪頭髮之外，也得拔牙和執行許多外科手術（包括放血：讓血從身體中流出來，療效可疑）。被血染紅的繃帶可能沒有洗乾淨就掛在店外晾乾，而被風吹繞上了柱子，這個樣子最後就變化成為現在看到的理髮店標誌了。

　　在 1096 年，法國的理髮師兼外科醫生成立了正式的組織。大約在 1210 年，巴黎聖孔姆與聖戴明學院（College de Saint Come et Saint Damiem of Paris）要求有學術訓練的外科醫生穿長袍、理髮師兼任的外科醫生穿短袍，以彼此區別。要注意的是，不要認為後者都是沒有受過訓練的執業者，法國外科醫師帕黑就是理髮師出身，他後來成為歐洲文藝復興時代最著名的醫生。

　　1540 年，英國的學術外科醫生和理髮師兼任的外科醫生聯合成立了單一的工會：理髮師－外科醫師聯合公會（United Barber-Surgeons Company），不過兩種醫生執業的內容不同，理髮師用藍白相間的柱子為標誌，禁止執行比較高等級的手術，不過依然可以拔牙和放血。學術外科醫生使用紅白相間的柱子，不准剪頭髮和刮鬍子。

　　放血時，助手會緊抓住病人，好讓靜脈容易看得見，也促進血液流出，理髮師在病人手臂上切出傷口放血。有的時候會用水蛭吸血。早期的理髮師柱子上會放一個銅盆，代表裝水蛭的容器。

　　在美國，最著名的旋轉理髮燈柱製造商是明尼蘇達州聖保羅市的威廉馬維公司（William Marvy Company），該公司於 1950 年代成立，到了 1967 年，就賣了五萬根燈柱。

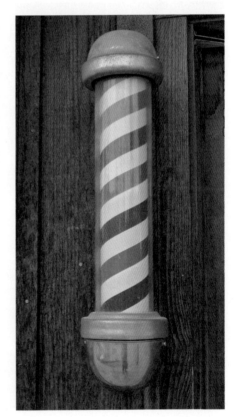

理髮店旋轉燈上的條紋可以回溯到理髮師會執行外科手術和放血的年代，紅色的條紋染上血的繃帶。（有藍色條紋的原因之一，可能是為了對美國國旗致意。）

參照條目 放血（約西元前 1500 年）、帕黑「理性的外科手術」（西元 1545 年）、水蛭療法（西元 1825 年）、蛇杖（西元 1902 年）、OK繃（西元 1920 年）

納菲斯發現肺循環

西納（西元 980 年～西元 1037 年）
納菲斯（**Ala al-Din Abu al-Hassan Ali ibn Abi-Hazm al-Qurashi al-Dimashqi**，也稱為 **Ibn al-Nafis**，西元 1213 年～西元 1288 年）
哈維（西元 1578 年～西元 1657 年）

　　肺循環（Pulmonary circulation）是指血液在心臟與肺臟之間的循環流動，最早正確描述肺循環的人是穆斯林醫生納菲斯，他出生於敘利亞的大馬士革附近，在埃及的開羅工作。缺氧血從心臟的右心室離開，經由肺動脈進入肺臟。血液在肺臟中吸收氧氣後，經由肺靜脈回到左心房，然後進入左心室，再經由主動脈傳到全身。

　　納菲斯堅持不依賴前輩根深蒂固的觀念，他在 1242 年的論文〈論阿維森納《醫典》中的解剖學〉中寫道：「不論我們是否同意前輩的論點，在決定每個器官的功能時，都必須依靠證實過的檢驗結果和明確的研究。」例如希臘的醫生蓋倫和波斯的醫生阿維森納，都認為心臟的內壁上有看不見的孔洞，

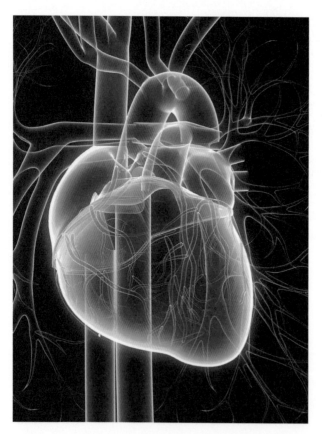

好讓血液在心室之間流動。這個論點在當時廣受認同，但是納菲斯並不認為如此，因為他知道沒有這種洞，因此寫道：「右心室的血液一定是經由肺動脈流到肺臟，散布在肺臟中，與空氣混合，然後經由肺靜脈回到心臟，在那裡形成生機的靈氣。」他約在二十九歲就發展出這項基本的見解，但是到了 1628 年才被廣為接受，該年英國的醫生哈維出版了「血液持續在全身循環流動」的理論。

　　納菲斯也為總共三百冊的醫學百科全書《醫學大全》（*The Comprehensive Book on Medicine*）撰寫內容，其中關於外科與其他醫學技術的八十冊有出版。

納菲斯描述了心臟與肺臟之間血液流動的肺循環。在他的描述中，位於心臟上方橫向伸出的肺動脈和肺靜脈，會連接到肺臟。

参照條目　眼科手術（約西元前 600 年）、蓋倫的著作（西元 190 年）、阿維森納的《醫典》（西元 1025 年）、《人體構造》（西元 1543 年）、循環系統（西元 1628 年）、拉瓦節發現呼吸作用（西元 1784 年）、道希葛－布雷拉克分流術（西元 1944 年）

西元 1284 年

眼鏡

達馬特（**Salvino D'Armate**，西元 1258 年～西元 1312 年）
波塔（**Giambattista della Porta**，西元 1535 年～西元 1615 年）
史卡雷特（**Edward Scarlett**，西元 1677 年～西元 1743 年）

歷史學家馬格納寫道：「使用眼鏡讓人們面對自身的限制與不利之處，影響深遠。眼鏡不只讓學者和抄寫員能夠繼續工作，也讓人們接受了這個概念：人類的發明可以讓身體超越一些限制。」

現在「玻璃眼鏡」（eyeglasses）和「眼鏡」（spectacles）指的是裝在鏡框上以矯正視力的物品。不過眼鏡在歷史中有各種變化，例如：夾在鼻梁上而非放在耳朵上的、放在眼睛上的單個圓鏡片，以及手持的眼鏡。

在西元 1000 年以前，「閱讀石」這種能放大文字的工具很普遍，通常用水晶或玻璃製成。在馬可波羅東遊時（約西元 1270 年），中國人已經使用玻璃眼鏡了，阿拉伯人可能更早就開始使用了。1284 年，達馬特可能是歐洲最著名的眼鏡發明者之一。最早的眼鏡是凸面鏡，用來矯正遠視和老花眼。最早使用凹面鏡來矯正近視的記錄，出現在義大利學者波塔在 1558 年出版的《自然魔法》（*Natural Magick*）一書中，當時用眼鏡來看接近眼睛的文字。

以前的眼鏡很昂貴，足以當成有價值資產而列入遺囑之中。大約在 1727 年，英國配鏡師史卡雷特發展出現代這種有支架搭在耳朵上的眼鏡。美國科學家富蘭克林（Benjamin Flanklin）因為自己有近視眼和老花眼，發明了雙焦點的眼鏡。

現在許多玻璃眼鏡材料是 CR-39 這種塑膠，因為它耐用又具有良好的光學特性。眼鏡能讓光線的焦點改變，準確的落在眼睛後面負責感光的視網膜上。

帶柄眼鏡（lorgnette）是具有把手的眼鏡，在 18 世紀由英國的眼鏡設計師亞當斯（George Adams）所發明。有些人持有眼鏡，並不是為了改善視力，而是為了趕流行而攜帶裝飾華麗的帶柄眼鏡。

參照條目 《微物圖誌》（西元 1665 年）、檢眼鏡（西元 1850 年）、助聽器（西元 1899 年）、雷射（西元 1960 年）、電子耳植入術（西元 1977 年）

生物武器

漢尼拔（**Hannibal**，西元前 248 年～西元前 183 年）

在對於生物武器（biological weapons）的反應作為中，醫生是核心角色，他們持續對這種危機保持警覺，能夠快速確認事件，然後進行適當的措施，給予抗生素或疫苗。在 21 世紀，生物科技的專業知識增加，操控病原體的遺傳技術也越來越簡單，使得造成毀滅性流行病的生物武器威脅不斷加劇。

生物武器是以細菌、病毒、真菌和其他生物製劑來殺害人類、牲畜和植物。例如引起炭疽病的炭疽桿菌（Bacillus anthracis）能形成容易散布又可迅速萌發的孢子，是有效的生物武器。此外，一旦肺部受到了炭疽桿菌感染，如果不治療，九成會在一週內死亡。同情恐怖分子的人能用抗生素保護自己免於死亡。

能夠當成生物武器的還有造成**鼠疫**的耶氏鼠疫桿菌（Yersinia pestis）、病毒（裂谷熱和伊波拉病毒）、毒素（例如從蓖麻種子粹取的蓖麻毒素以及肉毒桿菌毒素）。

生物武器的使用已經有千年以上的歷史。西元前 184 年，迦太基漢尼拔的士兵把裝滿毒蛇的陶罐丟到敵艦上。1346 年，韃靼人軍隊在攻打克里米亞半島上的城市卡法（Kaffa）時，把因瘟疫而死的士兵屍體丟進城牆裡面，接著城內就爆發了瘟疫。1763 年，德拉威印地安人的代表被給予沾有天花的毯子。1940 年，日本戰鬥機在中國投下陶製炸彈，裡面裝滿帶有淋巴腺鼠疫病菌的跳蚤。

目前，多種能在戰場上使用的工具發展出來了，其中配備了抗體，能夠偵測一些恐怖攻擊可能使用的病原體。世界醫學協會（World Medical Association）指出：「生物攻擊如果成功，特別是感染已經穩定散開了，那麼它的威力會遠勝過化學武器，甚至核子武器。現在交通方便，全球化的情形與日俱增，世界上任何地方爆發了傳染病，對所有國家可能都會造成威脅。」

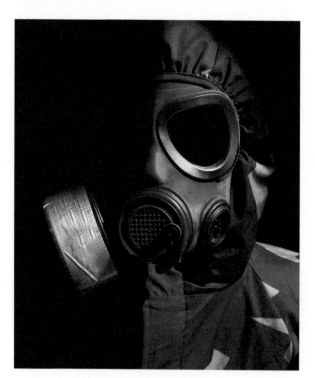

防毒面具與防護衣。在對於化學武器和生物武器的反應作為中，醫生扮演了核心角色。

參照條目　抗毒素（西元 1890 年）、淋巴腺鼠疫的病因（西元 1894 年）、尋常性感冒（西元 1914 年）

李奧納多的解剖圖

達文西（Leonardo da Vinci，西元 1452 年～西元 1519 年）
亞拉岡（Louis d'Aragon，西元 1475 年～西元 1519 年）

　　許多人都知道達文西，這位義大利天才是藝術家，以畫作〈蒙娜麗莎〉和〈最後的晚餐〉成名。他也是科學家，早在 1489 年在米蘭的時候，他設計了龐大的計畫《解剖論》（*Treatise on Anatomy*），這是一本描繪人類身體並加以解說的全書。達文西雖然勾勒出大綱，卻沒能完成。

　　當他為了此書而研究解剖時，繪製了最早的子宮內胎兒的科學插圖。令人驚奇的事情不只如此，他為了深入了解腦的構造，首開先例，把臘灌入腦室中。美國波士頓博物館的館長說：「達文西的解剖研究過程極度讓人不悅……他的求知慾旺盛，因此仔細看視了當地無數具屍體。由於屍體腐爛得很快，逼得他得加速工作。他曾描述『晚上與讓人心驚膽顫的切塊和剝皮屍體相伴』，但是他的好奇心總是驅使他向前。」

　　記者藍伯特（Katie Lambert）寫道：「他的筆記本華麗又古怪，裡面有切開的身體、胎兒、正在性交的人。筆記本中滿是圖畫，讓你可以窺見達文西在問『胎兒如何呼吸』、『睪丸的作用』時，他心中的想法。」

　　1517 年，在他的生命尾聲，達文西身體有部分麻木了，樞機主教亞拉岡和他的秘書畢提斯來訪。達文西把自己繪製的許多解剖圖展示給來訪的客人看，畢提斯後來在日記中寫道：「李奧納多彙整了一批解剖學的專論，其中有生動的繪畫，包含了肌肉、神經、血管、關節、小腸，以及你想到任何在男性和女性身體裡的構造。這些以前從來沒有人繪製過。」

達文西所繪製的子宮中胎兒，還可以看見臍帶。

參照條目　《人體構造》（西元 1543 年）、歐斯塔奇的解剖圖（西元 1552 年）、科托納的圖畫（西元 1618 年）、卻賽爾登的《骨骼解剖》（西元 1733 年）、阿比努斯的《人體骨骼與肌肉圖鑑》（西元 1747 年）、杭特的《妊娠子宮》（西元 1774 年）、1832 年的「解剖法」（西元 1832 年）、《格雷氏解剖學》（西元 1858 年）

瓦爾特醫生的火刑

威羅比（Percival Willoughby，西元 1632 年～西元 1669 年）
杭特（John Hunter，西元 1728 年～西元 1793 年）
喬治三世（George William Frederick，西元 1738 年～西元 1820 年）
喬治四世（George Augustus Frederick，西元 1762 年～西元 1830 年）

　　到了 18 世紀，西方的男性助產士才變得普遍，因為那時男性才掌握了這項專業。在此之前，一直有男性得遠離生產過程的禁忌。這項早期的助產士性別禁忌中，最好的例子就是對德國漢堡的醫生瓦爾特（Dr. Wertt）的處刑。1522 年，瓦爾特化裝成女性進入產房，好實地觀看生產過程以及分娩技術。不過在當時，男性進入產房是不可思議的事情，有位助產士認出他了穿了女裝，並且大聲抗議。瓦爾特後來在一群醫生的圍觀下，被架上柱子燒死。

　　有其他的例子可以說明這種性別禁忌。1646 年，英國威爾斯的雷亞斯（Francis Rayus）因為做了類似瓦爾特的事而被逮捕，不過他的運氣好，只罰了 50 先令了事。1658 年在英國，在一個難產的案例中，威羅比醫師被請去給助產士意見，他爬進病人黑暗的房間中，隔著布檢查病人，再爬出來和助產士討論狀況。還有其他的例子呢，1762 年，當史特文斯小姐為喬治三世接生喬治四世時，英國當時最傑出的外科醫生之一杭特，得坐在旁邊的房間等候。

　　許多文化在歷史中不同的時代，也有把丈夫拒於生產過程之外的習俗。例如在南太平洋的陸庫諾島（Lukunor），當妻子開始分娩時，作丈夫的要離開一個月，和其他男性生活。在有些文化中，男性參與的程度則更深，墨西哥的胡秋族（Huichol）丈夫在妻子分娩時，可能要把線綁在自己的睪丸上，妻子收縮陣痛時就拉這條線，好讓丈夫能感受到她的痛苦。

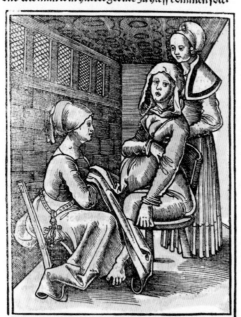

孕婦在產椅上生產。這幅畫由德國醫生呂斯林（Eucharius Rossilin，西元 1470 年～西元 1526 年）繪製。他在 1513 年出版了說明生產的書《玫瑰園》（*Der Rosengarten*），成為助產士的標準教科書。

參照條目 產鉗（西元 1580 年）、瑪麗·托夫特的兔子（西元 1726 年）、杭特的《妊娠子宮》（西元 1774 年）、現代助產術（西元 1925 年）

帕拉塞爾蘇斯焚燬醫學書籍

希波克拉底斯（**Hippocrates of Cos**，西元前 460 年～西元前 377 年）
蓋倫（**Galen of Pergamon**，西元 129 年～西元 199 年）
西納（**Abu 'Ali Al-Husayn bin 'Abd-Allah Ibn Sina**，也稱為 **Avicenna**，西元 980 年～西元 1037 年）
帕拉塞爾蘇斯（**Paracelsus**，出生時的名字是 **Philippus Aureolus Theophrastus Bombastus von Hohenheim**，西元 1493 年～西元 1541 年）

　　帕拉塞爾蘇斯是出生於瑞士的醫生，也是流浪的神秘學家及煉金術士。他是將化學藥品和礦物用於醫療的先驅，科學記者鮑爾（Philips Ball）寫道：「帕拉塞爾蘇斯的生卒年為西元 1493 年至西元 1541 年，當時西方正處於變動期，新時代才剛開始。當時世人認為魔術是真實的，每個黑暗的角落都有魔鬼潛伏，上帝主宰所有生命。不過當時人們也開始解開自然的密碼，描繪天空與地球的樣貌。」

　　帕拉塞爾蘇斯的著名事蹟是，他責備希波克拉底斯和蓋倫四種體液（血液、黑膽汁、黃膽汁和黏液）失衡造成疾病的說法。他認為疾病是因為身體遭受環境因子或其他異常之物的攻擊所造成的，可以用化學藥品治療。1527 年，他公開將當時標準的醫學書籍燒掉，其中包括蓋倫和阿維森納的著作。作家克羅恩（Hugh Crone）說，這場由學生點火的焚燒行動，「無疑是歷史中的一個轉捩點」。醫生在發展新醫學時，必須破壞蓋倫的醫學基礎，自由地質疑權威，並且採用最新的觀察和實驗結果。

　　帕拉塞爾蘇斯主要的成就之一，是記錄了金工和礦工的職業傷害，他有時被尊為「毒物學之父」。他寫道：「所有東西都是毒物，沒有東西裡面沒有毒物，只有劑量決定東西是否有毒性。」換句話說，他強調毒性是由劑量產生的。

　　帕拉塞爾蘇斯也認為「同類相醫」，如果一種毒物造成疾病，那麼同種毒物只要使用正確的劑量與形式，就可以治病。就這看來，他也是「順勢療法」（homeopathy）的先驅，這種療法現在依然流行，施治者使用非常稀釋的藥劑。不過嚴密控制的實驗結果指出，這種療法有效只是因為**安慰劑效應**。

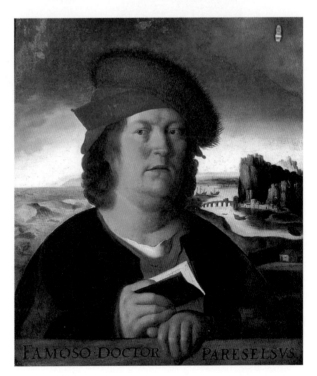

法蘭德斯畫家馬西斯（Quentin Massys，西元 1466 年～西元 1530 年）所繪製的帕拉塞爾蘇斯畫像。

 參照條目 醫師誓言（約西元前 400 年）、米特拉達提斯解毒劑與萬靈藥（西元前 100 年）、蓋倫的著作（西元 190 年）、另類醫療（西元 1796 年）、安慰劑效應（西元 1955 年）

《人體構造》

卡爾卡（**Jan Stephan van Calcar**，西元 1499 年～西元 1546 年）
維薩里（**Andreas Vesalius**，西元 1514 年～西元 1564 年）

　　醫學史家桑德斯（J. B. de C. M. Saunders）與歐馬利（Charles O'Malley）寫道：「維薩里在 1543 年出版的《人體構造》（*De Humani Corporis Fabrica*），是現代科學啟始的標誌。毫無疑問，這是醫學科學中最偉大的單一著作，同時也完美整合了排版、字體與繪圖，成為精美的藝術品。」

　　出生於布魯塞爾的維薩里是醫生兼解剖學家，他把解剖當成基本的教學工具，而且以此顯示蓋倫與亞里斯多德等以往偉大思想家對人體的想法是錯誤的。例如維薩里就指出，心臟中沒有看不到的洞讓血液從一邊流到另一邊，這與蓋倫的想法不同。他也指出肝臟有兩個主要的肝葉。他因為質疑蓋倫而樹敵甚眾，甚至有個人宣稱人體的構造在蓋倫之後改變了，成為維薩里現在觀察到的樣子。事實上，蓋倫的觀察結果幾乎都來自動物解剖，用在人類身上才會出現許多嚴重的錯誤。

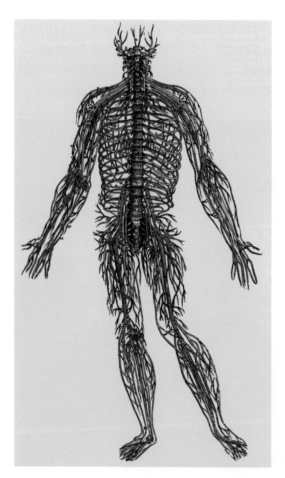

　　維薩里還是醫學生時就充滿熱情，不顧惡犬和惡臭，從公墓挖出屍體，或是從架子上取下死刑者腐落的屍身。在解剖的時候，他會把樣本放在臥室中數個星期。

　　《人體構造》是維薩里突破性解剖書，其中的圖片可能是由卡爾卡（Stephan van Calcar）或是著名義大利畫家提香（Titian）的弟子繪製的。書中前所未有的揭露了腦的內部構造。科學記者艾德勒寫道：「維薩里藉由《人體構造》，成功地終結了當時的人對古代知識內容的盲目學術崇拜，也顯示了新一代的科學家能夠進一步發現古人沒有想過的新發現。維薩里和哥白尼、伽利略等文藝復興時期的巨人一起打造了我們目前所處、進步且以科學為基礎的世界。」

維薩里《人體構造》中所描繪的人體脊椎神經構造圖。

参照條目　蓋倫的著作（西元 190 年）、李奧納多的解剖圖（西元 1510 年）、歐斯塔奇的解剖圖（西元 1552 年）、科托納的圖畫（西元 1618 年）、卻賽爾登的《骨骼解剖》（西元 1733 年）、阿比努斯的《人體骨骼與肌肉圖鑑》（西元 1747 年）、杭特的《妊娠子宮》（西元 1774 年）、1832 年的「解剖法」（西元 1832 年）、《格雷氏解剖學》（西元 1858 年）

帕黑「理性的外科手術」

帕黑（Ambroise Paré，西元 1510 年～西元 1590 年）

法國醫生帕黑是歐洲文藝復興時代最著名的外科醫生之一。醫生兼傳記作家凱恩斯（Geoffrey Keynes）寫道：「帕黑有著高尚的人格和獨立的心靈，把手術從教條的陰魂中解放出來。在當時沒有其他國家的其他醫生能夠比得上。他的影響遍及整個歐洲，他遺留的著作是表彰他技術與人道的紀念碑，在外科手術中的歷史，無人能夠超越。他照顧病人的信條極為謙虛：『我包紮，上帝治癒。』」

在帕黑的時代，內科醫生通常認為動手術有損尊嚴，切割身體這種事要留給沒有名望的「理髮手術師」去做。不過帕黑提升了外科醫生的地位，同時以法文寫作外科知識，而非用傳統的拉丁文。

帕黑在治療槍傷時，有了他第一個重大的醫學發現。當時認為槍傷有毒，通常會把熱油倒在傷口上，讓傷口燒合。有天帕黑手邊沒有油，只好用含有松脂的油膏代替。第二天他發現用熱油醫療的士兵傷口腫大，非常疼痛，而以有舒緩功能的油膏處理的士兵能比較舒服的休息，而且少有感染跡象。從這天起，帕黑就發誓再也不用熱油處理傷口。

1545 年，帕黑對於傷口處理的方式經由他的書《傷口處理法》（*Method of Treating Wounds*）而廣為流傳，也引導出人性化與理性外科手術的發展。他還有另一項重要的貢獻。傳統上在截肢後，會用鐵烙燒灼傷口以止血，而他推動用繩索綁住血管。帕黑也推動了婦產科的進步，採用了使生產更安全的方法。

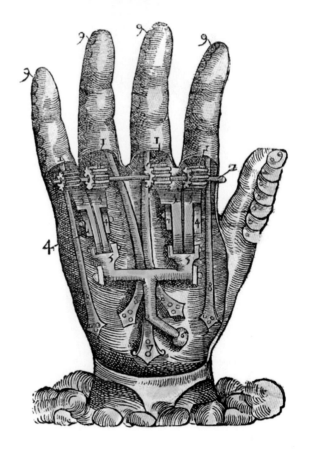

帕黑著作《手術工具和人體結構圖鑑》（*Instrumental Chirurgiae et Icones Anatomicae*）中所描繪的義手。

參照條目　縫合術（約西元前 3000 年）、愛德溫・史密斯外科手術手稿（約西元前 1600 年）、格雷維爾・切斯特腳拇指（約西元前 1000 年）、組織移植（西元 1597 年）、腹主動脈結紮（西元 1817 年）、血管縫合術（西元 1902 年）、霍斯德的手術（西元 1904 年）

歐斯塔奇的解剖圖

歐斯塔奇（**Bartolomeo Eustachi**，西元 1500 年～西元 1574 年）

歷史學家康寧罕（Andrew Cunningham）寫道：「所有構造解剖圖隱含的問題是，它們都……太理想化了。事實上，圖畫（和照片）都是想要解決相同的問題：把事物帶到眼前……描繪解剖學家希望看到的事物。描繪構造是件麻煩事……老練解剖學家能夠區分出來的結構，對於普通人可能難以分辨。」

義大利的解剖學家歐斯塔奇是人類解剖學的奠基者之一，他在羅馬的兩家醫院行醫，因此能夠解剖胎兒、嬰兒和成人的屍體。1552 年，在藝術家皮尼（Pier Matteo Pini）的協助之下，歐斯塔奇完成了一批描述人體構造的傑作，可惜大部分的圖畫都遺失了。不過經過了 162 年，在皮尼後人的財產中，這些遺失的傑作重新被發現了，全部四十七幅的刻版畫在 1714 年出版，名為《重見光明：歐斯塔奇的解剖圖》。這些刻版畫描繪了腎臟、腦、脊椎、肌肉和其他各種器官。

醫學史家安納森（Ole Daniel Enersen）寫道：「從藝術的觀點，這些解剖圖完成度不如維薩里的，但是從解剖學的角度來說，這些圖畫有的時候更正確。如果這些圖畫在製作完成後就出版，歐斯塔奇無疑會與維薩里並列為現代解剖學的奠基者，而解剖學會在 17 世紀就成熟，而不會拖到 18 世紀。

歐斯塔奇也因為深入探討耳咽管（Eustachian tube，以他的名字命名，也稱為歐式管，連接著喉嚨上方與中耳）而成名。耳咽管能讓空氣流動，讓中耳和大氣的壓力維持平衡。

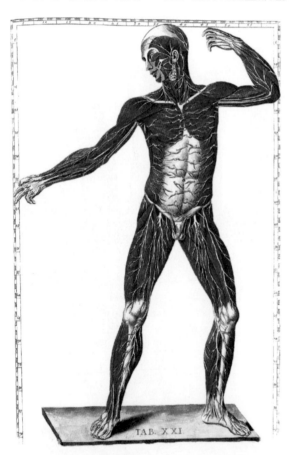

《重見光明：歐斯塔奇的解剖圖》中的圖畫。

參照條目　李奧納多的解剖圖（西元 1510 年）、《人體構造》（西元 1543 年）、科托納的圖畫（西元 1618 年）、卻賽爾登的《骨骼解剖》（西元 1733 年）、阿比努斯的《人體骨骼與肌肉圖鑑》（西元 1747 年）、探索內耳迷路（西元 1772 年）、杭特的《妊娠子宮》（西元 1774 年）、1832 年的「解剖法」（西元 1832 年）、《格雷氏解剖學》（西元 1858 年）

西元 1563 年

《論巫術》

威爾（Johann Weyer，西元 1515 年～西元 1588 年）

心理學家艾德勒寫道：「瘋狂有許多形式，我們都很熟悉那些侵擾個人的心理疾病：憂鬱、創傷後壓力症候群、恐懼症、強迫症、妄想症和精神變態等。不過有的時候，整個社會都瘋了。在中古世紀的世界，秩序逐漸崩毀……女巫遍地，而腦袋正常的人趕著去看她們的火刑。」

許多傑出的醫生研究那些被誣陷為女巫者的行為，來自荷蘭的威爾是其中一人，當時有女巫嫌疑的女性都遭受到拷打。有些科學史家把威爾稱為「精神病學之父」，可能過譽了，不過在他 1563 年的著作《論巫術、魔咒和毒藥》（De Praestigiis Daemonum et Incantationibus ac Venificiis）的一些章節中，的確以心理學的角度討論巫術中的瘋狂行為，他也反對一些對超自然力量和俗稱女巫活動的怪異信仰。更特別的是，威爾還批評了殘酷的女巫狩獵活動和基督教當局的迫害。他可能是第一個使用「心理疾病」（mentally ill）來描述有些被控行使巫術的怪異女性。

威爾並不否認惡魔的存在，他在《論巫術》的一些章節中甚至認為，有些魯莽或憂鬱的婦女在心理上容易成為惡魔的獵物。惡魔讓這些婦女想像自己加入了實際上沒有參加的瘋狂祭典。威爾相信，被指控行使巫術的婦女應該接受醫生的諮詢。醫學史家莫拉（George Mora）說：「從簡短的病史、他的發現報告與基本療法，可以知道他「預見」了現代精神治療的方式。他的療法包括藥物、身體治療、支持療法、提供建議等，以及在修道院中大規模歇斯底里發作時撤走大部分發作的修女。」一如所料，威爾因為他的精神療法而飽受批評，這本著作也納入天主教的禁書目錄中。

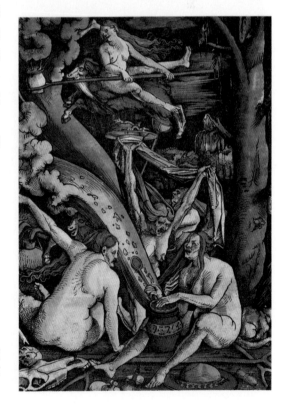

德國文藝復興時代藝術家格里恩（Hans Baldung Grien，西元 1484 年～西元 1545 年）在西元 1508 年完成的木刻畫〈女巫〉。

參照
條目　釋放精神病患（西元 1793 年）、心理分析（西元 1899 年）、榮格的分析心理學（西元 1933 年）、認知行為療法（西元 1963 年）

保險套

法羅皮奧（Gabriele Falloppio，西元 1523 年～西元 1562 年）
卡沙諾瓦（Giacomo Girolamo Casanova de Singalt，西元 1725 年～西元 1798 年）

　　避免受精和懷孕的方法，歷史久遠。古代埃及人將鱷魚糞便與蜂蜜混合，塞入陰道中，想藉此避免懷孕。保險套（Condom）和類似的物品能夠降低懷孕的機會，並且減少性病，例如由細菌造成的梅毒和淋病，以及由人類免疫不全病毒造成的愛滋病，因此在歷史上很受歡迎。現在的保險套材質有乳膠、聚氨酯和羊小腸（稱為小羊皮），或是其他能夠包覆陰莖的材料。

　　最早正式說明保險套的文字記錄之一在西元 1564 年出現。當時義大利的醫生法羅皮奧描述了一種能預防梅毒的亞麻布套。他在《法國疾病》（De Morbo Gallico）這本書中描述自己的實驗：「我以 1100 位男性試驗，不朽的上帝為證，無人感染。」威尼斯的冒險家、作家兼花花公子卡沙諾瓦使用天然皮革製成的保險套，他說：「英國騎馬套，能讓我心安。」橡膠保險套在 1855 年首度製造出來。1866 年，《紐約時報》刊登了第一則保險套廣告。比橡膠保險套更薄的乳膠保險套在 1920 年代發展出來，而且製作時更省工。到了 1930 年代，自動製造保險套的生產線正式開工運作。

　　在歷史上，保險套曾被限制使用或被認為違反法律，下面是一些例子。1873 年，美國的郵政風化法（Comstock law）允許郵局沒收以郵購寄發的保險套。1890 年，在紐約帶頭製造皮革保險套而成名的史密特（Julius Schmidt）因為家中收藏的七百多個保險套而遭到逮捕。1941 年，德國宣布平民使用保險套違法。愛爾蘭到了 1978 年才准合法販售保險套。

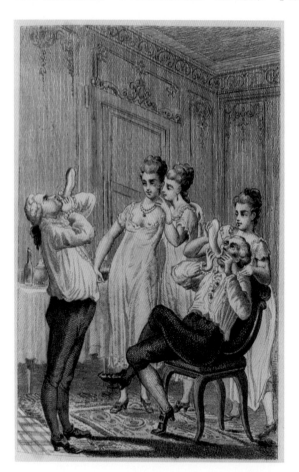

卡沙諾瓦（左）和他的同伴把保險套吹漲，以檢查是否有漏洞。

參照
條目　割禮（約西元前 2400 年）、發現精子（西元 1678 年）、子宮頸抹片檢查（西元 1928 年）、子宮避孕器（西元 1929 年）、避孕藥（西元 1955 年）、反轉錄酶和愛滋病（西元 1970 年）

西元 1580 年

產鉗

張伯倫（Peter Chamberlen，西元 1560 年～西元 1631 年）

　　產鉗（Obstetrical forceps）像是由兩根類似巨大湯匙交錯組成的，前面的部位可以保護住嬰兒的頭部，然後能鎖住而不會壓傷頭部，這樣在難產的時候，胎兒或母親如果受到壓迫，醫生可以用產鉗將嬰兒拉出產道。現在有超音波可以精確標定胎兒頭部的位置。

　　英國的外科醫生兼婦產科醫生張伯倫被認為是實用產鉗的發明人，不過他的家族小心翼翼地把這項發明當成成功分娩的秘密工具，因此發明的日期並不清楚。張伯倫家族的人到產婦家時，有兩個人會攜帶有金色雕刻裝飾的盒子，裡面藏著秘密的產鉗。產婦的眼睛被蒙上，看不到產鉗。產鉗的兩個「刃」可以分開伸入產道以調整到最理想的位置。這件工具讓成功分娩的機會大為提高。

　　醫學記者愛波斯坦（Randi Epstein）寫道：「張伯倫家族所發明的和早期的產鉗不同，是更為輕柔的工具。張伯倫家族有位成員所指出：俗話說：『當男人進入產房時，不是一個、就是兩個人死去了。』這句話的意思是當男性進入產房時，不是產婦就是嬰兒，或是兩者將要死亡。而產鉗的發明宣告這個俗語已經沒有意義了。」

　　歷史學家維克斯（Rebecca Vickers）則強調分享重要救命工具的重要性，她說：「張伯倫家族發明的產鉗是非常成功的新設計，經得起時間的考驗。但非常失敗的是，該家族把這個重大的突破只應用在一個國家的少數病人身上，使得醫學進展受到拖延，而且可能使得成千上萬的女性和嬰兒死亡。利欲薰心勝過了人類生命。」

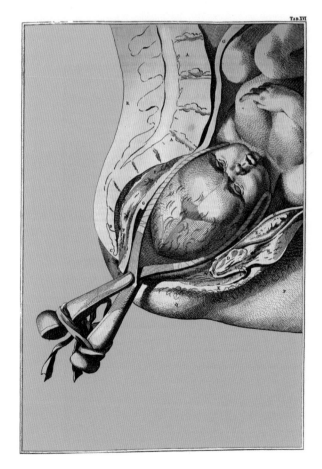

英國婦產科醫生斯梅利（William Smellie，西元 1679 年～西元 1763 年）所繪製的產鉗接生圖，收錄於《解剖構造解說集與實用助產摘要》（*A Set of Anatomical Tables, with Explanations, and an Abridgment of the Practice of Midwifery*）。

 參照條目　瑪麗・托夫特的兔子（西元 1726 年）、杭特的《妊娠子宮》（西元 1774 年）、剖腹產（西元 1882 年）、現代助產術（西元 1925 年）、醫療用超音波（西元 1957 年）

組織移植

塔利亞科齊（Gaspare Tagliacozzi，西元 1546 年～西元 1599 年）
瑞瓦丁（Jacques-Louis Reverdin，西元 1842 年～西元 1929 年）
提爾許（Carl Thiersch，西元 1822 年～西元 1895 年）
梅達華（Sir Peter Brian Medawar，西元 1915 年～西元 1987 年）

　　西元 1597 年，義大利外科醫生塔利亞科齊寫道：「我們收集組織、重建組織，而且創造了臉部的完整器官，它的本質一如自然的器官，讓病人遠離毀壞厄運。這種作法不只是因為美觀，也能幫助臉部所損的人重建心靈。」他和之前的古代印度醫生一樣，研究做出人工鼻子，成為皮膚移植歷史中的重要里程碑。在移植手術中，會把其他組織移植取代因燒傷或創傷而失去的組織。塔利亞科齊從病人手臂上切出一小片皮膚，半邊保留在手臂上，半邊則縫在失去鼻子的部位，病人的手臂用帶子固定在臉上。過了一個多星期，臉上的傷口癒合了，這片皮膚便從手臂上切開，整形成鼻子的形狀。

　　1869 年，瑞士外科醫生瑞瓦丁把完全切下來的小片皮膚當成「種子」，移植到其他失去皮膚的部位，這些小皮膚會逐漸生長擴大。1847 年，德國外科醫生提爾許發表了一篇論文，描述利用非常薄的

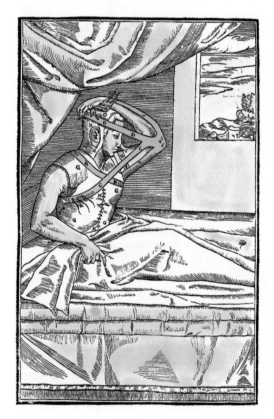

表皮（皮膚的最外層）和真皮（位於表皮和皮下組織之間）的皮膚移植方法。

　　英國外科醫生梅達華進行了一項先驅研究，顯示近親之間的皮膚移植比較容易成功，例如來自手足的皮膚就比來自遠親的容易成功。不過在 1950 年代早期，他把成鼠細胞注射到沒有血緣的小鼠胚胎中，這個胚胎長成出生後，能夠接受那隻成鼠的皮膚移植。藉由這個實驗，他發現改變胚胎的免疫系統，這樣捐出的組織就不會被當成外來物而受到排斥了。

塔利亞科齊在西元 1597 年的著作《移植手術糾正缺陷》（*De Curtorum Chirurgia Per Insitionem*）的插圖，病人的手臂以藍色的布條固定在臉上，讓皮膚組織有時間在鼻子周圍生長。

參照
條目
　縫合術（約西元前 3000 年）、眼角膜移植（西元 1905 年）、蛆蟲療法（西元 1929 年）、腎臟移植（西元 1954 年）、手的移植（西元 1964 年）、臉部移植（西元 2005 年）、長出新的器官（西元 2006 年）

《針灸大成》

　　針灸是把針插入身上稱為穴道的部位。古代中國的著作就已經提到針灸了（見《黃帝內經》），而實際上甚至可以追溯到石器時代（灸是指用燃燒艾草以加熱穴位），明朝（西元 1368 年～西元 1644 年）的醫生楊繼洲在 1601 年出版了《針灸大成》（*The Great Compendium of Acupuncture and Moxibustion*），其中描述了許多穴道，成為現代針灸技術的基礎。

　　雖然針灸已經能夠成功的控制一些疾病症狀，例如嘔吐和疼痛，但是許多科學論文指出這是安慰劑效應造成的，因此需要進一步研究。例如實驗中利用假的治療，將針刺入不適當的位置或是針根本沒有刺穿皮膚，有的時候產生的效果，和把針刺入正確的穴道相同。這種安慰手法能讓病人舒緩，原因之一可能是刺激了腦內啡（天然的鎮痛劑）的產生。

　　傳統的針灸理論指出，身體的健康是靠「氣」，以及彼此互補的「陰」和「陽」維持平衡所控制的。傳統中醫在穴道上按壓、加熱和針灸來操縱氣。傳統醫書指出，大部分的穴道位於十二條經絡和任督二脈上，氣則在經脈中循環。有趣的是，以前中醫禁止解剖，在現代生物學的概念下，經絡並沒有精確的身體部位。

　　《針灸大成》綜合了之前的文獻以及沒有筆錄下來的傳統觀念。楊繼洲指出，氣流動得越快，造成的效果也越快。如果氣停滯不動，病人將無法治療。1929 年，中國政府因為偏好西方醫學而禁止針灸，到了 1949 年才解禁。在美國，許多由雇主提供的健康保險計畫已經將針灸納入支付範圍中了。

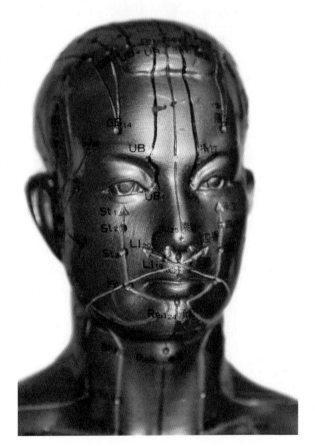

標明許多穴道的人像模型。

 參照條目　阿育吠陀醫學（西元前 2000 年）、《黃帝內經》（西元前 300 年）、健康保險（西元 1883 年）、安慰劑效應（西元 1955 年）

科托納的圖畫

科托納（**Pietro de Cortona**，西元 1596 年～西元 1669 年）

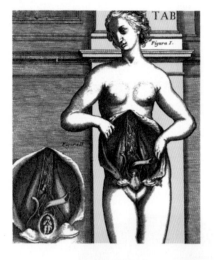

科托納是義大利的建築師及畫家，他的作品常帶有繁複的裝飾與強烈的情感，為巴洛克藝術的代表畫家之一。由於這種風格能夠凸顯傳統與靈性，因此受到天主教會的鼓勵。科托納在羅馬學習，然後 1620 年代中期到去世為止，他同時接受大型建築與畫作的委託。

醫學史家諾曼（Jeremy Norman）指出，科托納的醫學解剖版畫是「最奇特且富張力的解剖研究作品之一」，同時也有著難解的謎。例如這些後來稱為《解剖版畫》（*Tabulae anatomicae*）的作品在他著名的建築與繪畫職涯作品中有什麼樣的地位呢。諾曼寫道：「為什麼這些作品在完成之後百年、作者死後七十二年才出版呢？科托納又是為了誰才製作這些版畫呢？」由於其中有許多版畫描繪了神經，所以最初可能是為了一本神經學教科書而製作的。在這些版畫標題頁上有用拉丁文寫著：「無知造成疾病」以及「治療應由科學達成，而非機會。」

這些版畫的背景通常是各種戶外景觀，其中有古典樣式的建築，主角是以各種不同方式剝了皮的屍體，擺出活著的人般的姿勢。有些屍體還會拿著描繪著自己身體其他部位細節的畫作。第 27 號畫作最震撼人心：一位女性正面站立，雙手把子宮打開，好顯示子宮內部與泌尿系統的結構。在她右邊的牆上刻著她子宮的放大圖：子宮中有個小嬰兒蹲著，手蓋住眼睛。嬰兒是在哭？或僅是要遮住眼睛？還是作者刻意要他遮住眼睛好避免看見母親被解剖開來的模樣呢？

上圖：兩幅女性泌尿生殖系統的圖，其中一個裡面有胎兒，由科托納繪製。右圖：肢體與胸部的神經圖。

參照條目 李奧納多的解剖圖（西元 1510 年）、《人體構造》（西元 1543 年）、歐斯塔奇的解剖圖（西元 1552 年）、卻賽爾登的《骨骼解剖》（西元 1733 年）、阿比努斯的《人體骨骼與肌肉圖鑑》（西元 1747 年）、杭特的《妊娠子宮》（西元 1774 年）、1832 年的「解剖法」（西元 1832 年）、《格雷氏解剖學》（西元 1858 年）

循環系統

普羅泰戈拉（**Protagoras**，西元前 340 年～西元前 280 年）
納菲斯（**Ibn al-Nafis**，西元 1213 年～西元 1288 年）
法布里修斯（**Hieronymus Fabricius**，西元 1537 年～西元 1619 年）
哈維（**William Harvey**，西元 1578 年～西元 1657 年）
馬爾皮吉（**Marcello Malpighi**，西元 1628 年～西元 1694 年）

　　科學記者艾德勒寫道：「在現代，血液如何在全身流動這樣的基礎知識似乎微不足道……連小學生都知道心臟把富含氧氣的血液經由動脈輸送到全身，靜脈則把缺氧血送回心臟，而微血管則連接著最小的動脈和靜脈。不過……在 17 世紀初期之前，心臟與血管的功用還是個難解的謎。」

　　英國的醫生哈維首度仔細地描述血液如何在身體中流動。哈維夾住活動物身體中靠近心臟的各條血管，甚至切開來，好得知其中血液的流動方向，以找出正確的血液循環方式，這些觀察結果都發表在他 1628 年的著作《論動物心臟與血液的運動》（*On the Motion of the Heart and Blood in Animals*）中。他也壓住人類手臂皮膚下的靜脈，觀察充血或變得蒼白的部位，好確知血流的方向。在他之前的醫生都認為，血液是由肝臟製造，身體的其他部位會持續吸收血液，哈維則指出血液一定是持續循環的。他也了解到他的老師法布里修斯在靜脈中發現的瓣膜，其功能是為了幫助血液只能單方向的往心臟流動。

　　哈維也研究因延伸而變小的動脈和靜脈，但是由於當時他沒有顯微鏡，所以他只能猜想在動脈與靜脈之間一定以某種方式連結。在哈維死後數年，義大利的醫生馬爾皮吉以顯微鏡觀察到細小的微血管，證實了他之前難以捉摸到的連結。

　　在哈維之前，也有各種關於血液流動的研究。例如希臘醫生普羅泰戈拉曾討論動脈與靜脈功能，但是他認為動脈的功能是攜帶空氣。1242 年，阿拉伯的穆斯林醫生納菲斯發現了血液在心臟與肺臟之間流動。

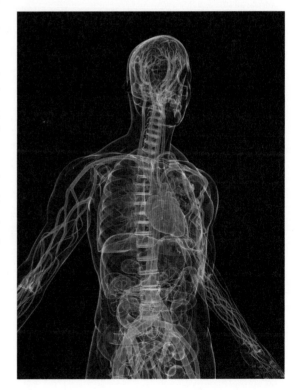

哈維正確而且詳細地描述血液在體內循環流動的過程，包括富含氧氣的血液會離開心臟，而缺乏氧氣的血液會流回心臟。

參照條目　蓋倫的著作（西元 190 年）、納菲斯發現肺循環（西元 1242 年）、道希葛─布雷拉克分流術（西元 1944 年）、血管擴張術（西元 1964 年）

謀殺與胰管

韋生（**Johann Georg Wirsung**，西元 1589 年～西元 1643 年）
瑞斯林（**Johann Wesling**，西元 1598 年～西元 1649 年）
霍夫曼（**Moritz Hoffmann**，西元 1622 年～西元 1698 年）

　　專門研究胰臟的兩位外科醫生霍華（John Howard）與哈斯（Walter Hess）寫道：「在義大利帕多瓦的德國醫生韋生發現了胰管（pancreatic duct），這是我們對於胰臟知識的里程碑，甚至也是醫學歷史的里程碑。」解剖學家韋生是在西元 1642 年發現胰管，當時他正在解剖一名殺人犯，發現胰管連接著胰臟和總膽管，這兩條管子都會通往位於小腸的最前端的十二指腸。為了紀念他，胰管也稱為韋生氏管。胰臟分泌用來消化食物的酵素，會經由胰管輸送到十二指腸。

　　對醫生而言，胰臟曾是個謎。雖然韋生不確定胰管的功用，但是這項發現的重要性在指出，胰臟是能夠分泌液體的腺體。韋生並沒有馬上公布這項發現，而是把胰管的繪圖寄給歐洲其他的解剖學家以尋求意見。一年後，韋生在家附近與鄰居聊天時遭到射殺。韋生的老師、解剖學家瑞斯林被控犯下罪刑，動機是嫉妒韋生的發現，不過最後無罪開釋。關於真正的兇手，現在的歷史書中依然有彼此衝突的各種說法。

　　有些說法指出，當時參與韋生那次著名解剖的醫學生霍夫曼才是兇手。韋生死後五年，霍夫曼宣稱早在韋生發現胰管的前一年，他在火雞中就有相同的發現，並且告訴了韋生。不過最有嫌疑的是坎貝爾（Ciacomo Cambier），因為就在凶案前一個星期，他因為「人格受到懷疑」而被迫辭去德國藝術家協會秘書的職務，韋生參與了這項決策的過程。

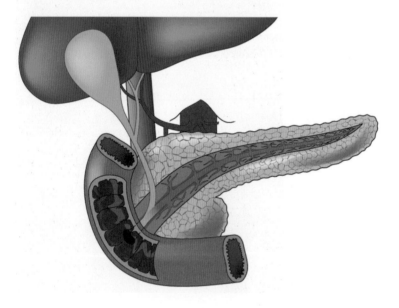

淡土黃色胰臟中央棕色的管子就是胰管，它連接著胰臟和總膽管（綠色管子），這兩個管子會把分泌物輸送到十二指腸（左邊的棕色管子）。

參照條目　布氏腺（西元 1679 年）、胰臟移植（西元 1966 年）

淋巴系統

巴托林（**Thomas Bartholin**，西元 1616 年～西元 1680 年）
盧貝克（**Olaus Rudbeck**，西元 1630 年～西元 1702 年）

　　醫生韋斯曼（David Weissmann）稱讚淋巴系統（lymphatic system）的防禦力量，他寫道：「淋巴結結合了防盜警報器和西點軍校：它如防盜警報器一般能防禦入侵的抗原，淋巴結也如西點軍校般能訓練軍事菁英：那些受過訓的淋巴細胞遇到入侵者後，會製造抗體，並且形成 B 細胞和 T 細胞，這些細胞會記得入侵者的特徵許多年。」

　　淋巴系統包括了網狀的管線、淋巴結和一些器官，功能包括：一、參與免疫系統（抵抗細菌之類的入侵者以保護身體）；二、吸收身體組織中過多的液體，送回血液中；三、在（小腸）絨毛中幫助脂肪的吸收。淋巴管中有瓣膜，能讓管中透明的淋巴液維持單方向的流動，這些淋巴液來自身體組織，最後會流入左右鎖骨下靜脈。不過在流入之前，豆子狀的淋巴結會過濾淋巴液。淋巴結中有 T 淋巴球和 B 淋巴球（都屬於白血球），能夠幫助摧毀或是過濾淋巴液中的細菌。由於淋巴系統幾乎和所有的身體組織都有緊密的聯繫，有的時候會傳播癌細胞。淋巴結也會捕捉癌細胞，但是如果沒有辦法加以摧毀，那麼淋巴結就會變成腫瘤出現的部位。

　　腹中的脾臟屬於淋巴系統，其中的淋巴球會吞噬病原體。位於胸部的胸腺負責 T 淋巴球的發育控制與修復。淋巴系統還包括了扁桃腺和骨髓，後者是 B 淋巴球成熟的部位。

　　1652 年，丹麥的醫生巴托林出版了描述人類淋巴系統的綜合性著作，並且發明了「淋巴管」一詞。約在同時，瑞典的科學家盧貝克也有類似的發現。

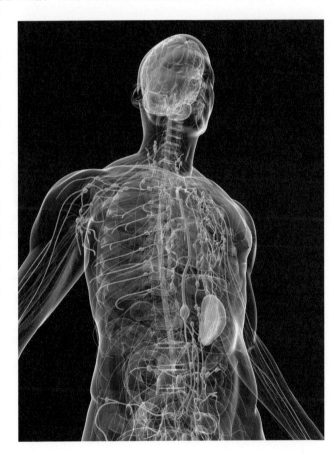

淋巴系統的一部分，脾臟位於圖中的右下方。

參照條目　癌症病因（西元 1761 年）、抗體的結構（西元 1959 年）、胸腺（西元 1961 年）

腦神經系統的比對

威利斯（**Thomas Willis**，西元 1621 年～西元 1675 年）

脊椎神經連到脊椎，腦神經（cranial nerves）則連到腦。人類有十二對腦神經，從顱骨穿出來。學生通常用口訣來記憶這些神經的名稱和順序，例如：嗅視動滑三外旋，顏聽舌迷副舌下。

下面是這十二條腦神經與其負責的一些功能。一、嗅神經（來自鼻子的嗅覺）；二、視神經（來自眼睛的視覺）；三、動眼神經（控制眼睛運動）；四、滑車神經（控制眼球運動）；五、三叉神經（面部感覺，控制咀嚼肌肉）；六、外旋神經（控制眼球運動）；七、顏面神經（舌頭前端的味覺，控制面部與頸部的肌肉）；八、聽覺神經（聽覺和平衡）；九、舌喉神經（舌頭後端的味覺，控制頸部肌肉）；十、迷走神經（控制心臟、肺臟、小腸、咽喉和其他器官）；十一、副神經（控制頸部肌肉）；十二、舌下神經（控制舌頭）。

1664 年，英國醫生威利斯出版了《腦部構造》（*Cerebri Anatome*）這本描述腦部的巨著，其中對於腦神經的分類沿用了一百多年，關於前六對神經的描述和現代的認識完全相同。威利斯將大腦基部的神經和血管都切斷，好讓腦部可以倒著，以仔細研究這些神經。他對於大腦研究的執著是因為他想要藉由研究大腦以了解靈魂。人類大腦皮質和動物有很大的差異，威利斯因此認為，大腦是人類「理性靈魂」的所在之處。他也提出理論，認為人腦比較高階的功能是從大腦皮質上的腦迴產生出來的。

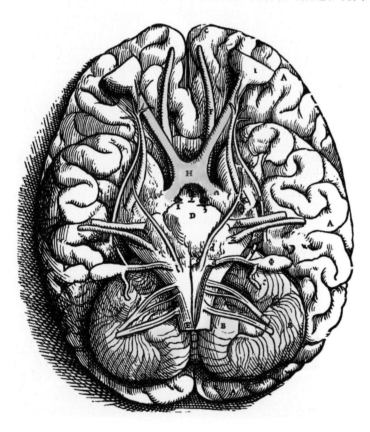

維薩里《人體構造》中所描繪的幾條腦神經。上方黃色的是嗅神經，綠色的是視神經。

參照條目　腦脊髓液（西元 1764 年）、小腦的功能（西元 1809 年）、貝馬二氏準則（西元 1811 年）、大腦功能分區（西元 1861 年）、神經元學說（西元 1891 年）、找尋靈魂（西元 1907 年）、電子耳植入術（西元 1977 年）、臉部移植（西元 2005 年）

《微物圖誌》

馬爾皮吉（Marcello Malpighi，西元 1628 年～西元 1694 年）
雷文霍克（Anton Philips van Leeuwenhoek，西元 1632 年～西元 1723 年）
虎克（Robert Hooke，西元 1635 年～西元 1703 年）
帕帕尼柯勞烏（Georgios Nicholas Papanikolaou，西元 1632 年～西元 1723 年）

　　雖然顯微鏡在 16 世紀晚期就已經出現了，不過英國科學家虎克使用了複式顯微鏡（含有數個鏡片），這才算是值得記錄的里程碑。他的顯微鏡在機械構造與光學原理上，是現代顯微鏡的先驅。在具有兩個鏡片的複式顯微鏡中，放大的倍率為接目鏡的倍率乘上接近樣品的接物鏡倍率。

　　虎克在 1665 年出版的《微物圖誌》（*Micrographia*）中，有著令人僄息與驚嘆的微物圖片，生物的樣品包括了植物到跳蚤。書中也討論到行星、光學理論和化石的起源，這些都激起公眾與科學界對於顯微鏡威力的興趣。

　　虎克還首次觀察到細胞並且加以命名，他同時也認為細胞是所有生物的基礎單元。用「細胞」（cell）這個字，是因為他觀察到植物細胞很像是僧侶居住的小房間（cellulae）。科學史家魏斯特佛（Richard Westfall）談到這本鉅著：「虎克的《微物圖誌》是 17 世紀最偉大的科學著作之一，其中觀察的範圍包括了礦物、動物和植物等領域。」

　　1637 年，荷蘭的生物學家雷文霍克利用顯微鏡，在一滴來自池塘的水中觀察到了活的生物，這開啟了顯微鏡在醫學上的用途。他後來出版了紅血球、細菌、精細胞、肌肉組織和微血管的圖。義大利的醫生馬爾皮吉也觀察到了微血管。多年來，許多疾病的成因都是經由顯微鏡觀察到的，包括黑死病、瘧疾和昏睡病。顯微鏡也是研究細胞的重要工具，例如在由希臘醫生帕帕尼柯勞烏發明的子宮頸抹片檢查中，用顯微鏡找出將要變成或已經形成的子宮頸癌細胞。在 1943 年這項檢驗普遍之前，子宮頸癌是美國女性的主要死因。

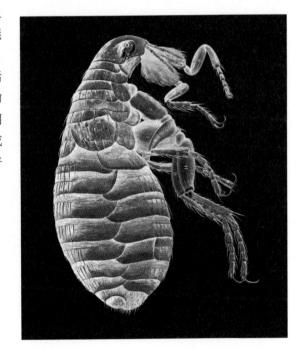

虎克《微物圖誌》中的跳蚤。

參照條目　眼鏡（西元 1284 年）、發現精子（西元 1678 年）、身體中的動物園（西元 1683 年）、細胞分裂（西元 1855 年）、疾病的「菌源說」（西元 1862 年）、淋巴腺鼠疫的病因（西元 1894 年）、瘧疾成因（西元 1897 年）、非洲昏睡病的病因（西元 1902 年）、子宮頸抹片檢查（西元 1928 年）

發現精子

雷文霍克（Anton Philips van Leeuwenhoek，西元 1632 年～西元 1723 年）
哈特索科（Nicolaas Hartsoeker，西元 1632 年～西元 1723 年）

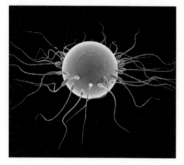

1678 年，荷蘭科學家雷文霍克向皇家學會提出報告：發現了精細胞，它們像是無數個蟲子。他在報告中寫道：「我只觀察婚姻性交的殘餘物，因此不會讓我蒙羞。我能了解諸位大人可能會覺得噁心或反感，我誠摯懇求您將之藏在心底，而以大人認可的方式，將之公布或摧毀。」雷文霍克後來認為這些在精液中遊動的微小東西和受精作用有關，不過其他科學家則認為精子不過是寄生蟲，和生殖過程沒有關連。

大約在 1677 年，雷文霍克和他的學生漢姆（John Ham）以放大倍率 300 倍的顯微鏡觀察到精細胞，他將其描述為微小的動物，這也讓他聯想到自己所相信的「預成論」，其中一個版本中就有一個具體而微的小人兒藏在精子的頭部。1674 年，荷蘭的顯微鏡學家哈特索科就宣稱看到了精細胞，不過他不能確定自己看到了什麼，而一開始也把這些扭動的細胞當成寄生蟲。他畫了一張著名的預成論圖：小人兒荷蒙庫魯斯（homunculus）縮在精子的頭部。哈特索科並沒有宣稱自己看到了荷蒙庫魯斯，但是其他的科學家說他們看到了！其中有些科學家還宣稱精子中的荷蒙庫魯斯也有精子，而這些精子中也還有更小的荷蒙庫魯斯⋯⋯。當然，後來科學家發現器官在雞之類的動物中是如何發育出現的，大家就很清楚動物並非一開始就是具體而微的。

後來「精子」這個字逐漸意指雄性的生殖細胞，而精細胞則特別意指有尾巴、能游動的精子。現在我們知道精子中有二十三條染色體（攜帶遺傳訊息的線狀構造），受精之後，這些染色體就會和卵子中的二十三條染色體配對。

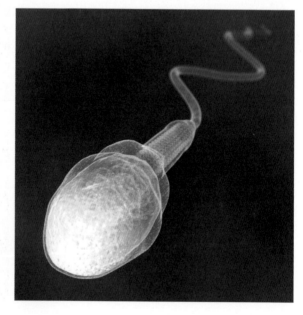

上圖：一群精子圍繞在卵子周圍，只有一個能夠完成受精。右圖：精子的圖片，可以看到明顯的頭部和尾部，兩者之間是中節（midpiece）。中節裡面有細長的核心和許多粒線體，後者能夠產生能量，供尾部運動和推進所用。

參照
條目 　保險套（西元 1564 年）、《微物圖誌》（西元 1665 年）、遺傳的染色體理論（西元 1902 年）

布氏腺

拉古納（**Andres Laguna de Segovia**，西元 1499 年～西元 1559 年）
韋佛（**Johann Jakob Wepfer**，西元 1620 年～西元 1695 年）
布魯納（**Johann Conrad Brunner**，西元 1653 年～西元 1727 年）
法特（**Abraham Vater**，西元 1684 年～西元 1751 年）
崔茲（**Vaclav Treitz**，西元 1819 年～西元 1872 年）
歐蒂（**Ruggero Oddi**，西元 1864 年～西元 1913 年）

　　古代人在戰場上看到小腸從肚子中流出來，像是扭曲的蛇一般，就為之深深著迷。地中海周圍的古代文化以動物扭曲的模樣來占卜，小腸有的時候代表行星複雜的移動方式。占卜師可能會計算扭曲的數量，如果是偶數代表吉，奇數則凶。西班牙的醫生拉古納在 1535 年對小腸曾有詩意的描述：「小腸應該有船之名，因為它裝載了乳糜與排泄物，通過整個肚子，就如同渡過海洋。」

　　十二指腸是小腸的最前端，由於功能眾多、結構特殊而且在解剖史上頗具地位，因此特別有趣。1679 年，瑞士病理學家韋佛最早發現十二指腸中的腺體，不過他的女婿布魯納在 1687 年描述了這個腺體，因此現在稱之為布氏腺（Brunner's glands）。

　　布氏腺會分泌含有重碳酸鹽的黏稠鹼性液體，可以中和來自胃部的酸性物質，同時可以讓小腸內部變得潤滑，同時變成鹼性，有助於小腸酵素的作用。當十二指腸中有來自胃部而還沒有消化完畢的食物時，也會分泌胰泌素（secretin）和膽囊收縮素（cholecystokinin），好讓肝臟和膽囊釋出膽汁、讓胰臟分泌酵素。

　　十二指腸還有其他三個重要的特徵：胰管和總膽管一起接到十二指腸上的部位，法特氏壺腹（Ampulla of Vater），這是以德國解剖學家法特的名字所命名的。法特氏壺腹上的歐蒂氏括約肌（sphincter of Oddi）能夠控制膽汁和胰液的流動，這個名字來自義大利的解剖學家歐蒂，他因為使用迷幻藥而精神不穩定。崔茲氏韌帶（十二指腸韌帶，Ligament of Treitz）連結著十二指腸與橫隔膜，崔茲是捷克的病理學家，他服下氰化鉀自殺。

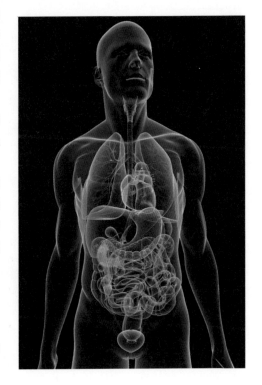

胃臟（中央紅色）的底部連接著十二指腸（橙黃色），十二指腸具有廣泛的功能與多種結構，包括了布氏腺。

 參照
條目 謀殺與胰管（西元 1642 年）、觀察聖馬丁的胃（西元 1833 年）、消化性潰瘍與細菌（西元 1984 年）、小腸移植（西元 1987 年）

身體中的動物園

雷文霍克（Anton Philips van Leeuwenhoek，西元 1632 年～西元 1723 年）

　　就算健康的人體內，還是有許多微生物。這些由細菌、真菌和病毒組成的生態系如果能維持平衡並且正常的運作，許多疾病就可以痊癒，範圍從發炎性腸道疾病（inflammatory bowel disease）到各種皮膚病。一個人體所含的微生物數量，是人體細胞數量的十倍以上，其中大部分居住在小腸中，而這種狀況讓人類成為「超級生物體」，其中有許多物種彼此交互作用，進而影響身體健康。1683 年，荷蘭的微生物學家雷文霍克用自製的顯微鏡觀察自己的牙菌斑（dental plaque），發現其中有「許多微小的動物，會動的小東西。」這是最早的人類微生物相（microbiome）的發現之一。

　　這些微生物通常位於皮膚上與皮膚之中、口腔、消化道、陰道、鼻子和其他許多孔竅中，有的有益、有的有害。有五百多種細菌居住在人類小腸中，這讓研究人員認為它們構成了「真實的器官」。這些腸道中的微生物能夠讓食物發酵好幫助消化，也能製造身體所需的維生素，還可以抑制壞菌生長。嬰兒一出生，這些細菌就很快在小腸中生長。研究人員目前正在探索這些不同的細菌群落對於小腸疾病（例如潰瘍性結腸炎）、腫瘤形成和肥胖之間可能的關係。研究人員也已經發現了微生物多樣性在囊狀纖維化症（cystic fibrosis，一種遺傳疾病，會造成肺部結瘢）發展過程中的重要性，並且持續探討這些微生物在急性濕疹、牛皮癬、帕金森氏症、糖尿病和其他許多自體免疫疾病中可能扮演的角色。

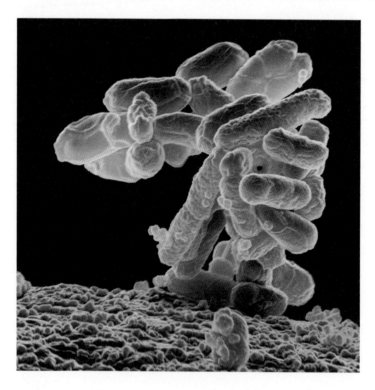

　　蠕蟲也可以用來治病。有醫生做實驗，將蠕蟲（例如鉤蟲和鞭蟲）小心的放入病患體內，以調控免疫系統的功能，有的時候可能有助於改善發炎性腸道疾病、多發性硬化症（multiple sclerosis）、氣喘和一些皮膚疾病。

電子顯微鏡下如同小熱狗一般的大腸桿菌。嬰兒出生後一、兩天，腸道中就會有大腸桿菌繁殖了。

參照條目　汙水系統（約西元前 600 年）、《微物圖誌》（西元 1665 年）、盲腸切除術（西元 1848 年）、過敏（西元 1906 年）、監禁傷寒瑪麗（西元 1907 年）、蛆蟲療法（西元 1929 年）、在自己身上做醫學實驗（西元 1929 年）及小腸移植（西元 1987 年）

西元 1687 年

發現疥癬蟲

雷迪（Francesco Redi，西元 1626 年～西元 1697 年）
賽斯東尼（Diacinto Cestoni，西元 1637 年～西元 1718 年）
蘭希西（Giovanni Maria Lancisi，西元 1654 年～西元 1720 年）
波諾莫（Giovani Cosimo Bonomo，西元 1663 年～西元 1696 年）

　　義大利的科學家波諾莫和病理學家賽斯東尼合作，發現了皮膚疥癬的病因：雄性和雌性的蟎一起所傳染的，並且觀察到產卵的蟎，因此他們推想疥癬是藉由有了蟎的衣物在人類之前傳染的。他也推測可以用硫等藥物來治療。皮膚學教授拉摩斯―西爾瓦（Marcia Ramos-e-Silva）寫道：「這項研究雖然沒有馬上獲得認可，但這是人類第一次注意到寄生蟲會造成傳染病，也是首次顯示微生物會造成疾病。波諾莫和賽斯東尼開啟了醫學的新時代。」

　　波諾莫是於 1687 年在一封給義大利的醫生兼自然學家雷迪的信中，仔細描述了用顯微鏡才能觀察到的疥癬蟲（Sarcoptes scabiei，肉眼只能勉強看見）。在此之前，已經有人觀察到疥癬蟲了，但是牠並沒有被認為是疥癬的起因，當時這種病被認為和蓋倫的體液理論有關（見〈**西元 190 年／蓋倫的著作**〉）。波諾莫在信中寫道：「我（從皮膚）找到的小東西，幾乎看不到，後來我用顯微鏡觀察，我發現這些幼蟲是非常小的生物，是白色的，腹部微黑，形狀類似烏龜，有六隻腳，頭部尖銳，吻部有兩個角，身上帶有一些細長毛，動作敏捷。」

　　波諾莫的信公開後，教宗的首席醫師蘭希西馬上否認寄生蟲是疥癬的唯一病因，並說病因是體液失衡，而且引用聖經作證，波諾莫則決定避免爭論。

　　疥癬的病徵是皮膚紅癢，如果患者的免疫系統受損，有時會造成急性的症狀。後來的科學家發現寄生性蟎還會造成其他的皮膚病，例如家畜的獸疥癬，有的蟎還會感染植物和蜜蜂。

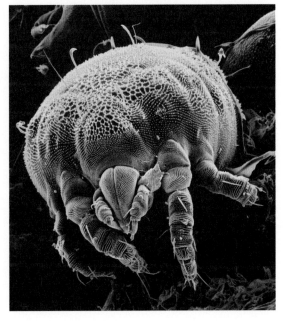

蟎的體型微小，因此在 1678 年時還難以研究。不過現在美國農業部的科學家將蟎冷凍後用掃描式電子顯微鏡來觀察。照片中的是黃蟎（Lorryia formosa），牠的背後是真菌。

參照
條目　蓋倫的著作（西元 190 年）、洛磯山斑疹熱的成因（西元 1906 年）

連體嬰分割手術

法第歐（Johannes Fatio，西元 1649 年～西元 1691 年）
邦克章（Chang Bunker，西元 1811 年～西元 1874 年）
邦克安（Eng Bunker，西元 1811 年～西元 1874 年）

在歷史中，連體嬰（conjoined twins, CTs）和分開連體嬰的手術，一直都是難解的醫學與倫理議題，同時也挑戰我們對於「個人」的見解。哲學家奧弗奧爾（Christine Overall）寫道：「我們人類並不像是船上的駕駛員、機器中的幽靈，或土偶中的靈魂。人類就是人類的身體。」倫理學家一直思量危險的分割手術可以如何執行。

連體嬰（在以前曾經稱為暹羅雙胞胎）是指在胎兒時期就接在一起的同卵雙胞胎，形成的機制目前還在研究，分裂理論認為這是受精卵分開不完全造成的，而融合理論則認為分開的胚胎是後來才接在一起的。

兩個胎兒會在各種部位相接，如果胸部相接，雙胞胎就會共用一個心臟與肝臟，或是一部分的消化系統。也有可能是只有一個頭與一張臉，卻有四個耳朵和兩個身體。最有名的連體嬰應該是章安兄弟，他們的腹部連接在一起，共用一個肝臟。1843 年，他們娶了一對姊妹，章後來有十個小孩，安後來有十一個小孩。如果在現代出生，他們兩個應該可以成功地分割。

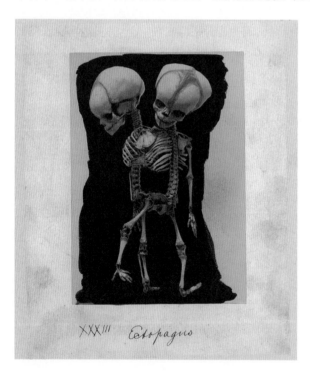

XXXIII *Ectopagus*

1689 年，瑞士醫生法第歐首次成功地分開一對腹部相連的連體嬰。有趣的是在 945 年，君士坦丁堡的一場手術成功地分割了一對連體嬰，其中一名在之前已經死亡，而另一名在手術後活了三天。

藉助現在的外科技術和**電腦斷層掃描**，更複雜的連體嬰分割手術也能進行，但是許多倫理議題仍持續存在。2000 年，英國規定，縱使雙親因為宗教的理由而反對，連體嬰依然得要分開來。手術可能會讓比較衰弱的嬰孩死亡，但是如果不動手術，兩個都會死去。

雙頸雙頭三足胸側連體嬰（ectopagus dicephalus dibrachius tripus），取自賀斯特（Barton Cooke Hirst，西元 1861 年～西元 1935 年）與皮爾索（George Arthur Piersol，西元 1856 年～西元 1924 年）所著的《畸形人類》（*Human Monstrosities*）。

參照條目 墮胎（西元 70 年）、知情同意（西元 1947 年）、沙利竇邁災難（西元 1962 年）、電腦斷層掃描（西元 1967 年）、第一個試管嬰兒（西元 1978 年）

西元 1707 年

脈搏測量表

赫羅菲留斯（**Herophilus of Chalcedon**，西元前 335 年～西元前 280 年）
弗羅爾（**Sir John Floyer**，西元 1649 年～西元 1734 年）

醫學史家克蘭登寧（Logan Clendening）曾說：「科學直到能有測量的方式，才臻成熟。臨床醫學在能夠有判定與測量病人疾病的本質與範圍的客觀方法之後，才算進步。」重要的醫學測量之一是脈搏，這是心臟週期性收縮將血液打出而使得動脈擴張所造成的。長久以來就不容易精確的測量脈搏，因為當時的懷錶並沒有秒針。

醫學史家吉布斯（Denis Gibbs）說：「第一個臨床應用上有效精確測量工具的發明者頭銜，頒給弗羅爾，應該是很公平的……他還把不同情況下脈搏與呼吸速率與生命跡象的關係製成表格。150 年來沒有人做過相同的事。」弗羅爾是英國的醫生，他非常驚訝於醫生在床邊計算病人脈搏時，沒有方便與標準的工具，因此發明了脈搏測量表（pulse watch），這種可攜帶的計時工具能夠精確的計時一分鐘。他在 1707 年首度出版《醫生的脈搏測量表》（*The Physician's Pulse Watch*），同年這種表就開始公開販售，現在脈搏測量表已經有秒針和按鈕了。後來測量病人每分鐘的脈搏數成為普遍且基礎的醫學檢查，而醫生也攜帶了脈搏測量表兩百多年。

古代人類就對脈搏感興趣，例如古希臘醫師赫羅菲留斯就嘗試利用水鐘（以水流計時的儀器）來計算脈搏速率。在現代，脈搏異常意味著脫水、史阿二氏病（Stokes-Adams disease）。糖尿病或是因高膽固醇造成的動脈粥樣硬化症患者如果靜脈阻塞了，脈搏也會異常。

弗羅爾另一個出名的地方是他有一些怪癖，而且支持冷水療法，有的時候他會強迫病人進行難受的冰浴療法。

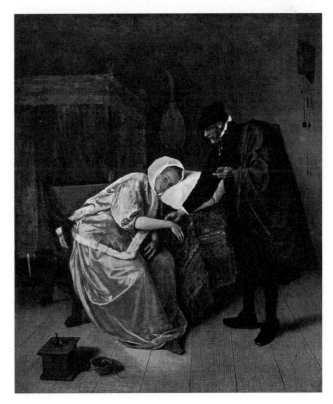

荷蘭畫家斯特恩（Jan Steen，西元 1626 年～西元 1679 年）所繪製的〈為婦女診脈的醫生〉（*Physician measuring a woman's pulse*）。

參照
條目
毛地黃（西元 1785 年）、聽診器（西元 1816 年）、血壓計（西元 1881 年）、心電圖（西元 1903 年）及史達汀（西元 1973 年）

瑪麗・托夫特的兔子

聖安德烈（Nathaniel St. Andre，西元 1680 年～西元 1776 年）
馬布瑞（John Maubray，西元 1700 年～西元 1732 年）
瑪麗・托夫特（Mary Toft，西元 1701 年～西元 1763 年）

　　瑪麗・托夫特是一位年輕的英國女性，有著罕見的癖好和普通的人生，不過這個人生在她產下一些非人動物之後，就永遠改變了。從那時開始，她就被推進國王法庭裡，一個她未曾想像過的黑暗、怪異世界般的醫學次文化中。她變成了掌權者手中的小卒，失去控制，蹣跚而前，也讓同時代的人懷疑最基本的信仰。有些檢查過瑪麗的醫生相信她真的產下了動物。幾十年後，神父們依然爭議當時到底發生了什麼事情，而至今真相還沒有完全揭露。

　　1726 年，瑪麗產下了許多兔子的部位（包括一個兔子頭），還有其他動物的身體部位。當時最傑出的醫生檢查了她以後宣稱這是真的，因此舉國譁然。後來瑪麗在壓力之下承認，她把動物的身體秘密地藏在身體中，使得幾位著名卻上當的醫生，職業生涯因此告終。

　　瑪麗的故事在醫學史上有其重要性，因為我們在面對奇特的理論和可能是騙局的事件時，一定要充滿警覺。這個故事也讓我們窺見一個過時的理論：胎教（maternal impression）。母親的情緒與渴望被認為會改變胎兒的身體，例如倫敦的婦產科醫生馬布瑞就認為孕婦不應該和「狗、松鼠和猩猩」玩耍，因為這會使嬰兒長得像這些動物。這個故事中被觸及了對於畸形兒與外遇的焦慮，以及把無助產婦交給粗心醫生的擔憂。瑪麗的故事揭露了人們所相信的那些「大人物」有多容易受騙。喬治一世家庭醫生聖安德烈看到了生下來的兔子之後相信了瑪麗，許多知識分子就把瑪麗的故事信以為真了。

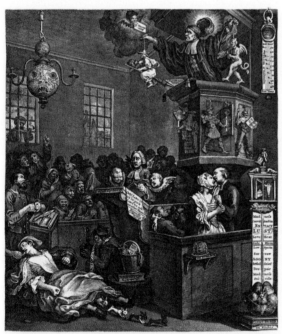

英國畫家霍加斯（William Hogarth，西元 1697 年～西元 1764 年）所繪製的〈輕信、迷信、盲信〉（Credulity, Superstition, and Fanaticism），圖中躺在地上的瑪麗生出了幾隻兔子。他身邊嘔吐出釘子的是比爾斯頓男孩（Boy of Bilston），他惡作劇讓其他人認為他著魔了。

參照條目　瓦爾特醫生的火刑（西元 1522 年）、產鉗（西元 1580 年）、杭特的《妊娠子宮》（西元 1774 年）及現代助產術（西元 1925 年）

西元 **1733** 年

卻賽爾登的《骨骼解剖》

席恩佛特（**Jacob Schijnvoet**，西元 1685 年～西元 1733 年）
卻賽爾登（**William Cheselden**，西元 1688 年～西元 1752 年）
古特（**Gerard van der Gucht**，西元 1696 年～西元 1776 年）

　　藝術史家肯普（Martin Kemp）和華萊士（Marina Wallace）寫道：「人類的畫像不論使用哪種繪畫技巧，或是表面上看來是中性，總是一連串選擇後的產物，不可避免的帶有強烈的情感。在人體解剖畫的歷史中，有些是豔麗的多彩蠟油畫，其中的人體宛如表情豐富的演員，正在演出永恆的戲劇；也有如葛雷（Henry Gray）著名的《人體解剖學》（*Anatomy*）中無情冷靜的木刻畫。對於這些圖畫，藝術史家都會認為它們各具『風格』。」

　　解剖圖中最具「風格」的有趣例子之一是《骨骼解剖》（*Osteographia*），這本書是最早仔細且完整描繪人類骨骼的著作之一，作者是英國的解剖學家兼醫生卻賽爾登，出版於 1733 年。

　　人類學教授奈爾（Allister Neher）寫道：「在繪製如骨骼這樣複雜主題的自然圖像時，需要巧妙的技法，主要的困難之處在於把因為光線、顏色和質感而呈現出的鮮活立體世界，以黑白且平面的方式表現出來。如果觀者並不認為有所缺漏，那麼就證明繪者的技巧高超。」

　　卻賽爾登為了能夠精確的描繪，使用了暗箱，這種光學儀器可以將物體投影到平面上，能夠重現骨頭的顏色和透視。在《骨骼解剖》的卷頭插畫中，就描繪著一位科學家從窺孔看著巨大暗箱的內部。卻賽爾登雇用的畫家古特和席恩佛特就利用這樣的投影來繪畫。

　　卻賽爾登寫道：「這些骨架的動作和每根骨頭的姿態，都是我決定的，這樣解剖上比較需要特別的構造，才能精確的呈現出來。我一直認為如果解剖學家不注重這個，就製作不出好的作品。」

卻賽爾登的《骨骼解剖》中的一張圖片。

參照條目　李奧納多的解剖圖（西元 1510 年）、《人體構造》（西元 1543 年）、歐斯塔奇的解剖圖（西元 1552 年）、科托納的圖畫（西元 1618 年）、阿比努斯的《人體骨骼與肌肉圖鑑》（西元 1747 年）、杭特的《妊娠子宮》（西元 1774 年）、1832 年的「解剖法」（西元 1832 年）及《格雷氏解剖學》（西元 1858 年）

阿比努斯的《人體骨骼與肌肉圖鑑》

汪德雷（**Jan Wandelaar**，西元 1690 年～西元 1759 年）
阿比努斯（**Bernhard Siegfried Albinus**，西元 1697 年～西元 1770 年）

　　歷史學家康寧罕（Andrew Cunningham）寫道：「阿比努斯的意圖是要創作出最美麗的人體解剖圖鑑。由於他執著於完美，並且過度關心圖畫的正確性，因此產生了許多問題，也拖延了進度……沒有其他人體解剖圖的計畫要比《人體骨骼與肌肉圖鑑》（*Tables of the Human Body*）花費了更多時間、人力、藝術才能和金錢。」

　　阿比努斯是個奇才，他在十二歲的時候就進入荷蘭的萊登大學研習醫學，不經考試就在 1719 年獲得醫學學位，二十四歲就獲得教授頭銜，然後馬上就成為歐洲最負技巧的解剖學教師而得享大名。他最有名的事情就是撰寫了《人體骨骼與肌肉圖鑑》，首版於 1747 年在萊登發行。在製作這本書時，他所合作的藝術家是汪德雷。阿比努斯說他「完全依照我的建議、指導和指揮，就如同我手中的工具，好像我自己畫圖一般。」《圖鑑》中每一幅雕版畫的對頁都有一個指出重要構造特徵的圖解。

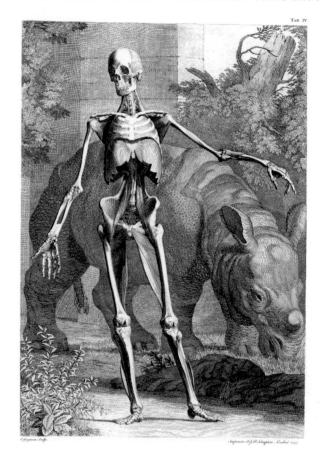

　　阿比努斯和汪德雷為了確保《圖鑑》的正確性，把網子放在樣本前，繪製時可以照著每個格子畫。阿比努斯也用細繩把骨架吊起來擺成活著的姿態，另外請一位男性裸著身體擺出相同的姿勢，好加以比較。汪德雷在背景中添加了各種不同的景觀，好讓圖畫呈現「真實的立體感」。

　　歷史學家辛格（Charles Singer）說，這些圖畫「精細的畫工和裝飾性的背景，都是為了吸引畫家和醫生所準備的。沒有其他更精細的解剖圖了。」歷史學家史賓格（Londa Schiebinger）寫道：「阿比努斯製作了人類骨骼解剖圖的終極版本，在接下來的七十五年中沒有人能超越。」

阿比努斯的人體骨架站在犀牛之前，由汪德雷所繪製。這頭犀牛是抵達歐洲的第一頭犀牛，牠在 1741 年被收進阿姆斯特丹動物園。

參照條目 李奧納多的解剖圖（西元 1510 年）、《人體構造》（西元 1543 年）、歐斯塔奇的解剖圖（西元 1552 年）、科托納的圖畫（西元 1618 年）、卻賽爾登的《骨骼解剖》（西元 1733 年）、杭特的《妊娠子宮》（西元 1774 年）、1832 年的「解剖法」（西元 1832 年）及《格雷氏解剖學》（西元 1858 年）

西元 **1753** 年

《論壞血病》

蘭開斯特（**Sir James Lancaster**，西元 1554 年～西元 1618 年）
林德（**James Lind**，西元 1716 年～西元 1794 年）

　　歷史學家波恩（Stephen Bown）寫道：「在海上，壞血病造成的死亡人數超過了風暴、船難、戰爭和其他疾病的總和。歷史學家保守估計，自從『航海時代』以來（始於哥倫布的航行，終於 19 世紀中期蒸汽動力船的出現），有超過兩百萬名水手死於壞血病。」

　　現在我們知道壞血病是因為缺乏維生素 C 所造成的，結締組織需要這種維生素以合成膠原蛋白。壞血病的症狀包括牙齦出血、衰弱、舊傷復裂。以往遠航的水手和士兵因為長時間沒有食用水果和蔬菜，很容易得到壞血病。1601 年，英國的航海家蘭開斯特寫道：檸檬有助於預防壞血病，現在我們知道這種水果富含維生素 C。不過由於需要花錢添購，而且當時並不能確定檸檬的效用，因此這種水果就被忽略了。值得注意的還有美國的印地安人會用松皮和松針製成的茶來治療壞血病，可是歐洲的探險家還沒有準備好向這些「健康的野蠻人」學習。

　　蘇格蘭海軍軍醫林德的壞血病實驗非常有名，這是首次發現壞血病療法的臨床實驗，他在 1753 年的《論壞血病》（*A Treatise on Scurvy*）中記載著，他把患有壞血病的水手分成六組，讓他們吃不同的食物，而只有吃檸檬和橘子的水手迅速恢復。很可惜他無法提出明確的療法，所以他的成就大多被忽略了。直到 1795 年，英國艦隊按時發給水手檸檬汁，壞血病情況才大為好轉。

　　波恩結論道：「在當時，能擊敗壞血病是醫學與軍事的大進步，這項發現能和在海上能精確計算經度、**天花疫苗和蒸氣機**媲美。」

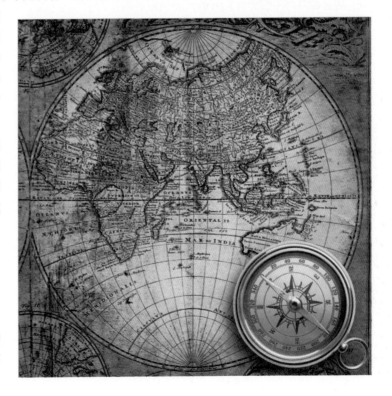

1746 年的古老地圖。在大航海時代，國際貿易與海戰由大型帆船主宰，而在這段時期有超過兩百萬名水手死於壞血病。

參照
條目　以分析方法發現維生素（西元 1906 年）、治療佝僂病（西元 1922 年）、肝臟療法（西元 1926 年）及隨機控制試驗（西元 1948 年）

驗屍

費德烈二世（Frederick II Hohenstaufen，西元 1194 年～西元 1250 年）
莫爾加尼（Giovanni Battista Morgagni，西元 1682 年～西元 1771 年）
羅基坦斯基（Carl von Rokitansky，西元 1804 年～西元 1878 年）
魏肖（Rudolf Ludwig Karl Virchow，西元 1821 年～西元 1902 年）

　　拿破崙曾對他的醫生說：「等我死後，我希望你能驗屍（autopsy），告訴我兒子詳細的結果，讓他知道有什麼方法可以避免相同的痛苦……這很重要，我父親去世時……和我有類似的症狀。」拿破崙當時的症狀是嘔吐和發熱，驗屍的結果是他死於胃癌。

　　驗屍就是對屍體進行仔細的醫學檢查，通常是為了確定死因。對於解剖人體，神聖羅馬帝國皇帝費德烈二世頒訂了最早也最著名的法律之一，時為西元 1240 年。義大利的解剖學家莫爾加尼因為驗屍而出名，他把器官的改變與症狀建立起關連，並且在西元 1761 年的著作《疾病之所在與成因》中，發表了數百件驗屍報告，其中描述了冠狀動脈疾病、肺炎和多種癌症。波西米亞的醫生羅基坦斯基以明確的準則檢驗了數千具屍體，使得驗屍成為醫學的一個分支。德國病理學家魏肖強調了以顯微鏡檢查屍體組織的重要性。

　　現在驗屍時，醫生會在身體正面割開一個大切口，許多器官會一起拿出來，主要的血管也會打開檢查，胃臟和小腸中的內容物有時可以指出死亡時間。檢查腦的時候要用電動骨鋸把顱骨切開。有的時候還會需要用到電子顯微鏡以及放射科和毒物學中的特別技術。

　　在 1960 年代以後，驗屍通常能夠揭露錯誤的診斷和意料之外的死因，不過在西方世界，驗屍的數量卻大為減少，原因之一可能是醫生害怕因為誤診而被告。國情與宗教也會影響驗屍，猶太教徒與伊斯蘭教徒通常不鼓勵動輒驗屍。

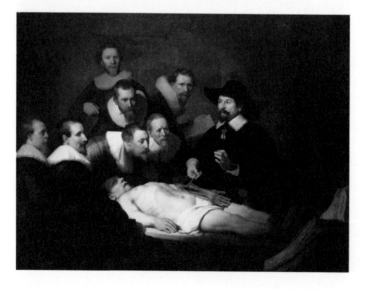

荷蘭畫家林布蘭（Rembrandt van Rijn，西元 1606 年～西元 1669 年）的作品〈杜爾博士的解剖學課〉（*The Anatomy Lesson of Dr. Nicolaes Tulp*）。杜爾是荷蘭的醫生與阿姆斯特丹的市長。

參照
條目
《人體構造》（西元 1543 年）、莫爾加尼：「受苦器官的呼叫聲」（西元 1761 年）、1832 年的「解剖法」（西元 1832 年）、人工冬眠（西元 1962 年）及消化性潰瘍與細菌（西元 1984 年）

癌症病因

拉馬齊尼（Bernardino Ramazzini，西元 1633 年～西元 1714 年）
希爾（John Hill，西元 1707 年～西元 1775 年）
波特（Sir Percivall Pott，西元 1714 年～西元 1788 年）
瓦爾代爾－哈茲（Heinrich Wihlelm Gottfried von Waldeyer-Hartz，西元 1836 年～西元 1921 年）
山極勝三郎（Katsusaburo Yamagiwa，西元 1863 年～西元 1930 年）

記者布魯姆（John Bloom）寫道：「如果把身體裡的細胞描述成柏拉圖理想國那般和諧，每個細胞都各司其職，那麼癌細胞就是打算發動政變的游擊隊員。」癌症是一群疾病的總稱，病因是有些細胞的生長失去控制，有的時候這些細胞還會轉移到身體其他部位，這是細胞中的遺傳物質失常所造成的，原因則有很多，包括致癌物（例如菸、陽光或病毒），或是 DNA 複製時隨機發生的錯誤。

最早可能是癌症的病例記錄，見於公元前 1600 的埃及草紙書（見〈約西元前 1600 年／愛德溫·史密斯外科手術手稿〉），其中記錄了 8 個乳癌病例，當時的人用火椎這種熱的器具來燒灼腫瘤。

1713 年，義大利的醫生拉馬齊尼提出報告，指出和已婚婦女相較，修女幾乎不會罹患子宮頸癌，因此他推論性交可能會提高癌症風險。英國醫生希爾則率先發表論文指出，使用鼻菸和鼻咽癌有關連，因為他驚訝地發現，他的這些病人都有吸鼻菸的習慣，同時更進一步推論環境中的物質可能會造成癌症。1775 年，另一位英國醫生波特則把清煙囪工人的高陰囊癌發生率歸因於接觸到煤煙，他甚至記錄到一位年輕的學徒也得到了癌症。最後到了 1915 年，日本人山極勝三郎把焦油持續塗在兔子的皮膚上，的確引發了癌症。

值得一提的是在 1860 年代，德國解剖學家瓦爾代爾－哈茲把各種癌細胞分類，還指出癌症是從一個細胞開始的，並且會經由血液和淋巴系統擴散。現在我們知道腫瘤抑制基因通常能抑制失控的細胞分裂，而在癌症中，這類基因通常因為遺傳變異而失去了活性。

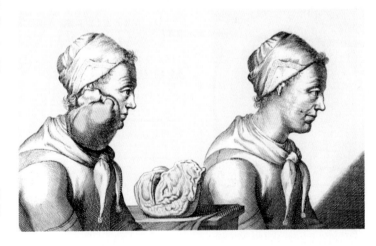

荷蘭女子賈克比（Clara Jacobi）的兩幅圖像，她在 1689 年切除了頸部的一個腫瘤。

參照條目　愛德溫·史密斯外科手術手稿（約西元前 1600 年）、淋巴系統（西元 1652 年）、細胞分裂（西元 1855 年）、發現病毒（西元 1892 年）、放射療法（西元 1903 年）、子宮頸抹片檢查（西元 1928 年）、癌症化療（西元 1946 年）、乳房攝影（西元 1949 年）、海拉細胞（西元 1951 年）、抽菸與癌症（西元 1951 年）、DNA 結構（西元 1953 年）、致癌基因（西元 1976 年）、表觀遺傳學（西元 1983 年）及端粒酶（西元 1984 年）

莫爾加尼的「受苦器官的呼叫聲」

維薩里（Andreas Vesalius，西元 1514 年～西元 1564 年）
法羅皮奧（Gabriele Falloppio，西元 1523 年～西元 1562 年）
莫爾加尼（Giovanni Battista Morgagni，西元 1682 年～西元 1771 年）
比夏（Marie Francois Xavier Bichat，西元 1771 年～西元 1802 年）
魏肖（Rudolf Ludwig Karl Virchow，西元 1821 年～西元 1902 年）

　　作家西蒙斯（John G. Simmons）寫道：「小從感冒、大到癌症，種種疾病的症狀是起於身體器官或組織的變化。這好像是老生常談，但是在臨床醫學的歷史上，把在驗屍時看到的結構變化和疾病建立起系統性的關連，曾經是嶄新的概念。」1761 年，義大利解剖學家莫爾加尼出版了巨著《疾病之所在與成因》（*On the Seats and Causes of Disease*），因而成為現代解剖病理學（經由檢查身體、器官和組織來診斷疾病）之父。對他來說，疾病的症狀就是「受苦器官的呼叫聲」（cries of suffering organs）。

　　維薩里和法羅皮奧等科學家都曾經從事大規模的解剖學研究，但是莫爾加尼研究的特殊之處在於有系統地檢查受到疾病侵襲的各個器官和部位。《疾病之所在與成因》是在他 79 歲時出版的，包含了約 650 件解剖案例。在臨床檢查的時候，莫爾加尼會仔細觀察病人的症狀，然後在驗屍時嘗試找出病因。他的研究徹底破除了古代體液失衡造成疾病的說法（見〈約西元前 400 年／醫師誓言〉）。《疾病之所在與成因》指出了肝硬化（正常的肝細胞受損而逐漸由傷疤組織取代）、腦中的梅毒病灶、胃癌、胃潰瘍、心臟瓣膜疾病的病理成因。他也發現在腦部某一側因中風而造成的損傷，會讓身體的另一側麻木。

　　莫爾加尼一直致力於工作，他在老年的時候說：「我的一生都在書本和屍體中度過。」後來，法國解剖學家比夏區分了許多身體組織，以及疾病對這些組織的影響，對病理學很有貢獻。在 1800 年代，德國病理學家魏肖則幫助細胞病理學的發展，並且確認白血病對於血球的影響。

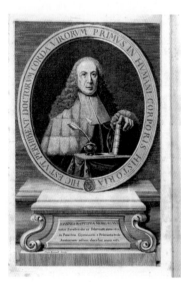
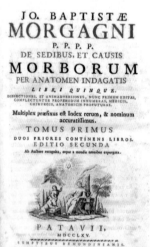

《疾病之所在與成因》的封面與書名頁。

參照條目　醫師誓言（約西元前 400 年）、《人體構造》（西元 1543 年）、驗屍（西元 1761 年）及人工心臟瓣膜（西元 1952 年）

腦脊髓液

斯威登堡（Emanuel Swedenborg，西元 1688 年～西元 1772 年）
科圖諾（Domenico Felice Antonio Cotugno，西元 1736 年～西元 1822 年）

　　腦脊髓液（Cerebrospinal fluid, CSF）是澄澈無色的液體，腦中四個腦室以及與腦室相連的脊髓管中滿是腦脊髓液，除此之外，腦脊髓液也包圍著腦和脊髓，具有潤滑和緩衝的效果。腦脊髓液由腦室的脈絡叢細胞所製造，能把腦和脊髓製造的廢棄物帶入血管中，一天的製造量約 500 毫升，換算下來，一個人的腦脊髓液大約每七小時就換新一次。

　　醫生可以把針刺入腰部的脊椎，抽取腦脊髓液。如果腦脊髓液渾濁，可能是腦膜炎（腦或脊髓外襯發炎），可能是細菌、病毒或真菌感染造成，進一步檢查腦脊髓液的顏色，以及其中蛋白質、葡萄糖和白血球的含量，有時可以確定病原。如果腦脊髓液有血，則可能是腦內部或周圍流血造成的。如果腦脊髓液有一些特殊的蛋白質，則可能是阿茲海默症。腦瘤、梅毒和多發性硬化症（神經細胞外襯的疾病）也可以經由檢查腦脊髓液而做出診斷。

　　1736 年，瑞士的神祕學家斯威登堡首度發現腦脊髓液，他稱之為「靈魂的淋巴」和「天賜的液體」。

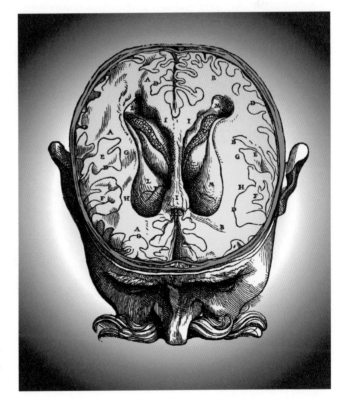

1764 年，義大利的醫生科圖諾描述了在腦室中和腦部與脊椎周圍所發現的腦脊髓液，並且認為這些液體會持續更新。為了表彰他的功績，腦脊髓液以往稱為科圖諾液。在科圖諾的研究發表之前，許多醫生認為腦室中原本充滿的水蒸氣，當人死後體溫迅速下降，這些氣體在解剖之前就凝結成液體了。在之前許多解剖學家沒有發現腦脊髓液，是因為在解剖之前，會先殘酷的把頭從身體上切下來，這樣腦和脊髓中的液體當然就流光了。

維薩里在西元 1543 年出版的《人體構造》中所繪製的腦室（黃色）。在維薩里的時代，有些醫生相信靈魂與心靈位於腦室，負責身體的運動和感覺活動。

 參照條目　腦神經系統的比對（西元 1664 年）、小腦的功能（西元 1809 年）、現代腦外科（西元 1879 年）、阿茲海默症（西元 1906 年）及找尋靈魂（西元 1907 年）

探索內耳迷路

史卡帕（**Antonio Scarpa**，西元 1752 年～西元 1832 年）

　　解剖學家班布里吉（David Bainbridge）寫道：「首先發現耳朵中迷宮結構的人，是如同天才藝術家般的解剖學家史卡帕，據說他是個傲慢、刻薄、跋扈且粗魯的人。」這位義大利的解剖學家在 18 歲就成為醫生，在帕維亞大學的解剖系當了五十多年的系主任。他最為眾人所記得的事情，是在 1772 年出版了對於內耳內部迷宮般構造的仔細構造描述。為了紀念他，迷宮內部的液體有時候就稱為史卡帕液。很奇怪的是，他去世之後，他的助手把他的頭切下來保存展示，現在在那所大學的博物館中依然展示著他的頭。

　　耳朵可以分成三個部分。外耳包括了耳殼。中耳裡滿是空氣，還有鼓膜這個構造。內耳則含有產生聽覺和維持平衡所需要的器官，這是一組由骨頭構成的複雜管子，其中含有液體，以及由膜構成的管子。這個骨質的迷宮又可以再細分成三個部分：（一）螺旋狀的耳蝸，其中含有毛細胞，能將聲音的震動傳給聽神經。（二）半規管：幫助保持平衡，管子中含有液體。（三）前庭，連接著耳蝸和半規管，而且含有其他幫助維持平衡的構造。半規管和前庭合稱為「前庭系統」，雙耳中三條半規管內的液體流動會和頭的轉動相呼應，而毛細胞會把這些運動轉換成神經訊號。

　　前庭中的耳石器官有助於感覺到身體運動的加速度。在加速運動時，這個器官中由碳酸鈣構成的耳石就會移動，使得毛細胞偏轉，進而產生感覺訊號。在正常的耳蝸中，高的頻率會在耳蝸底部造成最大的震動，而低的頻率則會刺激螺旋的頂部。要指出的是，迷路炎（labyrinthitis）會造成頭暈、噁心的症狀。

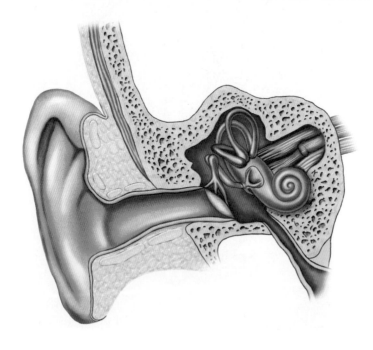

耳朵的切面圖，顯示出螺旋狀的耳蝸和三條半規管。

參照條目　歐斯塔奇的解剖圖（西元 1552 年）、助聽器（西元 1899 年）、電子耳植入術（西元 1977 年）

西元 1774 年

杭特的《妊娠子宮》

杭特（William Hunter，西元 1718 年～西元 1783 年）
林斯迪克（Jan van Rymsdyk，西元 1730 年～西元 1790 年）
夏洛特皇后（Charlotte of Mecklengburg-Strelitz，西元 1744 年～西元 1818 年）

蘇格蘭的解剖學家兼婦產科醫師杭特寫道：「解剖學是醫學唯一的堅實基礎。解剖學對於醫生來說，就如同幾何學對於天文學家一般重要。解剖學能發現並釐清事實，並且可以推翻迷信與民俗傳說。」

1764 年，杭特成為英皇喬治三世妻子夏洛特皇后的醫生。這兩人有十五個小孩，其中十三位長大成年。

杭特的助產業務很快就變成倫敦最大的了，他的著作《妊娠子宮》（Gravid Uterus，全名是《圖解妊娠子宮構造》）在 1774 年出版，雕版畫由荷蘭醫學畫家林斯迪克繪製，書中描繪了懷孕婦女和胎兒在各個發育階段的解剖構造。

杭特描述他的這項工作是從 1751 年開始的，當時他得到了他生平第一具女性屍體：「一位女性在孕期快要結束時突然去世了，我得到屍體時，還沒有任何腐敗的跡象。該年的那個季節適合解剖……所有的部位都以最公開的方式解剖，因此所有的結果都能證明是真實的。」在上一個世紀，胎兒還被描述成飄浮在空中的迷你成人。不過杭特的描繪，用他自己的話來說，就是提供「普遍的語言」，讓讀者能夠的一窺人類發育的正確過程。

杭特了解大眾可能會關心解剖材料的來源，說不定還因此震驚。他在 1783 年寫信給他的解剖學生：「在這個國家……解剖學家不能合法的得到屍體，所以要小心避免引起公眾不悅……因此，我希望你們能夠依靠守衛，在大庭廣眾下說話要小心，同時要尊重屍體。」

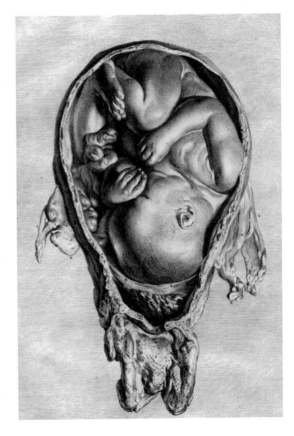

杭特《圖解妊娠子宮構造》一書中的插圖，該書於 1774 年出版。

 參照條目 李奧納多的解剖圖（西元 1510 年）、瑪麗·托夫特的兔子（西元 1726 年）、子宮切除術（西元 1813 年）、1832 年的「解剖法」（西元 1832 年）、剖腹產（西元 1882 年）及現代助產術（西元 1925 年）

醫院

潘度卡婆耶（**Pandukabhaya**，在位於西元前 437 年～西元前 367 年）
阿育王（**Ashoka**，西元前 304 年～西元前 232 年）
法朗克（**Johann Peter Frank**，西元 1745 年～西元 1821 年）

　　醫生賽爾澤（Richard Selzer）寫道：「當你聽到懷抱夢想的實習醫生快步走動的聲音從天花板上傳來，才會覺得這裡是座醫院，而不只是磚瓦木材堆疊而成的建築而已。在這裡面充滿了痛苦與慰藉，能讓凡人充滿英雄氣概。」

　　在今日，「醫院」這個詞指的是雇用專門人才、購置專門機器來提供醫療照護的單位，出錢的人可能是政府、公司或慈善機構等。而在歷史上，醫院通常是由宗教團體和善心的領導者成立的。在古代的埃及和希臘，許多神廟是提供醫療建議與治療的中心。西元前 400 年，斯里蘭卡的國王潘度卡婆耶下令成立分娩之家和醫院。在西元前 250 年，印度的阿育王成立了許多駐有醫生和護士的醫院。在第 6 到第 7 世紀之間，波斯王朝的根迪沙普爾學院（Academy of Gundishapur）成為最早的教學醫院之一，有醫生在學院中指導許多學生。325 年，在尼西亞的第一次大會建議，教會要在各個有大教堂的城市中都建立醫院，為窮人和病人提供照顧。在早期，醫院的目的不只是要減少痛苦、挽救生命，也要拯救靈魂。

　　1784 年，有兩千多個病床的維也納綜合醫院開幕，成為當時最大的醫院。維也納綜合醫院分成多個部門，包括醫療、手術、性病、傳染性疾病等，也有分娩產房、給心理異常者居住的高塔，以及照顧棄兒的部門。德國醫生法朗克鼓勵醫院保留精確的統計紀錄，因此在醫院發展歷史中佔有重要地位。

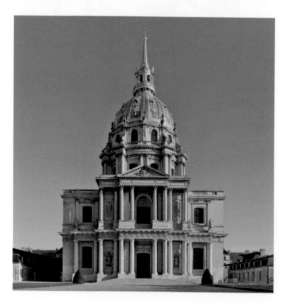

他的著作《醫療政策的完整系統》於 1779 年出版，內容著重於衛生方法與公共健康。他在 1795 年成為維也納綜合醫院的院長，在任期內致力於對抗雙親之間的傳染病。美國最早的公立醫院是在 1736 年於紐約市成立的貝維爾醫院。

法王路易十四（西元 1638 年～西元 1715 年）啟動了成立榮軍院（Les Invalides）的計畫，這是專門收容老兵和傷兵的醫院。院中有有一座教堂，顯示出在歷史中醫院與宗教的密切關連。

參照條目　救護車（西元 1792 年）、護理照顧（西元 1854 年）、霍斯德的手術（西元 1904 年）、弗萊克斯納報告與醫學教育（西元 1910 年）及拒絕心肺復甦術（西元 1991 年）

拉瓦節發現呼吸作用

拉瓦節（**Antonine-Lauent de Lavoisier**，西元 1743 年～西元 1794 年）
拉普拉斯（**Pierre-Simon, Marquis de Laplace**，西元 1749 年～西元 1827 年）

現在的科學家已經知道呼吸與身體所需能量的產生過程有關，也知道這個能量來自於蛋白質與碳水化合物的氧化過程，這個重要的過程發生在細胞中微小的粒線體裡面，而且需要氧氣。這些氧氣來自肺臟，然後由紅血球中的血紅素攜帶到各組織。最後，組織製造的二氧化碳也由肺臟排出。

最先把呼吸、體溫、流汗和食物連接在一起的人，是法國的化學家拉瓦節，他寫道「動物這種機器」主要是由呼吸作用（respiration）所控制，在這個過程中，流汗和消化食物會產生體溫，而後者「能夠補充因為呼吸和流汗而減少的血液」。

1784 年，拉瓦節和數學兼天文學家拉普拉斯發明了一種儀器，能夠測量天竺鼠製造的熱和二氧化碳（當時稱為「被固定的氣體」）。拉瓦節發現，天竺鼠會把氧氣轉換成一定份量的熱和二氧化碳。他的解釋是：呼吸作用消耗和產生的氣體和燃燒作用一樣，例如蠟燭燃燒消耗了氧氣。在身體中，呼吸作用所消耗的燃料會由食物補充。

拉瓦節也發現，身體在運動時消耗的氧氣要比在休息的時候多，他還指出或許可以測量任何身體活動實際上花的能量，例如「演講、彈奏樂器，甚至哲學家在思考時花費的機械能。」

但是很可惜，拉瓦節在法國大革命時被送上了斷頭台。科學家米諾特（C. S Minot）說：「與科學的發展過程相較，政權轉移只是小事。不過在法國大革命的時候，最嚴重的罪行顯然不是處死國王，而是拉瓦節。這是莫大的損失。」

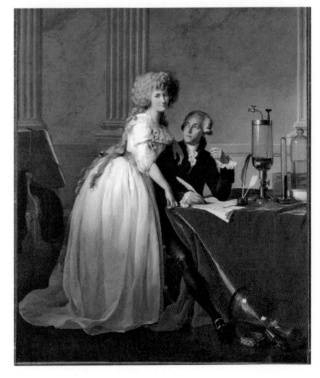

拉瓦節與化學家妻子包爾斯（Marie-Anne Pierrette Paulze）的畫像，周圍還有許多科學儀器。這是由法國畫家大衛（Jacques-Louis David）在西元 1788 年完成。

 參照條目 納菲斯發現肺循環（西元 1242 年）、肺活量測量法（西元 1846 年）及粒線體疾病（西元 1962 年）。

毛地黃

威瑟靈（**William Withering**，西元 1741 年～西元 1799 年）

　　醫生兼歷史學家梅哲（Ralph Major）在 1930 年代寫道：「毫無疑問，毛地黃是到目前為止最有價值的心臟藥物，也是整部藥典中最有價值的藥物之一。」毛地黃（Digitalis purpurea）也稱為洋地黃，是原生於歐洲的開花植物。許多年來，人們就知道毛地黃的葉子對人體有各種效果。英國的植物學家兼醫生威瑟靈仔細研究了以毛地黃治療水腫的方式，因而成名。水腫是充血性心衰竭所引起的，這種心臟衰竭通常是因為瓣膜的功能失常造成的，結果是心臟無法供應足夠的血流。

　　威瑟靈一開始是從一位年老的女性民間草藥師那裡習得毛地黃的用法（其中的有效成份後來就稱為毛地黃素），她混合了二十多種不同的材料，似乎能治療水腫。威瑟靈找出了其中的毛地黃是最重要的成份。1875 年，他出版了《毛地黃與其醫療用途》，其中討論到了毛地黃在病人身上的試驗結果、傑出的效果，以及在高劑量下產生足以致死的毒性。毛地黃中主要的毒素是毛地黃苷（digitoxin）和長葉毛地黃苷（digoxin），不過在適當的劑量下，這些「毒素」能夠增加細胞內的鈣濃度，使得心臟收縮的力量增強，也能當作對抗心律不整藥物來調節心跳。這時流經腎臟的血液會增加，累積的水份就經由膀胱排出。

　　作家潘達（H. Panda）寫道：「他完整而且嚴密控制的實驗方法，讓世界有了一種重要的心臟藥物（能夠使心跳減緩和加速、促進血液循環、幫身體排出過多水份），也使得生藥學（研究天然藥物的科學）有了能夠站穩腳步的模式。經由威瑟靈的努力，1700 多年前由迪奧斯克里德斯所推動的生藥學再一次得到助力。」

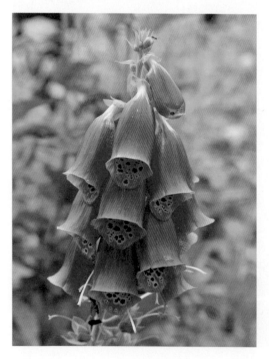

毛地黃（Digitalis purpurea）

參照條目　迪奧斯克里德斯的《藥物論》（西元 70 年）、脈搏測量表（西元 1707 年）、阿司匹靈（西元 1899 年）、心臟去顫器（西元 1899 年）、吐實血清（西元 1922 年）、道希葛－布雷拉克分流術（西元 1944 年）及人工心臟瓣膜（西元 1952 年）及人工心臟節律器（西元 1958 年）

救護車

伊莎貝爾一世（Isabell I，西元 1451 年～西元 1504 年）
拉瑞（Dominique Jean Larrey，西元 1766 年～西元 1824 年）

　　救護車這種把病患傷者送到醫療場所的概念，很早就出現了，不過當時用的是擔架、吊床、馬車或是貨車。大約在 1487 年，西班牙女王伊莎貝爾一世批准製造有雨棚的特製馬拉貨車，好把傷兵載送到醫療帳棚。救護車歷史中另一個重要的進展發生在 1792 年的法國，醫生貝爾（Ryan Bell）寫道：「戰爭與殺戮激發出最崇高的人性，去幫助最痛苦的人。拿破崙時代的醫生拉瑞具有傑出的才能，組織了公認現代的救護車系統，治療當時戰爭嗜血造成的傷兵。」拉瑞幫助發展了兩種「飛快救護車」（ambulances volantes）：一種是兩輪有頂的車子，能夠運送兩位傷患。另一種四輪的車型則比較重，可載兩到四人，由四批馬拉著，設計用來橫越艱困的地形。救護車上有活動的擔架，並且還有清水、食物、繃帶和其他醫療器具。救護車（ambulance）的原文來自拉丁文，意思是「走動」。

　　在美國南北戰爭剛開始時，救護車還很少，而且是由醉漢與竊賊拉的。美國最早由醫院設置的救護車，是俄亥俄州康乃迪克市商務醫院（Commercial Hospital）在 1865 年設置的，這些美國的救護車是由馬拉動的，上面配置了夾板、嗎啡、白蘭地和洗胃唧筒。芝加哥的麥克理斯醫院（Michael Reese Hospital）在 1899 年首先採用機械動力的救護車。1950 年代在韓戰中，美國首先使用了救護直昇機。

　　時至今日，各種交通工具都可以改造成救護「車」，包括腳踏車。在美國，救護車上的人員會使用無線電或是其他方式，和醫院的人互通重要的訊息，例如預計抵達醫院的時間。在戰場上，救護車有時具備重裝甲。大約在 2004 年，以色列將數種梅卡瓦戰車改裝成具有各種維生系統的救護車。

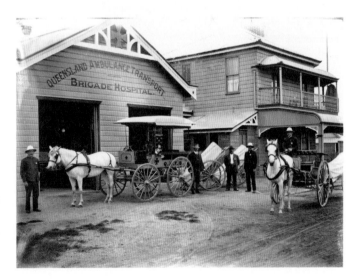

1900 年左右的澳洲昆士蘭的易普威治救護車站。羅伯茲馬車公司（A. E. Roberts Carriage Works）為了易普威治救護運輸旅的醫院，打造了這些救護車和工具。（昆士蘭博物館中藏有許多這個時代的底片和照片）

 醫院（西元 1784 年）、低溫麻醉（西元 1812 年）、護理照顧（西元 1854 年）、紅十字會（西元 1863 年）及心肺復甦術（西元 1956 年）

釋放精神病患

塔克（William Tuke，西元 1732 ～西元 1822 年）
畢內爾（Philippe Pinel，西元 1745 年～西元 1826 年）
普辛（Jean-Baptiste Pussin，西元 1745 年～西元 1811 年）
賈盧基（Vincenzo Chiarugi，西元 1759 年～西元 1820 年）

法國醫生畢內爾在他的著作《論精神病》（*A Treatise on Insanity*）中，描述了法國精神病院對於心裡患疾者的恐怖治療方式：「有時發瘋病患的血液四濺，幾乎沒有人去分辨是什麼疾病，因此讓人不禁懷疑到底是病人還是醫生才是瘋子。」畢內爾在 1793 年成為比色提醫院（Bicetre Hospital）的院長，他認為心理疾病患者不該被認為是因惡魔佔據或犯下罪刑而受到的懲罰，應該是看成受到疾病侵擾的患者。當時在精神病院中的患者會挨餓、遭到毒打和放血、身體用鍊子鎖著，並且會被綁在椅子上旋轉直到嘔吐為止，有的甚至被當成動物來展覽。

畢內爾從另一位醫院院長普辛學到很多，後者很想要更善待精神病院中的患者。1793 年，畢內爾和普辛把比色提醫院中數名精神病患的枷鎖解開，小心地觀察他們，發現其中許多人的病情改善了。畢內爾因此禁止殘酷的處罰，堅持給病患更好的食物和專業的治療，並且持續仔細記錄病歷。他同時也找來聰明又仁慈的人員，更有效率地照顧精神病院中的患者。這些措施使得病患的死亡率大為降低，

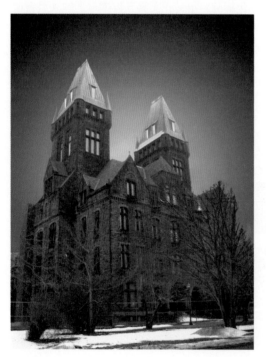

出院人數也增加了。1795 年，他成為歐洲最大精神病院薩佩提醫院（Salpetriere Hospital）的院長，該院收容了數千名女性精神病患。他在這裡也從事類似的改革，獲得成功，而後來成為精神病學的奠基者之一。畢內爾將自己這種人道的治療方式稱為「道德治療」（traitement moral）。這種方式強調在進行物質上的治療之前，應該先進行富有同情心的心理治療。

其他早期的精神病院改革者還有英國的塔克，他為精神患疾者建立了靜養的場所。義大利的醫生賈盧基在 1788 年成為佛羅倫斯一家醫院的院長，在該院鼓勵人道的治療方式。

這棟州立水牛城精神病患收容所位於紐約，是建築師理察查森（Henry Hobson Richardson）在 1870 年設計建造的，其中的病人男女分開收容，直到 1970 年代中期之前都還有收容精神病患。

參照條目　《論巫術》（西元 1563 年）、心理分析（西元 1899 年）、電擊痙攣療法（西元 1938 年）、眼眶額葉切除術（西元 1946 年）、抗精神病藥物（西元 1950 年）及認知行為療法（西元 1963 年）

西元 1796 年

另類醫療

哈曼尼（**Christian Friedrich Samuel Hahnemann**，西元 1755 年～西元 1843 年）
帕瑪（**Daniel David Palmer**，西元 1845 年～西元 1913 年）

　　許多人會採用輔助醫療或另類醫療（alternative medicine, CAM），這些療法目前並沒有納入常規醫療中。「輔助」意味這些療法和常規療法並用；「另類」則代表取代了常規療法的醫療方式。

　　美國的國家輔助和另類醫療中心，是以科學方式研究這些療法的政府單位。該中心舉出了許多種輔助和另類醫療，包括：針灸、阿育吠陀醫學、整脊療法（chiropractic）、草藥療法、傳統中醫、冥想、瑜珈、生物回饋法、催眠與順勢療法（homeopathy）。例如脊椎按摩師通常會按摩脊椎好減緩「神經機能障礙」。順勢療法相信劑量太大會造成一些症狀，劑量小才能減緩這些症狀，因此會把藥劑稀釋得非常少。

　　輔助和另類醫療是在 1796 年登場的，當年德國的醫生哈曼尼提出了順勢療法的概念。建立脊椎按摩療法的則是美國的醫生帕瑪認為，用物理的方式調整脊椎可以治療疾病。許多輔助和另類醫療的效果可能來自於安慰劑效應。不過要指一件有趣的事。其實在近代之前，整個醫療史就等於安慰劑效應的歷史，而我們會覺得許多古代的醫療方式相當怪異。許多人因為害怕動手術或是藥物的副作用而選擇輔助和另類醫療，但是輔助和另類醫療的缺點是缺乏嚴格的測試，而且會讓有些人放棄主流的治療方式。

　　醫生羅森菲爾德（Allan Rosenfield）寫道：「在世界上許多地方，缺乏醫療或是醫療太貴，大眾就繼續仰賴自身文化中的傳統療法。而在工業化國家中，有錢的消費者則把錢花在輔助和另類醫療上，其規模之大，已經成為了一種公衛現象了。」

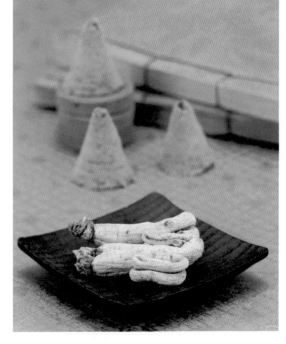

艾灸是傳統中醫使用的技術之一，會用到燃燒的艾草。有的時候，錐狀的艾草會放在皮膚上，然後點燃，或是讓發熱的艾條靠近皮膚。照片前方的人參當中藥材的歷史已經有數百年了。

參照
條目
阿育吠陀醫學（約西元前 2000 年）、帕拉塞爾蘇斯焚燬醫學書籍（西元 1527 年）、《針灸大成》（西元 1601 年）、整骨療法（西元 1892 年）、D.D. 帕馬與整脊療法（西元 1895 年）及安慰劑效應（西元 1955 年）

顱相學

高爾（Franz Joseph Gall，西元 1758 年～西元 1828 年）
史波茲海姆（Johann Gaspar Spurzheim，西元 1776 年～西元 1832 年）

　　1796 年，德國的神經解剖學家高爾指出，腦是由二十七個器官所組成的，其中每個器官各自負責一種心理功能或是人格特質。現在我們已經知道大腦各個區域的確分別負責不同的功能（見〈西元 1861 年／大腦功能分區〉）。不過高爾還宣稱，這理論中的二十七個器官的相對能力與活動可以由其外側包覆的顱骨大小與高低來判斷，這就錯了。

　　在西元 1820 到 1840 年代，許多人都認真地看待顱相學（phrenology），相關的概念也滲入了小說和通俗文化中，許多人找顱相學家問工作前途、為小孩算命、看結婚對象是否合適，甚至維多利亞女皇也讓小孩看顱相。人們認為，受過訓練的顱相學家只要摸過頭顱的輪廓和凹凸，就能知道骨頭下與二十七個「器官」有關的特徵，包括「對孩子的愛」、「愛與友情」、「驕傲」、「語言和說話能力」、「篤信宗教」、「數字感」等，不一而足。

　　高爾是從檢查社會上「特殊」的人們（例如作家、詩人、罪犯和瘋子）的頭顱，來分派各區域的工作。他收集了三百多個頭顱，以建立顱相與性格的關連性，其中喜歡虐待動物的學生和後來成為死刑執行者的藥劑商耳朵以上的顱骨突起，他就認為這個部位和「毀滅」有關。更有趣的是，他認為這二十七個器官中有十九個在動物中也存在。

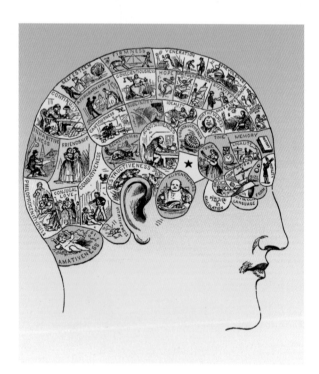

　　德國的醫生史波茲海姆發表了一系列的論文，讓顱相學在美國引起轟動，因為他把高爾理論中負責「謀殺」和「偷竊」的「器官」給移除了，而增加了幾個新的顱相學區域，這使得顱相學更容易被接受。現在顱相學雖然被看成偽科學，但是它使得人們注意到「腦的不同區域有特定的功能」這個合理的說法，後來神經科醫生也證明了這一點，因此在醫學歷史中依然佔有一席之地。

顱相圖譜，取自 1883 年出版的《全民普及知識百科》（*People's Cyclopedia of Universal Knowledge*）。

參照條目　小腦的功能（西元 1809 年）、大腦功能分區（西元 1861 年）、整骨療法（西元 1892 年）、心理分析（西元 1899 年）及眼眶額葉切除術（西元 1946 年）

天花疫苗

金納（**Edward Anthony Jenner**，西元 1749 年～西元 1823 年）

醫學史家馬凱伊（Robert Mulcahy）寫道：「天花（smallpox）讓人驚恐，已經有數千年的歷史。在 18 世紀，光是在歐洲，每年就約有四十萬人死於天花，而有數十萬人因為天花使得臉部佈滿傷痕而毀容。天花病毒在城市中的散播，有如野火，患者會發高燒，並且出現大量紅疹。染到天花的人當中，有一半會在數個星期內死去，無藥可醫。」

天花是以接觸方式傳染的病毒疾病，在有人類以來就造成許多人死亡。在西元前 1100 年的埃及木乃伊臉上，就發現了天花造成的傷疤。當歐洲人把天花帶到美洲，這個疾病就成為阿茲提克帝國和印加帝國衰落的推手。

英國的醫生金納多年來就聽說，擠牛奶的女工如果感染了牛痘（牛的天花，但是不會使人死亡），就能免於天花的感染。1796 年，他把一位擠牛奶女工的牛痘傷疤切下來，然後在一位八歲的小男孩皮膚上切兩道傷口，將傷疤植入其中。這位男孩後來有輕微的發燒與不舒服，但很快就恢復了。接著，金納把來自天花傷口的物質注射到男孩體內，但是他卻沒有發病。1798 年，金納把這個和其他結果，寫成論文〈牛痘預防接種的原因與成果〉（*An Inquiry into the Causes and Effects of the Variolae Vaccinae*）。他把這個過程稱為接種（vaccination），這個詞來自拉丁文的「牛」（vacca）。然後只要有人和他索取，他就把牛痘疫苗寄過去。

金納不是第一個用疫苗接種來對抗天花的人，但是他是第一個嘗試以科學方法來控制傳染病的人。對於金納，醫生理德爾（Stefan Riedel）寫道他「獻身於疫苗的研究，而且努力不懈的推廣，改變了醫療的方式。」後來全世界都使用天花疫苗，到了 1979 年，天花已經絕跡而不再需要例行的接種了。

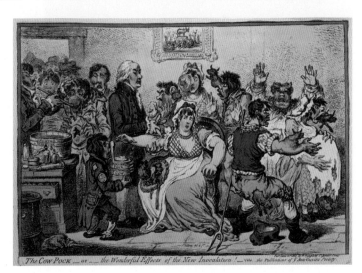

1802 年英國諷刺畫家吉爾瑞（James Gillray）繪製的漫畫，描繪了早期對於金納疫苗理論的爭議，請注意人的身上出現了牛。

 參照
條目 抗毒素（西元 1890 年）、發現病毒（西元 1892 年）、黃熱病病因（西元 1937 年）、小兒麻痺疫苗（西元 1955 年）、抗體的結構（西元 1959 年）

小腦的功能

羅藍多（Luigi Rolando，西元 1773 年～西元 1831 年）
佛洛昂（Jean Pierre Flourens，西元 1794 年～西元 1867 年）

　　當你看到芭蕾舞者、武術表演者或是鋼琴演奏家，你就應該感謝小腦（cerebellum）。這個位於大腦下面、腦幹後方的器官，大小如西洋李子，而表面佈滿了溝紋。小腦負責協調來自肌肉反應的感覺輸入訊息，好讓芭蕾女伶優雅的躍起時，不需要用到意識思考所有動作連接的細節，就能完成動作。1809 年，義大利的解剖學家羅藍多觀察到小腦受傷的動物，動作會發生混亂。1824 年，法國生理學家佛洛昂執行了另一個實驗，顯示了小腦受損的動物雖然還是可以行動，但是動作怪異而且並不協調。佛洛昂因此正確的指出小腦沒有產生或是有意識的指揮動作，而是負責協調動作。

　　現在我們知道小腦能夠接收肌肉位置的感覺訊息，與來自耳朵迷路的神經訊息（和身體的轉動與平衡有關）整合在一起，使得動作細膩流暢。除此之外，小腦也參與了語言處理和情緒反應。小腦分成左右半球，由蟲狀的蚓部（vermis）連接左右。值得一提的，腦中的神經細胞有一半以上是小腦顆粒細胞（cerebellar granule cell）。小腦的皺褶很多，從外面看只能看到六分之一的表面。

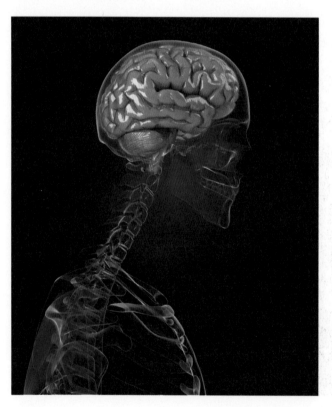

　　最近的研究指出，小腦異常或受損的病人，說話會比較不流暢、憂鬱、產生類似自閉症的強迫性儀式行為，並且無法了解社交線索（social cue）。因此小腦除了調控肌肉運動之外，還可能抑制反覆的行為（oscillations in behaviors），並且使得個性、情緒和思維更鮮明。

小腦是腦部小而且佈滿溝紋的部位，位於大腦半球的下方，脊柱之上。

參照條目　腦神經系統的比對（西元 1664 年）、腦脊髓液（西元 1764 年）、探索內耳迷路（西元 1772 年）、大腦功能分區（西元 1861 年）、神經元學說（西元 1891 年）及松果體（西元 1958 年）

貝馬二氏準則

貝爾（Charles Bell，西元 1774 年～西元 1842 年）
馬戎第（Francois Magendie，西元 1783 年～西元 1855 年）

　　神經解剖學家戴門（Marian Diamond）寫道：「腦的重量只有一公斤多，小到可以捧在手上，但是卻可以想像出數百億光年大的宇宙。腦、脊髓和神經組成了神經系統，各種刺激（例如有人觸碰到皮膚）能夠激發感覺神經元的活動，運動神經元連接著神經系統與肌肉，能夠引發肌肉運動。」

　　醫學歷史中有一個重要的準則：貝馬二氏準則（Bell-Magendie Law）。這個準則的內容是感覺神經會從脊椎的背側接到脊髓，而運動神經則從脊椎腹側（靠近肚子的那一邊）延伸出來。蘇格蘭解剖學家貝爾在私人印刷流傳的著作《腦部解剖新概念》（*Idea of a New Anaomy of the Brain*，1811 年出版）中有一個參考資料，指出腹側脊椎神經的運動功能。雖然該書被認為是臨床神經學的奠基之作，但是卻沒有建立起背側神經和感覺有關的概念。到了 1822 年，法國的生理學家馬戎第（沒有和貝爾合作）也發現了腹側神經與運動功能有關，以及背側神經負責了感覺功能。馬戎第解剖活的動物，然後有系統地破壞各個神經，好找出這些神經會造成的麻痺或是感覺缺失。馬戎第和貝爾兩人相互競爭，又彼此推崇對方的成就，因此貝馬二氏準則就這樣冠上兩者之名。

　　由於馬戎第公開解剖活的動物，造成強烈震撼，使得英國立法禁止虐待動物。馬戎第最有名的事件，是他把釘子釘過活的灰獵犬的耳朵和腳掌，好固定狗的身體，然後解剖面部半側的神經，之後這隻狗就這樣度過一晚，隔天繼續解剖。就算當時極力贊成以動物進行醫學研究的醫生，也認為馬戎第太不尊重動物了。

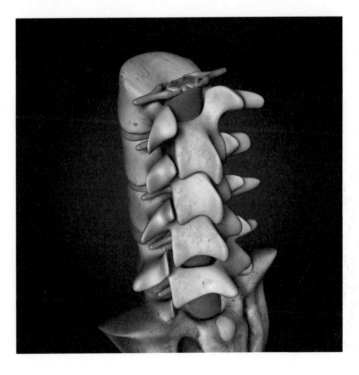

脊柱的背側圖，綠色的是神經。感覺神經與脊髓的背側連接（位於身體的背部），運動神經則是從脊髓靠近身體腹部的那一側伸出。

參照條目 腦神經系統的比對（西元 1664 年）、神經元學說（西元 1891 年）及神經傳遞物（西元 1914 年）

低溫麻醉

希波克拉底斯（Hippocrates of Cos，西元前 460 年～西元前 377 年）
西納（Abu 'Ali Al-Husayn bin 'Abd-Allah Ibn Sina，也稱為 Avicenna，西元 980 年～西元 1037 年）
拉瑞（Dominique Jean Larrey，西元 1766 年～西元 1824 年）
亞諾特（James Arnott，西元 1797 年～西元 1883 年）

　　「舒緩疼痛是神聖的工作」這句古老的拉丁醫師格言，說明了在手術時找尋止痛方式的努力。早在公元前 250 年，古代的埃及醫生有的時候讓傷口的溫度降低，好減緩發炎。希臘的醫生希波克拉底斯指出：「關節腫大、疼痛和扭傷，通常可以浸泡大量的冷水。冷水會造成輕度的麻痺，好減緩疼痛。」伊斯蘭名醫西納在動牙齒和牙齦的手術之前，會先用冰水加以麻痺。

　　用冰雪來減緩疼痛的醫生當中，最有名的之一是法國的外科醫生拉瑞，他也導入了救護馬車，並且發展了檢傷分類的概念：依照士兵的受傷程度來施予醫療。他在 1807 年普魯士的艾洛之役戰場上觀察到，截肢的士兵如果肢體的溫度降得很低，就能大幅減緩疼痛。在 1812 年對蘇俄的波羅第諾之役中，傳說他在二十四小時之內進行了約兩百次截肢手術，而在柏雷及納河之役他進行了三百多次截肢手術。如果可能的話，他都使用冰雪來減緩疼痛。

　　另一位大力支持低溫麻醉的醫生是英國的亞諾特，他注意到早期乙醚和氯仿麻醉實驗中造成的死亡，而把碎冰和鹽混合在一起，放在手術部位周圍的皮膚上。他寫道：「如果是在身體表面動的手術，低溫麻醉要遠比氯仿更安全、使用更便利，也省下更多時間和麻煩，而且一樣能產生麻醉效果（和避免發炎）。」

　　在本書條目〈西元 1842 年／全身麻醉〉中，會討論到以吸入各種氣體來達到減緩疼痛的效果。而在條目〈**西元 1884 年／局部麻醉劑：古柯鹼**〉中，會討論到在眼睛手術時使用的局部麻醉劑。

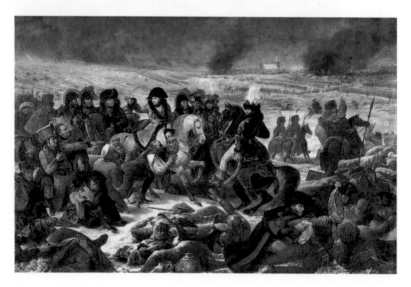

艾洛之役（西元 1807 年 7 月～8 月）。由格羅（Antoine-Jean Gros，西元 1771 年～西元 1835 年）繪製。拉瑞發現，如果把肢體的溫度降得極低，就能夠減緩截肢造成的疼痛。

參照條目　救護車（西元 1792 年）、全身麻醉（西元 1842 年）、局部麻醉劑：古柯鹼（西元 1884 年）

女性醫學生

愛斯雷本（**Dorothea Christiane Erxleben**，西元 1715 年～西元 1762 年）
貝里（**James Barry**，西元 1792 年～西元 1865 年）
布萊克威爾（**Elizabeth Blackwell**，西元 1821 年～西元 1910 年）

1957 年在一份由男性醫生回答的問卷中，出現了這些答案：「我喜歡三流的男性醫生，勝過一流的女性醫生」、「女性生來就是當妻子的」。在古代，女性要從事醫業還沒有那麼困難呢！例如在古埃及就有許多女性醫生，但是西方世界並不鼓勵女性從醫，歐洲到了中世紀，基本上沒有女性醫生。

來看貝里醫生的例子。這位英國的軍醫官在 1812 年從愛丁堡大學畢業，之後的四十年中，貝里派駐過的地點遍及整個大英帝國，並且因促進軍人和平民的健康，力求改革而享有大名。他是第一個在非洲成功執行**剖腹生產**（母子均安）的英國醫生。在他 1865 年去世時，負責整理遺體的女僕發現貝里醫生其實是女的。目前大多數的歷史學家認為貝里的本名是瑪格麗特·安·巴克利（Margaret Ann Bulkey），她為了追求醫生生涯而決定扮成男性。就這樣，貝里／巴克利成為英國第一位合格的女性醫生。

布萊克威爾是美國第一位成為醫生的女性（沒有扮成男性），她也是第一位獲准進入醫學院並且畢業的女性。布萊克威爾申請就讀紐約的日內瓦學院（Geneva College）時，校務人員詢問其他的學生可否讓她就讀。這些學生以為她要來讀書只是個惡作劇而已，因此就投票通過了，等到她真的入學之後才大吃一驚。她在 1849 年畢業，但是大部分的醫院都拒絕她加入，她只好遠赴巴黎進修。1857 年，布萊克威爾和其他人一起成立紐約貧婦與兒童醫院。相較於貝里和布萊克威爾，愛斯雷本沒那麼有名，她在 1754 年取得醫學學位，是德國第一位女性醫生。

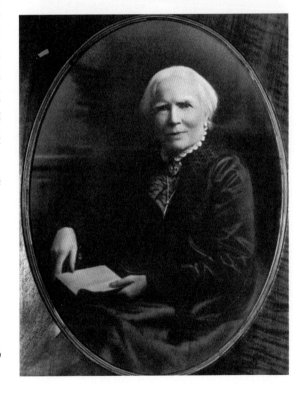

布萊克威爾是美國第一位成為醫生的女性，她在 1849 年於紐約的日內瓦學院醫學校畢業。

 參照
條目 護理照顧（西元 1854 年）、剖腹產（西元 1882 年）、弗萊克斯納報告與醫學教育（西元 1910 年）及現代助產術（西元 1925 年）

子宮切除術

麥道威爾（Ephraim McDowell，西元 1771 年～西元 1830 年）
蘭根貝克（Konrad Johann Martin Langenbeck，西元 1776 年～西元 1851 年）
柏南（Walter Burnham，西元 1808 年～西元 1883 年）

　　子宮切除術（hysterectomy）變得令人習以為常且成功，其實有一段長遠而且悲慘的歷史，特別是在麻醉和抗生素還沒有出現的時代。子宮是由肌肉組成的器官，胎兒在其中發育，分娩時胎兒會通過子宮下方的子宮頸和陰道出生。子宮切除術就是把子宮的一部分或是全部切除掉，通常子宮癌或是嚴重子宮內膜異位的病人，需要進行這種現在很常見的婦科手術。

　　現代子宮切除術發展史中一項重大的事件發生在 1809 年，美國醫生麥道威爾為克勞福（Jane Todd Crawford）動手術，她的卵巢腫瘤已經大到使得呼吸困難。為了動手術，她騎馬到百里外的麥道威爾家中，腫瘤就垂在馬鞍上。麥道威爾讓克勞福躺在廚房的桌上動手術，在沒有麻醉的狀況下，成功了移除了一個 10.2 公斤重的腫瘤。

　　1813 年，德國醫生蘭根貝克執行了最早有小心計畫的子宮切除術之一，他是經由陰道切除的，但

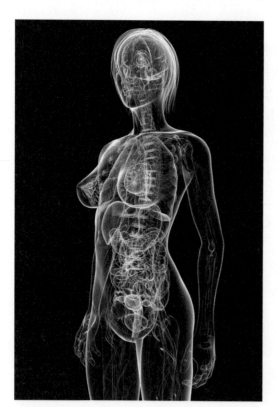

是他的同行並不相信他真的切除了子宮。二十六年後這位病人去世了，遺體解剖發現手術的確成功地完成了。

　　1853 年，美國醫生柏南執行了首次病人存活下來的腹部開刀子宮切除術。柏南說，他本來以為要切除的是卵巢囊腫，但是當他切開傷口時，病人嘔吐了，他看到從傷口跳出來的腫瘤不是卵巢囊腫，而是巨大的子宮纖維瘤。他別無選擇，只好切除。

　　現在有多種子宮切除術，例如從腹部切開而割除，或是從陰道切除（可由內視鏡輔助），或是全腹腔鏡式切除（在腹腔開一個小孔，將子宮切除。）

子宮是由肌肉構成的器官，胎兒在其中發育。圖中的球狀器官就是子宮。子宮左右邊的是輸卵管，管子末端連接著卵巢。子宮下方的是陰道。

參照條目　杭特的《妊娠子宮》（西元 1774 年）、剖腹產（西元 1882 年）、輸卵管切除術（西元 1883 年）及內視鏡手術（西元 1981 年）

聽診器

雷奈克（René-Théophile-Hyacinthe Laennec，西元 1781 年～西元 1826 年）

　　歷史學家波特寫道：「經由聽診器（Stethoscope），醫生可以聽到患者體內的聲音，例如呼吸聲、血液在心臟中流動的聲音，這改變了治療體內疾病的方式以及醫病關係。活生生的身體不再是一本闔上的書，而醫生可以在活著的人身上研究疾病了。」

　　1816 年，法國醫生雷奈克發明了聽診器，那是一根木製的管子，在一端接上喇叭狀的開口，可以貼在病人的胸部，而管子裡的空氣可以把病人身體的聲音傳遞到醫生耳朵中。在 1940 年代，標準的聽診器在接觸病人那一端有兩個背對著的開口，一個開口上覆蓋著塑膠薄膜，貼在皮膚上，薄膜會產生震動，這個聲波由管子傳遞。另一個開口則是鐘形的，比較適合傳遞低頻的聲音。有薄膜的那一面可以刪除低頻的聲波，用來聽高頻的肺臟聲音，而不是低的心跳聲。醫生在使用鐘形的那一面時，可以調整壓在病人皮膚上的力量，藉以「調整」從皮膚傳來的振動，好聽到最仔細的心跳聲。這些年來，聽診器有許多改進，例如聲音增大、雜音減少，還有其他應用簡單物理原理做的改進。

　　在雷奈克的時代，醫生通常直接把耳朵貼在病人的胸部或背部，不過他總是抱怨這個方法對醫生和女性病人來說，不但尷尬，而且通常無法執行，「一點都不方便」。後來，醫生為了給身上有跳蚤的窮人聽診，使用超長的聽診器。雷奈克除了發明了聽診器，也詳細記錄了一些特殊的疾病（例如肺炎、結核病和支氣管炎）所發出來的聲音。諷刺的是，雷奈克在 45 歲時死於結核病，這是他的同行用聽診器診斷出來的。

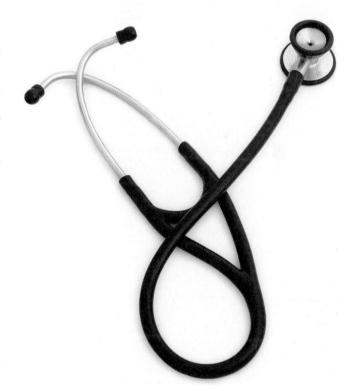

現代的聽診器。為了收集到最清晰的聲音，研究人員做了許多實驗，以決定貼住胸口那一端的大小以及材質。

參照條目　脈搏測量表（西元 1707 年）、肺活量測量法（西元 1846 年）、醫用體溫計（西元 1866 年）、助聽器（西元 1899 年）、心電圖（西元 1903 年）及電子耳植入術（西元 1977 年）

腹主動脈結紮

庫柏（**Astley Paston Cooper**，西元 1768 年～西元 1841 年）
馬塔斯（**Rudolph Matas**，西元 1860 年～元 1957 年）

　　作家艾利斯（Harold Ellis）說，英國醫生庫柏是「動脈手術之父」，他是歷史上第一個能拴緊上腹部主動脈（有「動脈之母」的稱號）的人。主動脈從左心室出發往上，轉成弓狀而往下通過腹部，然後分成兩條髂總動脈。

　　1811 年，庫柏用狗做實驗，指出紮緊主動脈的下半部，也就是腹部大動脈，並不會造成死亡。很明顯，依然有足夠的血液從別的動脈流到下肢。1817 年，休士頓（Charles Houston）左腹股溝內的髂動脈上面長出一個滲血的動脈瘤。庫柏為了挽救他的性命，想要紮緊他腹部大動脈分支成髂動脈前幾公分的地方。庫柏直接在病人的床上動手術，從肚臍下方開刀，用手指壓住大動脈，然後回頭對圍觀的人說：「各位先生，我很高興的告訴您，我的手指已經勾在主動脈上了。」他把手指伸到主動脈和脊椎之間，避開腸子，將主動脈紮緊了。

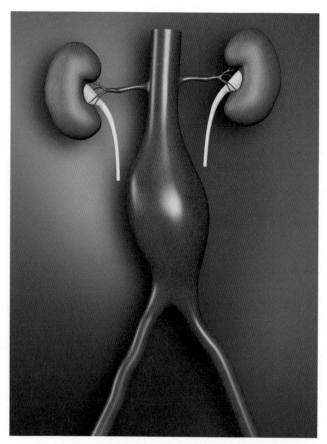

　　不過手術後四十小時，休士頓去世了，他的右腿看起來正常，但是左腿的組織出現壞疽（組織壞死）。後來到了 1923 年，美國的醫生馬塔斯終於成功地紮緊主動脈而治療了髂動脈瘤，病人活了一年多，死於不相干的結核病併發症。

　　主動脈瘤是因為血管壁某處變得薄弱而形成的，任何動脈都可能會長出動脈瘤，但是以腹部大動脈最常見。動脈瘤會膨脹，甚至破裂，如果沒有治療，很快就會致死。現代治療的方法之一，是在血管中插入長度如動脈瘤的血管支架。

腹部動脈發生腫脹的圖，腫脹的位置位於腹部大動脈分支成為髂動脈前的地方。

參照條目　帕黑「理性的外科手術」（西元 1545 年）、血管縫合術（西元 1902 年）、道希葛—布雷拉克分流術（西元 1944 年）及血管擴張術（西元 1964 年）

水蛭療法

布魯塞斯（**Francois-Joseph-Victor Broussais**，西元 1772 年～西元 1838 年）
布朗（**John Brown**，西元 1810 年～西元 1882 年）

　　數千年前，歐洲人和亞洲人就為了醫療，利用水蛭（leeches）來吸血，不過所抱持的理論卻不科學：例如想要維持體液的平衡。在歐洲，大量使用水蛭的情形在我稱為「布魯塞斯時代」達到最高峰，當時法國醫生布魯塞斯認為幾乎所有疾病的成因都是發炎，而幾乎所有疾病都可以用水蛭放血來治療。就這樣，放血變得毫無節制，以致於有些「布魯塞斯時代」的醫生認為自己的行業和吸血鬼沒兩樣。每次放血療程中用上幾十隻水蛭算是稀鬆平常。在法國、英國和德國，每年要用掉數百萬隻水蛭。1825 年，一位民意代表懇求法國國會禁止這種瘋狂的風潮。他說醫生使用水蛭，逼得農民「造孽」，而「因為水蛭流出的血，比最殘酷的征服者造成的還要多」。

　　到了 1828 年，法國每年要用掉一億隻水蛭，供需失調造成水蛭的價格一飛沖天，到處都是水蛭養殖場。當時水蛭用來治療所有的疾病，包括肥胖、痔瘡和精神疾病。連著名的醫生布朗治療自己喉嚨痛的時候，都把六條水蛭黏在脖子上，而耳朵後面還有十二條。

　　「布魯塞斯時代」的水蛭風潮的確瘋狂，不過從 1980 年代起，藥用水蛭（Hirudo medicinalis）卻成功地使用在重建手術後的治療上（例如耳朵或手指的重接手術）。在術後，由於靜脈還沒有長好，因此來自動脈的血液會堆積，這時可以用水蛭來吸血，牠的唾液中含有抗凝血物質（例如水蛭素）、血管舒張劑和麻醉劑。水蛭吸了 5 毫升的血液之後就會移除，傷口會持續流血一兩天，使得累積的血所產生的壓力減少，讓靜脈有時間重新長出來。

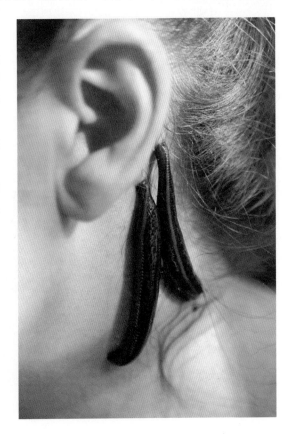

在女性耳朵後面吸血的藥用水蛭。

參照條目 放血（約西元前 1500 年）、理髮店旋轉燈（西元 1210 年）、肝素（西元 1916 年）及蛆蟲療法（西元 1929 年）

輸血

布朗迪爾（**James Blundell**，西元 1791 年～西元 1878 年）
藍施泰納（**Karl Landsteiner**，西元 1868 年～西元 1943 年）

　　「輸血（blood transfusion）的歷史是一個引人入勝的故事，其中的特徵是強烈熱衷的時期和理想破滅的時期彼此不斷交錯，這樣的情況，比其他醫療方式產生的過程還要頻繁。」醫生賀特（Raymond Hurt）寫道：「直到我們發現血型，並且有了讓人滿意的抗凝血劑之後，輸血的潛力才完全發揮出來。」

　　輸血是指把血液或是血液的部分組成物從捐血者傳給受血者，後者通常因為受傷或手術而大量失血。有些疾病，例如血友症（hemophilia）或是**鐮形血球貧血症**（sickle-cell anemia），在治療的時候也需要輸血。

　　在 17 世紀的歐洲，人們嘗試將各種動物的血輸給各種動物，或是把動物的血輸給人類。英國的婦產科醫生布朗迪爾被認為是首次成功完成人類之間輸血的人。他不只在科學的基礎上建立了輸血的藝術，同時也喚起人們對輸血的興趣，當時這個手術通常並不安全。1818 年，布朗迪爾把數名捐贈者的血，輸給一位將要死於胃癌的男性，不過他還是在兩天之後去世了。1829 年，有一位婦人在分娩時大量失血，他利用針筒將丈夫的血液輸給妻子。她活了下來，成為首次有紀錄的成功輸血案例。

　　布朗迪爾很快就發現，許多輸血的案例中，受血者會因為腎臟受損而死亡。直到 1900 年，奧地利的醫生藍施泰納發現了三種血型（A、B 和 O 型），同時也發現血型相同的人彼此輸血通常會安全。第四種血型 AB 型在不久之後就發現了。1930 年代中期電冰箱的發明，使得第一個血庫得以建立。到了 1939 年，血液中的 Rh 因子也被發現了，之後致死的輸血反應就非常罕見了。（見〈**西元 1902 年／血管縫合術**〉中有關於輸血的其他歷史內容）

　　有的時候偏見會限制輸血，例如在 1950 年代，美國路易斯安納州判決一位醫生有罪，因為他在沒有事先得到允許的情況之下，就把黑人的血輸給白人。

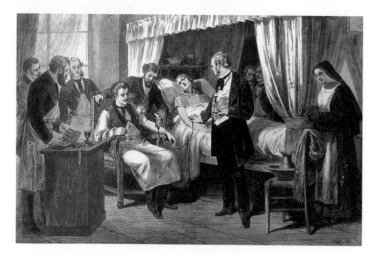

這張手工上色的刻版畫名為〈帕替醫院中的輸血手術〉（*An Operation at the Hopital de la Pitie*），由米蘭達在 1874 年繪製，刊載於《哈潑週刊》（*Harper's Weekly*）。

參照
條目　靜脈注射生理食鹽水（西元 1832 年）、紅十字會（西元 1863 年）、血管縫合術（西元 1902 年）、肝素（西元 1916 年）及鐮狀細胞貧血症的病因（西元 1949 年）

西元 **1830** 年

醫學專門化

生化學家兼作家艾西莫夫（Isaac Asimov）寫道：「我相信科學知識具有碎形（fractal）的特性。不論我們知道的已經有那麼多了，只要有一點不明之處，不論有多小，內容都會和我們一開始探索時一樣的複雜。」在醫學中，資訊、醫療程序和技術有爆炸性的成長，因此很明顯的，醫學的實行與教育需要成為一個特別的領域。

醫學史家魏茲（George Weisz）認為，促成醫學專門化的原因包括追求新的醫學知識、教育的提升、新醫療方式的出現以及知識的傳播，時間則是從 1830 年代法國巴黎出現了許多大型醫院開始。醫學專門化的趨勢迅速地拓展，到了 1850 年代就拓及了維也納。在美國，直到南北戰爭之後，醫學專門化的趨勢才開始緩慢地成長，這是因為大都市興起，在歐洲受訓回國的美國醫生對這方面也開始有興趣，同時在內戰中得到的新知識也有推波助瀾之效。

目前，醫學領域非常廣大，其中有許多專科與次專科，綜合性的從業人士越來越少。例如，專科是麻醉科的醫生，他的次專科可能是心臟胸腔麻醉或是小兒麻醉。還有一個例子：美國專科醫師委員會（American Board of Medical Specialties）發給醫生的執照中有超過 145 項專科與次專科，其中的專科包括：過敏與免疫、麻醉、結腸與直腸外科、皮膚科、急救醫學、家庭醫學、內科、醫療遺傳、神經外科、核子醫學、婦產科、眼科、骨科、耳鼻喉科、病理科、小兒科、物理治療與復健科、整型外科、預防醫學、精神與神經科、放射科、外科、胸腔外科和泌尿科。

專科為外科、婦產科或放射科的醫生，收入通常會比其他沒有專科的醫師多，這些醫生具有專業知識，並且不斷學習特殊疾病的醫療方式，受他們照顧的病人會因為醫生的專門知識而獲益，不過缺點是會增加醫療成本。

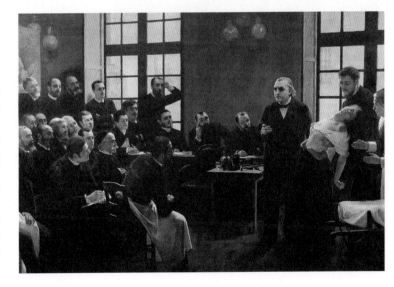

醫學專門化始於 1830 年代的法國巴黎，當時那裡出現了許多大型醫院。圖中站立者是沙可（Jean-Martin Charot，西元 1825 年～西元 1893 年），他是現代神經學的奠基者之一，他旁邊是一位患了「歇斯底里」的女性，圖中的地點是巴黎的皮提—薩佩提醫院（Pitié-Salpêtrière Hospital）。這張圖由布魯葉（Pierre-Andre Brouille，西元 1857 年～西元 1914 年）在 1887 年繪製完成。

參照條目 美國醫學會（西元 1847 年）、霍斯德的手術（西元 1904 年）及弗萊克斯納報告與醫學教育（西元 1910 年）

1832 年的「解剖法」

哈維（**William Harvey**，西元 1578 年～西元 1657 年）
柏克（**William Burke**，西元 1792 年～西元 1829 年）

在文藝復興時代，學者相信只依靠古代的醫學文獻是不足的，為了追求更高深的醫學知識，他們相信一定要解剖人類的身體。在 16 與 17 世紀，義大利在解剖學取得領先的地位，不過到了 17 世紀，英國的倫敦和愛丁堡才是有重大醫學與解剖突破性發現的「熱點」。

為了成為深思明辨的解剖學者，當時的醫生似乎能夠壓抑對於人類同胞的正常情緒反應。例如因為闡明血液循環方式而著名的英國醫生哈維，參與了他的妹妹與父親的解剖工作。在十九世紀早期的英國，由於對於屍體的需求量非常高，解剖學家經常和盜墓者合作，好取得亟需的屍體。在 1832 年以前，只有殺人犯受到死刑之後遺留的屍體能夠合法的供給解剖之用。不過到了 1832 年，英國國會通過了「解剖法」（Anatomy Act），允許醫生解剖沒有親戚收葬的屍體，這樣在濟貧院中死亡的窮人屍體就可以很容易取得了，因為那裡住的人經濟上無法自持，會留在院中到死為止。

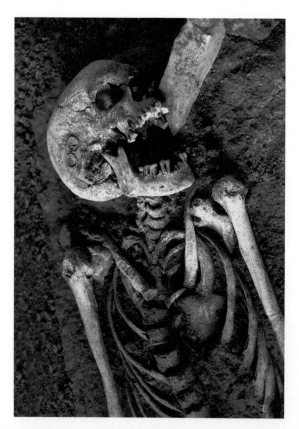

對於屍體的需求，以及對於盜屍人（偷屍體供醫學研究）的憤怒，都促成了「解剖法」的通過。1828 年發生在愛丁堡的兇殺案，也加速了這個法案的通過。凶手柏克和海爾（William Hare）絞殺了十六個人，只為了得到屍體好賣給解剖學家。

在「解剖法」通過之後，社會上發生暴動，有些醫學院的建築被損毀了。許多人都認為這個法案對於窮人並不公平，因為他們的屍體沒有受到同意就被使用了。在這項法案通過之前，解剖是對殺人犯的懲罰，現在則似乎變成對窮人的懲罰了。有些宗教人士認為屍體不應該受到褻瀆，而應該由送葬的親愛之人守護著，直到審判之日時才能夠復活。

對於骨骸與屍體的需求，以及對於盜屍人（偷屍體供醫學研究）的憤怒，都促成了「解剖法」的通過。

參照條目　李奧納多的解剖圖（西元 1510 年）、《人體構造》（西元 1543 年）、歐斯塔奇的解剖圖（西元 1552 年）、科托納的圖畫（西元 1618 年）、循環系統（西元 1628 年）卻賽爾登的《骨骼解剖》（西元 1733 年）、阿比努斯的《人體骨骼與肌肉圖鑑》（西元 1747 年）、驗屍（西元 1761 年）、杭特的《妊娠子宮》（西元 1774 年）及《格雷氏解剖學》（西元 1858 年）

西元 **1832** 年

靜脈注射生理食鹽水

拉塔（**Thomas Aitchison Latta**，西元 1790 年～西元 1833 年）
歐沙那希（**William Brooke O'Shaughnessy**，西元 1808 年～西元 1889 年）

　　1832 年，蘇格蘭利斯港的拉塔成為第一個把生理食鹽水（氯化鈉溶液）以靜脈注射（直接注入靜脈中）注入人體內的醫生，他這麼做是為了嘗試挽救因為霍亂而缺水的病人。數百年來，霍亂造成的嚴重脫水使得數百萬人死亡，現在我們已經知道這是由一種細菌引起的疾病。愛爾蘭的醫師歐沙那希在之前曾經建議使用類似的方法來治療霍亂病患，拉塔因而發明了這個方法。

　　拉塔的第一位病人是一位年長女性，她已經「很明顯到了人生的最後一刻」。拉塔將管子插入她上臂的靜脈中，慢慢的注入生理食鹽水，不久之後，她的呼吸放鬆了，而「她凹陷的雙眼、低垂的下巴、蒼白冰冷的身體，都是明顯的死亡印記。但這些都開始散發出生命的光芒，手腕上也測得到脈搏了。」三十分鐘之後，注入了將近三公升的生理食鹽水，這位女性說她「所有的不適已經完全消除」。她的手臂和雙腿也恢復了溫暖。拉塔覺得她應該正在恢復，而讓醫院其他的醫生照顧他。在塔拉離開後，這位女性又開始嘔吐，五個小時之後去世了。拉塔認為，如果靜脈注射繼續下去，她應該能活下來。這樣的生理食鹽水注射也在其他的病人上進行了，有的成功，有的失敗。

　　很可惜，拉塔在一年之後去世，他的這項發明幾乎被世人遺忘。拉塔的概念聽起來不錯，但是並不容易成功，因為當時缺乏消毒的程序，而且通常在病人快要死的時候才執行，同時注入的量也沒有多到足以取代流失的體液。

　　現在，靜脈注射生理食鹽水的確可以挽救性命。無法取食液體的病人、大量出血的傷患都可以經由靜脈注射補充水份，也會用在因霍亂或諾羅病毒（noroviurs）感染造成腹瀉和嘔吐而大量失水的病人身上。

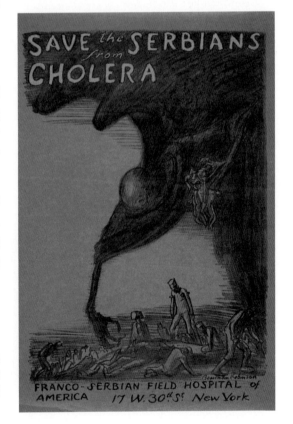

由於塔拉和其他先驅醫生的努力，靜脈注射生理食鹽水挽救了許多霍亂病患的生命。這是 1918 年第一次世界大戰的海報，由美國插畫家羅賓森（Boardman Robinson，西元 1876 年～西元 1952 年）繪製。

 參照條目 輸血（西元 1829 年）、皮下注射器（西元 1853 年）及布洛德街抽水幫浦的把手（西元 1854 年）

觀察聖馬丁的胃

杭特（John Hunter，西元 1728 年～西元 1793 年）
波蒙（William Beaumont，西元 1785 年～西元 1853 年）
聖馬丁（Alexis At. Martin，西元 1794 年～西元 1880 年）

　　數千年來，消化過程和胃的功能就一直是個謎，偉大的蘇格蘭解剖學家兼醫生杭特就曾經悲嘆：「有些人會說胃像是一座磨坊，有人說胃是發酵缸，另外還有人說胃像是燉鍋。」

　　在人類觀察胃臟中的一個重要的篇章，完全是幸運寫下的。當時美國皮毛公司（American Fur Company）的員工聖馬丁意外被子彈射穿胃臟，美國軍醫波蒙治好了他的傷，不過在他的胃上留下一個瘻管（fistula），這樣波蒙就能夠觀察胃部的活動，而得到很多新的發現。聖馬丁痊癒之後，波蒙醫生雇用他從事雜物工作，繼續進行在他身上的實驗。例如波蒙把食物用線繫著，經由瘻管放到胃中，然後定期拿出來看這塊食物消化的程度。波蒙也研究運動、溫度、甚至情緒對於消化的影響。他的這些實驗後來記錄在 1833 年出版的書《胃液與消化生理的實驗與觀察》（*Experiments and Observations on the Gastric Juice and the Physiology of Digestion*）之中。

　　聖馬丁在受槍傷的 58 年之後去世，他的家人為了不讓其他的醫生再仔細研究他，而刻意讓屍體腐爛，然後埋葬在很深而且沒有標示的墳墓中。值得一提的是，波蒙當時在一間很老舊的軍醫院工作，這家醫院位在威斯康辛州度簡草原（Prairie du Chien）外的一個邊境小基地中。他的研究為消化研究建立了基礎，明確指出這是一個主要依靠化學作用的過程。他也是第一個從事生理研究而在國際上出名的美國人。

　　現在我們知道胃會分泌蛋白酶（protease），這是能夠消化蛋白質的酵素，例如胃蛋白酶（pepsin）。同時胃也會分泌鹽酸（hydrochloric acid），能夠殺死許多細菌，同時讓胃部保持酸性，以促進蛋白酶的作用。胃臟的肌肉會攪拌胃中的食物。許多消化系統所製造的激素會控制胃臟的分泌活動和肌肉運動。

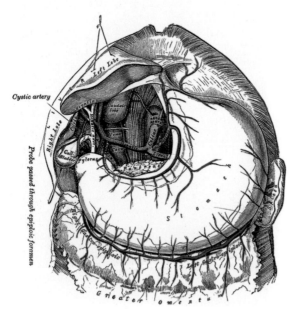

經典著作《葛雷氏解剖學》1918 年版中的胃部構造圖。圖中也標明了腹腔動脈（celiac artery），這是從腹部大動脈分支出來的第一條主動脈，能夠供應肝臟、肺臟和其他器官所需的血液。

參照條目　布氏腺（西元 1679 年）及消化性潰瘍與細菌（西元 1984 年）

全身麻醉

法蘭西斯・柏妮（Frances Burney，西元 1752 年～西元 1840 年）
迪芬巴赫（Johann Friedrich Dieffenbach，西元 1795 年～西元 1847 年）
朗恩（Crawford W. Long，西元 1815 年～西元 1878 年）
威爾斯（Horace Wells，西元 1815 年～西元 1848 年）
莫頓（William Thomas Green Morton，西元 1819 年～西元 1868 年）

在現代社會中，一般人幾乎忘記了在麻醉出現之前，動手術有多恐怖了。19 世紀著名的小說家兼劇作家柏妮記錄下她切除乳房的過程。她只喝了一杯葡萄酒來減緩疼痛，有 7 名男性壓住他，接下來的過程她寫道：「可怕的鋼刀刺入乳房，切斷了動脈、靜脈、肌肉和神經，我不需要忍住不哭，在整個切開的過程中，我的尖叫沒有斷過。老天，我可以感覺到刀子在我胸部的骨頭上施虐、刮鑿。手術結束了，但是我依然留在那完全無法用言語形容的折磨中。」

全身麻醉是以藥物造成的無意識狀態，讓病人在動手術時感覺不到疼痛。早期的麻醉手法可以回溯到史前時代，使用的藥物是鴉片。印加文化的薩滿巫師使用古柯葉為身體進行局部麻醉。適合現代手術的全身麻醉術通常歸功於三位美國人：醫生朗恩，以及兩名牙醫師威爾斯與莫頓。1842 年，朗恩讓一位病人吸入有麻醉效果的氣體乙醚，然後移除病人頸部的一個囊腫。1844 年，威爾斯在許多次拔牙手術中，使用一般稱為笑氣的一氧化二氮（nitrous oxide）。莫頓著名的事蹟是在 1846 年公開展示使用乙醚，幫助一位外科醫師切除了一位病人下顎中的腫瘤，報紙報導了這個故事。在 1847 年開始有人使用氯仿（chloroform），不過這種化學物質比乙醚危險多了。目前有更安全和更有效的麻醉藥。

在莫頓的公開展示之後，麻醉劑開始流行。1847 年，整型手術先驅迪芬巴赫寫道：「將疼痛解除的美夢現在終於成真。疼痛是人類生存時最基本的感覺，也是我們不完美身體中最明顯的知覺，現在這些都在人類的心智力量之下屈膝，屈膝在乙醚蒸汽的力量之下。」

在手術室的這台機器中有三種氣體。一氧化二氮（N2O）有的時候當成載送氣體（carrier gas），和氧氣以二比一的比例混合，這樣的效果好過其他全身麻醉藥物，例如吸入性麻醉劑地氟烷（desflurane）或七氟烷（sevoflurane）。

參照條目　低溫麻醉（西元 1812 年）和局部麻醉劑：古柯鹼（西元 1884 年）

《英國勞工人口的衛生狀況》

查德威克（**Edwin Chadwick**，西元 1800 年～西元 1890 年）
溫斯洛（**Charles-Edward Amory Winslow**，西元 1887 年～西元 1957 年）

　　1920 年，美國的細菌學家與公共衛生學家溫斯洛把公共衛生定義為「社會、公共或個人組織、社群和個人，藉由有組織的力量和有知識內涵的選擇，而能預防疾病、延長壽命、增進健康與效率的科學與藝術。」例如許多年來，公共衛生機關一直將心力集中於施打疫苗、宣導洗手、建設汙水設施、在飲水中加氯消毒和垃圾收集等措施，來預防疾病。在 20 世紀，公共衛生的倡議，使得許多國家民眾的預期壽命大為增加。

　　早期在西方積極鼓吹公共衛生的人之一是英國的社會改革者查德威克，他在 1842 年自費出版了《英國勞工人口的衛生狀況》（*Sanitary Condition of the Labouring Population of Great Britain*）。他在這本調查檔案中寫道：「這個國家在邁入現代化的階段後，每年因為骯汙的壞空氣而死的人，比任何戰爭中造成的傷亡數量還要多。」他也注意到，生活在骯髒、過度擁擠環境下的勞工，平均的壽命只有其他專業人士的一半。

　　查德威克是英國衛生改革的主要規劃者，他要求政府投資，好改善讓人絕望的排水系統、住家設施和飲水供應系統，以避免勞工年輕時就死亡，同時也促進國家的經濟發展。1848 年，英國國會通過了「公共衛生法案」（Public Health Act），中央衛生部門（Center Board of Health）的作為有了法源依據。

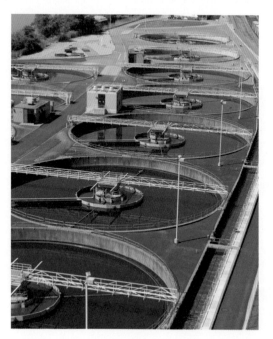

　　這個部門各地支部的工作是促進街道清潔、集中收集垃圾與處理汙水。查德威克也提議使用不同的系統來處理雨水和汙水。

　　查德威克最先面對的抵抗，來自於不願意有中央政府或是反對把錢花在公共工程計畫上的人。有些人甚至認為，窮人健康問題的起因並非可以改善的環境因素，而是他們的運氣不好或是壞習慣所造成。

現代汙水處理廠可能利用澄清池除去水中懸浮的固體物質。由於病菌和有毒物質有會黏在顆粒上，因此這個步驟能讓水變得比較安全。連接在旋轉臂上的鏟泥器可以把沉澱物鏟起，放到中央的平台上。

參照條目　汙水系統（約西元前 600 年）、塞麥爾維斯的洗手建議（西元 1847 年）、布洛德街抽水幫浦的把手（西元 1854 年）、1906 年的「肉品檢疫法」（西元 1906 年）、監禁傷寒瑪麗（西元 1907 年）及水中加氯（西元 1910 年）

西元 1846 年

潘努姆的「法羅群島上的麻疹」

西納（**Abu 'Ali Al-Husayn bin 'Abd-Allah Ibn Sina**，也稱為 **Avicenna**，西元 980 年～西元 1037 年）
巴德（**William Budd**，西元 1811 年～西元 1880 年）
史諾（**John Snow**，西元 1813 年～西元 1858 年）
潘努姆（**Peter Ludwig Panum**，西元 1820 年～西元 1885 年）

　　遠在人類了解細菌和其他的微生物之前，就已經開始發展流行病學了，這個學科專門研究影響人群健康的因素。例如波斯醫生西納在 1025 年出版的《醫典》（*Canon of Medicine*）中，就討論了因為接觸而傳染的性病和結核病，以及隔離措施對於防制這些疾病的效果。19 世紀最著名的流行病學家當推丹麥的生理學家潘努姆（研究麻疹的傳播）、史諾（研究霍亂的散布）和英國的醫生巴德（研究傷寒熱的散播）。

　　潘努姆的研究是現代流行病學領域中第一批大規模研究之一，成果極為重要。1846 年，丹麥政府請當年 26 歲的潘努姆研究在北大西洋上法羅群島上麻疹的散播狀況。現在我們知道麻疹（特徵之一是皮膚上出現紅疹）可以經由接種疫苗而預防，但是在潘努姆的時代，麻疹通常會讓病患死亡。1846 年，法羅群島上面已經 65 年沒有人因為麻疹而死了，但是突然之間，各島共 7782 名居民中有 6000 多人罹患了麻疹。由於島上岸邊的河谷將人群分開，因此每個小聚落的疾病歷史都可以彼此分開來獨立研究。潘努姆研究了許多個村莊，發現麻疹的潛伏期約兩個星期。此外，他也訪談多年前感染麻疹的年長居民，找到了證據，指出免疫能力能夠長久維持：因為這些年長者在 1846 年都沒有得到麻疹。潘努姆相信，麻疹是由能造成感染的媒介引發的，傳染方式是由受到該媒介汙染的物品，或是與病患近距離接觸。

　　潘努姆仔細精密的田野調查，使得他能夠名留醫學史，而調查的結果「法羅群島上的麻疹流行時期觀察報告」，則成為在流行病學這片醫學沃土初期所埋下的種子之一。

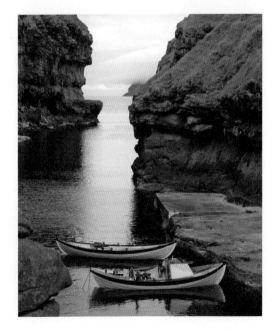

這是法羅群島許多天然港口之一。這些島上的居民住在海岸邊的河谷，成為各自獨立的社群，這樣有助於研究各社群的麻疹歷史。

參照條目　阿維森納的《醫典》（西元 1025 年）《英國勞工人口的衛生狀況》（西元 1842 年）、布洛德街抽水幫浦的把手（西元 1854 年）、疾病的「菌源說」（西元 1862 年）、淋巴腺鼠疫的病因（西元 1894 年）及監禁傷寒瑪麗（西元 1907 年）

肺活量測量法

哈欽森（John Hutchinson，西元 1811 年～西元 1861 年）

　　梵文中有句受廣受現代冥想者喜愛的老格言是這樣說的：「呼吸就是生命，如果你呼吸得好，就活得久。」長久以來，科學家也很想想找出測量呼吸和肺活量的方法，以推測健康情況。1846 年，英國一位專門診斷結核病的醫生哈欽森，在測量了兩千多個人的肺活量之後，發表了一篇文章，提出結論：肺部吸飽之後再用力呼氣所吐出來的空氣量，可以當成判定是否會過早去世的指標（現代的許多研究已經確認了這個發現的正確性）。他也發現在成人中，肺活量會隨著年紀增加而下降。

　　哈欽森為了測量肺活量，發明了肺活量測量器，那是一個有刻度的鐘形罩子，浸在水中，可以收集受測量者呼出的氣體。他測量的對象很廣泛，包括摔角選手、侏儒，到屍體。測量屍體肺活量的方式如下：用風箱盡量把空氣打入屍體的肺部中，然後測量肺臟和胸部縮回時排出的氣體量。

　　現在的醫生測量肺活量時，會讓受測試者盡全力深呼吸，在盡全力的吐氣，然後用哈欽森肺活量測量器（spirometer）的各種現代版本，測量肺部功能、吐出的氣體量和吐出的速度。吐氣量隨時間的變化還可以繪製成圖形（例如在六秒中的全力吐氣量變化），以幫助於研判是否罹患肺癌、心臟病、慢性肺阻塞（chronic obstructive pulmonary disease，肺部空氣流通管道收縮所引發的疾病，可能由慢性支氣管炎或肺氣腫之類的疾病造成）、氣喘、囊狀纖維化（cystic fibrosis，肺部空氣流通管道上的黏膜凝結所造成的疾病），以及肺纖維化（pulmonary fibrosis，肺臟中結締組織過多造成）。

　　哈欽森不是最早測量人類肺活量的人，但是他收集了數千個臨床案例的資料，並且採用了新的儀器來執行，因此他被推許為肺活量測量法的發明人是很有道理的。

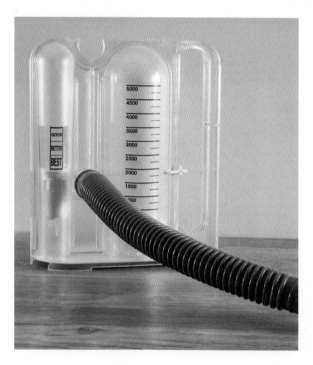

誘發性肺量計，用來激勵大手術後的病人深呼吸。病人會試著盡可能的深呼吸，然後檢查呼氣量以評估復原的狀況。

參照條目　拉瓦節發現呼吸作用（西元 1784 年）、聽診器（西元 1816 年）、鐵肺（西元 1928 年）、抽菸與癌症（西元 1951 年）、人工心肺機（西元 1953 年）及肺臟移植（西元 1963 年）

西元 1847 年

美國醫學會

戴維斯（**Nathan Smith Daivs Sr.**，西元 1817 年～西元 1904 年）

美國醫學會（American Medical Association, AMA）在 1847 年成立，是美國由醫生和醫學院學生組成的學會中，規模最大、歷史最悠久的。該學會在 1883 年開始出版頗負名望的《美國醫學會期刊》（*Journal of American Medical Association, JAMA*）。紐約的醫生戴維斯幫忙成立 AMA，並且擔任 JAMA 的第一任編輯。

在 AMA 成立的時代，有些醫生擔憂美國的醫學教育水準參差不齊，因為當時還沒有國家統一的標準規範（見〈**西元 1910 年／弗萊克斯納報告與醫學教育**〉）。AMA 除了致力提升醫學教育水準之外，同時也起而對抗醫學詐欺、非科學的醫療行為，以及無所不在的**專利成藥**（patent medicine，會和有傳染性或是造成危險的秘密成份一起販售）。AMA 還鼓勵分享資訊，以提升醫學訓練的水平。1848 年，AMA 建議醫學院和醫院彼此合作，好讓學生有更多的實習經驗。AMA 現在還公布了醫師專科規範（Physician Specialty Codes），這是在美國用來評定醫師專業的標準。

在 AMA 剛成立以來，就一直在公共衛生政策上扮演重要的角色。1920 年，美國醫學會譴責美國的國家保險政策，害怕政府會干擾醫師和病人之間的關係，也擔憂如果建立了強迫性的保險系統，那麼醫生的治療就無法得到合理的報酬。1936 年，AMA 建議在牛奶中加入維生素 D，並且在食鹽中加入碘以預防甲狀腺功能低下（hypothyroid disease）。AMA 後來的工作還包括推動在飲水中加氟，以及鼓勵使用能對抗小兒麻痺症的沙賓口服疫苗。AMA 還支持乘客必須繫安全帶的法規，並且建議酗酒應該當成疾病來治療。大約從 1985 年起，AMA 就呼籲限制香菸的廣告，並且支持禁止在大眾交通工具上吸菸的法律。AMA 也支持修改醫療疏失的法律，好限制賠償的金額，也譴責醫師協助自殺的行為。

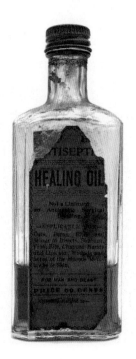

1849 年，美國醫學會成立了委員會來分析騙人的假藥，例如這瓶「對人類和獸類」都有功效的「蛇油」，並且教育民眾這些藥物可能造成的危險。

 參照條目　醫學專門化（西元 1830 年）、健康保險（西元 1883 年）、專利成藥（西元 1906 年）、弗萊克斯納報告與醫學教育（西元 1910 年）、牙膏加氟（西元 1914 年）、治療佝僂病（西元 1922 年）、抽菸與癌症（西元 1951 年）及小兒麻痺疫苗（西元 1955 年）

塞麥爾維斯的洗手建議

塞麥爾維斯（**Ignaz Philipp Semmelweis**，西元 1818 年～西元 1865 年）
巴斯德（**Louis Pasteur**，西元 1822 年～西元 1895 年）
李斯特（**Joseph Lister**，西元 1827 年～西元 1912 年）

作家卡特夫婦（K. Codell Carter and Barbara Carter）寫道：「醫學的進步需要兩種犧牲。第一是研究者犧牲生涯以了解疾病，另一種是病人因為這些疾病而犧牲生命。醫學中有一項進步犧牲了數十萬名年輕女性，她們在分娩之後因為一種稱為產褥熱（childbed fever）的疾病而去世。在 19 世紀初期，產褥熱在慈善婦產科診所中非常盛行。」

在發現微生物會造成疾病之前，就有許多醫生就指出清潔行為對於預防感染的重要性。早期有系統研究消毒過程的人中，最有名的是匈牙利婦產科醫生塞麥爾維斯，他注意比起其他的醫院，自己工作的維也納醫院中，孕婦因為產褥熱而死亡的比例比較高，他也注意到只有在這家醫院中，醫生通常在看病之前會研究屍體。

產褥熱也稱為產後熱（puerperal fever），是一種由細菌引起的敗血症（sepsis）。塞麥爾維斯注意到，在醫院之外生產的婦女，很少得罹患產後熱，於是提出結論：有感染性的物質（例如某種顆粒）從屍體被帶到了產婦身上。他建議醫院的工作人員在治療婦女之前，一定要用含氯的消毒水清潔雙手，之後死亡率就大幅下降了。

很遺憾的是，雖然這個結果令人讚嘆，但當時許多醫生卻不接受這項新發現，原因之一可能是如果接受了這項說法，就意味著這些醫生在不知情的狀況下造成了許多婦女的死亡。除此之外，當時許多醫生認為是有毒的瘴氣造成了產褥熱。後來塞麥爾維斯發瘋了，被關進瘋人院，在院中遭到警衛毆打致死。後來法國的微生物學家巴斯德研究了致病的微生物，英國醫生李斯特發明了外科手術消毒技術，使得塞麥爾維斯的名聲終於獲得平反。

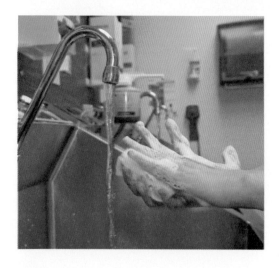

現在醫生在動手術之前，會洗淨雙手，通常會使用消毒刷子，以及氯己定（chlorhexidine）或碘酒。水龍頭通常不需動手就可以開啟和關閉。

參照條目 汙水系統（約西元前 600 年）、《英國勞工人口的衛生狀況》（西元 1842 年）、布洛德街抽水幫浦的把手（西元 1854 年）、疾病的「菌源說」（西元 1862 年）、消毒劑（西元 1865 年）、乳膠外科手套（西元 1890 年）及水中加氯（西元 1910 年）

盲腸切除術

阿瑪德（**Claudius Aymand**，西元 1660 年～西元 1740 年）
漢考克（**Henry Hancock**，西元 1809 年～西元 1880 年）

　　醫學記者克勞夫特（Naomi Craft）曾說：「雖然盲腸炎在 16 世紀解剖屍體的時候就已經發現了，但是到了兩個世紀之後，醫生才知道如何診斷活人身上的盲腸炎。當時有各式各樣的治療方法，例如用**水蛭吸血**、**放血療法**、灌腸、持續騎馬，或是把剛殺死的小狗開腸破肚蓋在病人身上。毫不意外，病人通常都會死亡。」

　　盲腸是封閉的管狀構造，附著在大腸上靠近大腸與小腸相接的部位。盲腸炎就是盲腸發炎了，會造成腹部劇烈的疼痛，如果沒有治療，盲腸會破裂，使得感染散播出去，最後造成患者死亡。盲腸炎的治療方式通常是動盲腸切除術，好移除盲腸。盲腸炎可能是因為盲腸被阻塞，使得盲腸中充滿黏液而造成的。病人除了會覺得腹部右下側疼痛，白血球指數也會升高。

　　第一次有紀錄而且成功的盲腸切除手術，是在 1735 年由法國醫生阿瑪德執行的，病患是一位有腹股溝疝氣（inguinal hernia）的 11 歲小男孩。當阿瑪德檢查小男孩的身體內部時，看到了紅腫發炎的盲腸。小男孩在手術中完全清醒，後來也完全康復了。英國的漢考克則被認為是第一個為了切除發炎盲腸而開刀，並且成功完成手術的醫生。當時是 1848 年，他使用的**麻醉劑**是氯仿，病人是 30 歲的女性。他建議所有在盲腸炎早期階段的病人都動手術治療。1961 年，一位在南極的蘇聯醫生為自己開刀切除了盲腸。

　　現在切除盲腸的方式是把腹壁（abdominal wall）切一個開口後移除，或是利用腹腔鏡手術（laparoscopic surgery），這是把蛇一般的管子經由小洞通入腹腔中。有人認為棲息在盲腸中的細菌有助於大腸的運作，除此之外，盲腸中也有能對抗感染的淋巴細胞，因此被認為有助於身體的免疫功能。

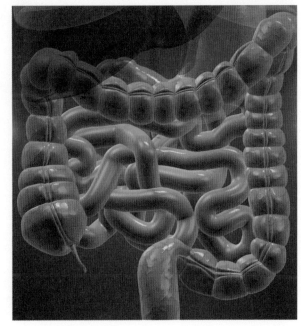

盲腸有如蟲狀，接在大腸上，位於圖中的左下角。

參照條目 身體中的動物園（西元 1683 年）、輸卵管切除術（西元 1883 年）、為自己動手術（西元 1961 年）、腹腔鏡手術（西元 1981 年）及小腸移植（西元 1987 年）

檢眼鏡

亥姆霍茲（Hermann Ludwig Ferdinand von Helmholtz，西元 1821 年～西元 1894 年）
葛拉費（Albrecht von Graefe，西元 1828 年～西元 1870 年）

　　1850 年，德國醫生兼物理學家亥姆霍茲發明了檢眼鏡（ophthalmoscope），這種儀器讓醫生可以看到眼睛後方深處，包括視網膜（retina）以及玻璃體液（vitreous humor，充滿眼球中透明的膠狀液體）。美國的眼科醫生羅林（Edward Loring）在他 1892 年的著作《眼科學教科書》（*Text-Book of Ophthalmology*）中的前言寫道：「在整個醫學的歷史中，沒有比檢眼鏡的發明更美麗的篇章，這也是生理學的重大成就之一。」亥姆霍茲在兩年之後去世。

　　亥姆霍茲從簡單的光學原理中得知，如果要直接觀測到病人眼睛的內部，必須要讓一道光照入病人的眼睛中，自己的眼睛則必須要位於這道光照到病人眼睛之後反射回來的路徑上。為了達成這樣的狀況，他把燈放在身前，同時面對著病人，然後他將一組玻璃片放在自己與病人之間，這些玻璃片能像鏡子一樣，把光反射到病人的眼睛中，但是也能讓從病人眼睛中反射出來的光穿透過，照到亥姆霍茲的眼中。之後亥姆霍茲加裝了一組凹透鏡以幫助光線聚焦，這樣他就能清楚看到視網膜、血管以及其他精細的構造。醫生經由檢眼鏡，可以知道眼睛的健康情形，同時也能知道血管的一般狀況。自從亥姆霍茲發明檢眼鏡之後，檢眼鏡的設計就越來越精細，採用了電燈，以及其他各種聚焦用的鏡片。

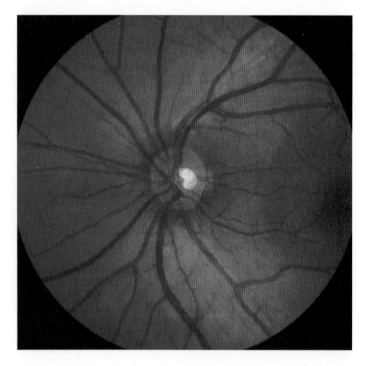

　　醫生葛雷（John Gray）指出，當時德國先驅的眼科醫生葛拉費第一次「看到活人眼睛的內部，包括視神經盤（optic disc）和血管時，整個臉因為興奮而發紅，並且大喊：『亥姆霍茲大開了一個全新的世界，裡面有太多東西等著發現。』」

眼球圖（ophthalmogram）。這是眼睛底部（眼球背部的內層表面）的影像，包括了能夠感光的視網膜，圖中央亮紅色的與黃色的區域是視盤，從視盤伸出的視神經會連接到視網膜上。

參照條目　玻璃義眼（約西元前 2800 年）、眼科手術（約西元前 600 年）、眼鏡（西元 1284 年）、血壓計（西元 1881 年）及眼角膜移植（西元 1905 年）

以熟石膏固定骨折

馬提森（**Antonius Mathijsen**，西元 1805 年～西元 1878 年）
皮羅戈夫（**Nikolay Ivanovich Pirogov**，西元 1810 年～西元 1881 年）

在暢銷小說《哈利波特—神秘的魔法石》中，負責管理霍格華茲醫務室的魔法治療師龐芮夫人（Madam Pomfrey）利用治癒骨頭的魔法，幾乎馬上就可以把學生手腕的骨折連接起來並且癒合好。如果麻瓜能夠這樣治療骨折就太好了！

數千年來，治療師都持續嘗試將肢體固定，好讓斷掉的骨頭能夠重新連接起來，例如古代埃及人使用以紗布包裹的木製夾板，古代印度人使用的夾板則是竹製的。古代阿拉伯的醫生則把從貝殼中提煉出來的石灰和蛋白混在一起，好讓繃帶變得更硬。在中古時代的歐洲，骨折有的時候由接骨師治療，他們會用手調整斷開的骨頭。這些接骨師通常沒有受過正式的醫療訓練，有的本職是獸醫或鐵匠。

有一項骨折治療的大進步在 1851 年出現，當時荷蘭的軍醫馬提森利用熟石膏（plaster of Paris）來固定骨折。熟石膏的化學名稱是半水合硫酸鈣（calcium sulfate hemihydrate），是將比較軟的礦物石膏（gypsum）加熱後製成的。由於法國首都巴黎附近有豐富的石膏礦藏，因此熟石膏也稱為「巴黎灰泥」。熟石膏粉末與水混合之後，會發熱並且凝結在一起，成為堅固的材料。馬提森將繃帶浸滿熟石膏，再纏繞肢體，成為堅固的敷料。沾滿熟石膏的繃帶包裹在骨折的部位，他便能製造形狀完全貼合肢體的「夾板」，固定骨頭，以助癒合。俄國的醫生皮羅戈夫知道了馬提森的方法，而在西元 1853 至 1856 年之間的克里米亞戰爭（Crimean War）中，首度對大量傷患施用熟石膏以固定骨折，他把粗布浸在熟石膏中，用來固定肢體。

石膏繃帶一直使用到 1980 年代早期，後來在已開發國家中，更輕的玻璃纖維取代了石膏繃帶。骨折真正的癒合過程中，纖維母細胞（fibroblast）負責產生膠原蛋白（collagen），軟骨母細胞（chondroblast）負責製造軟骨，成骨細胞（osteoblast）負責製造骨質。

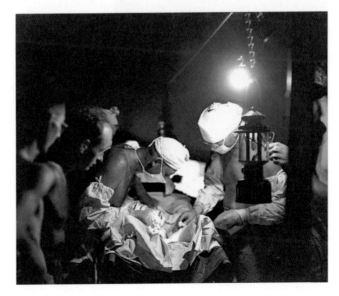

第二次世界大戰中，美國 163 步兵團的一名傷兵因為被日本地雷炸傷，正在接受骨折固定治療。固定用的板子是由一根日本煙管、鋁桿和吉普車的擋風玻璃製成的。

參照條目 愛德溫·史密斯外科手術手稿（約西元前 1600 年）、OK 繃（西元 1920 年）、治療佝僂病（西元 1922 年）、骨髓移植（西元 1956 年）及人工髖關節置換術（西元 1958 年）

皮下注射器

普拉瓦茲（**Charles Gabriel Pravaz**，西元 1791 年～西元 1853 年）
伍德（**Alexander Wood**，西元 1817 年～西元 1884 年）
豪斯泰德（**William Steward Halsted**，西元 1852 年～西元 1922 年）

　　注射器一個含有活塞的圓管，活塞拉的時候可以吸取液體到圓管中，推的時候可將圓管中的液體注出。在皮下注射器的空心針頭發明之前，注射器可以經由人體本來就有的開口將液體注入身體，也可經由醫生切開的傷口。皮下注射器（hypodermic syringe）中的 hypo 是希臘字，指的是「在……之下」，demic 意指「皮膚」。大約在西元 1000 年，穆斯林醫生蘇摩爾的阿瑪爾（Ammar ibn Ali of Mosul）就利用了注射器吸取眼中的白內障。

　　1853 年，法國的醫生普拉瓦茲成為最早使用皮下注射器的人之一，這種注射器配有非常細的中空針頭，能夠刺穿皮膚然後注射。當時的皮下注射器是用銀製的，採用螺絲裝的旋轉塞子來推動液體，而非現在我們所熟悉的活塞。

　　蘇格蘭的醫生伍德發明了類似的工具，並且用它首次把止痛劑嗎啡注入病人體內。但很諷刺的是，伍德的妻子也成為第一個已知的靜脈注射嗎啡成癮者，她後來因為使用丈夫的發明，注射太多嗎啡而死亡。注射嗎啡在有錢人之間廣為流行，甚至注射器的盒子上還鑲了珠寶，這樣成熟的仕女就可以隨身攜帶自己喜歡的注射器了。

　　雖然後來有許多人藥物成癮，但是注射器依然成為重大的醫學突破，醫生可以藉其將**麻醉劑**和疫苗注入人體中，牙醫在治療牙齒時也用它來打麻醉劑，附有短針頭的注射器可以用來注射胰島素。現在的皮下注射器用過即丟，不再使用而省去了消毒工作。

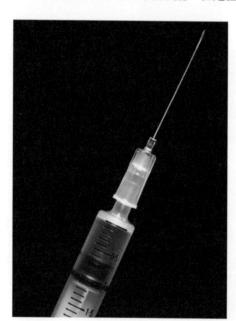

　　美國的醫生豪斯泰德是最早使用注射器來進行麻醉的人之一，使用的時機是在動腹股溝疝手術的時候。在西元 1885 至 1886 年，他動了兩千多次採用局部麻醉的手術。作家杜斯（A. Martin Duce）和海南德茲（F. Lopez Hernandez）寫道：「豪斯泰德的發現是外科手術發展的重要轉捩點，最重要的是，它讓病人免於手術時候的疼痛，使得醫生能夠研究超過病人忍耐極限的外科技術。」

皮下注射針筒。拉推活塞可以控制液體進出針筒。

參照
條目　　眼科手術（約西元前 600 年）、墮胎（西元 70 年）、靜脈注射生理食鹽水（西元 1832 年）及局部麻醉劑：古柯鹼（西元 1884 年）

布洛德街抽水幫浦的把手

史諾（John Snow，西元 1813 年～西元 1858 年）

　　科學記者蓋諾普（Sharon Guynup）寫道：「1831 年 10 月，一種新的駭人疾病襲擊英國，並且很快就散布到全國。在接下來的兩年，數千人因為這種神秘的疾病而死亡。這種疾病非常猛烈，一個人早上還好好的，到了黃昏就進墳墓了。民眾生活在恐懼中，晚上都緊閉門窗，不讓恐怖的『夜氣』進屋。」

　　這種疾病是霍亂，現在我們知道是由霍亂弧菌（Vibrio cholerae）所引起，通常吃了接觸過人類糞便的飲水或食物而得病的，症狀是嚴重的腹瀉。數百年來，已經有數百萬人因為霍亂而死。

　　1854 年，英國爆發霍亂疫情，英國的醫生史諾認為這種疾病不是經由空氣傳染的，當時許多醫生則相信霍亂是吸入了不健康的瘴氣所造成的。史諾決定畫一張地圖，標示因霍亂而去世的人所在的地點，然後他發現高死亡率都集中在某些地點。例如在布洛德街和劍橋街十字路口周圍、靠近某一個水源的地區，十天內約有五百人死亡。史諾在畫出這張地圖之前，就敦促市政府當局把布洛德街抽水幫浦的把手拆除，好讓幫浦無法使用，後來該地區就幾乎沒有出現霍亂病例了。

　　史諾是流行病學（研究疾病傳播的學問）歷史中重要的人物。他承認在幫浦把手拆除之前，霍亂流行的情況已經緩解了，可能的原因之一是疾病爆發之後當地有許多人逃離。不論如何，拆除布洛德街抽水幫浦的把手已經成為了一個著名的象徵，代表著有遠見的醫學思維和簡單的行為，就會對於疾病的傳播造成巨大的影響。後來發現，布洛德街的汙染事件是因為一個老舊的糞坑漏水，使得糞便中的細菌流到井水中而造成的。史諾也比較了從兩家飲水公司買水的人，死於霍亂的人數。他發現到飲用不清潔飲水的人，死亡率是另一家的十四倍。

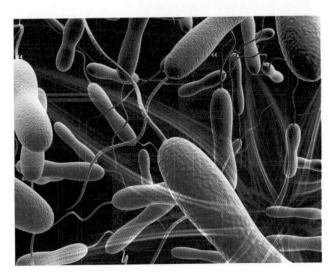

從藝術角度繪製的霍亂弧菌。這種細菌抵達小腸後，會開始製造製造構成鞭毛用的鞭毛蛋白（flagellin），鞭毛能幫助細菌前進，以鑽入小腸的黏膜中。

參照條目　汙水系統（約西元前 600 年）、靜脈注射生理食鹽水（西元 1832 年）、潘努姆的「法羅群島上的麻疹」（西元 1846 年）及監禁傷寒瑪麗（西元 1907 年）

護理照顧

西克爾（Mary Jane Seacole，西元 1805 年～西元 1881 年）
南丁格爾（Florence Nightingale，西元 1820 年～西元 1910 年）
巴頓（Clarissa Harlowe "Clara" Barton，西元 1821 年～西元 1912 年）
馬斯（Clara Louise Maass，西元 1876 年～西元 1901 年）
桑格（Margaret Higgins Sanger Slee，西元 1879 年～西元 1966 年）
費柴爾（Helen Fairchild，西元 1885 年～西元 1818 年）
韓德森（Virginia Henderson，西元 1897 年～西元 1996 年）

　　美國甚受尊崇的護士韓德森曾說：「護士獨特的功用是幫助生病或是健康的人。護士的工作是為了使人保持健康、恢復健康（或是平靜地逝去）。如果護士擁有必要的力量、意志或知識，就能夠獨自完成這項工作。」雖然一般的護士概念在數百年前就已經出現了，例如在歐洲黑暗時期照顧病人的天主教僧侶。現代護理中則有數位女性成為代表人物。

　　英國的護士兼作家南丁格爾因為在克里米亞戰爭（Crimean War）的醫護活動而成名。1854 年，她和其他 38 位志願的女性護士前往土耳其，照顧受傷的英國士兵，他們因為受到虱子、汙水和老鼠的包圍，處境悲慘。她知道不良的衛生環境會造成更多人死亡，因此開始帶領活動，要求改善衛生。1860 年，她在倫敦的聖湯馬士醫院建立了護士學校，為專業的護理工作奠定基礎。

　　來自牙買加的護士西克爾是另一位關心克里米亞士兵苦難的傑出女性。她攜帶著多位牙買加醫生

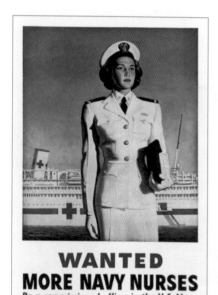

的推薦信，前往英國，向英國戰爭部（British War Office）提出申請，希望他們支持對克里米亞軍隊的支援行動。但是她一直遭到拒絕，原因之一是她是帶有異族血統的女性，人們有偏見。後來西克爾自己籌措旅費，前往四千多公里外的克里米亞。她在那裡開了一間旅社，好讓傷者能夠逐漸恢復健康。現在護士工作的地點包括了家中、醫院和學校，護士也可以有不同的專長，例如心理衛生、兒科護理和老年護理等。其他美國代表性的護理人士包括了建立美國紅十字會的巴頓、積極鼓吹節育的桑格、在第一次世界大戰期間加入美國遠征軍的費柴爾，以及把一生都奉獻給黃熱病（yellow fever）醫學研究的馬斯。

美國海軍在第二次世界大戰期間招募護士的海報，圖中有一位海軍護士和一艘醫療船，由畫家佛爾特（John Falter）繪製。

參照條目　醫院（西元 1784 年）、救護車（西元 1792 年）、女性醫學生（西元 1812 年）、《英國勞工人口的衛生狀況》（西元 1842 年）、紅十字會（西元 1863 年）、現代助產術（西元 1925 年）及黃熱病病因（西元 1937 年）

細胞分裂

許來登（Matthias Jakob Schleiden，西元 1804 年～西元 1881 年）
許旺（Theodor Schwann，西元 1810 年～西元 1882 年）
魏肖（Rudolf Ludwig Karl Virchow，西元 1821 年～西元 1902 年）

　　德國的醫生**魏肖**經由自己的觀察結果和理論，強調研究疾病不只要觀察病人的症狀，而且最後還要經由研究細胞以了解所有的病理。他並不專注於整個身體，還思考某些或是某群能夠發生病變的細胞，因而協助開創了「細胞病理學」這個領域。

　　1855 年，他讓著名的格言「細胞皆源自細胞」（omnis cellula e cellula）廣為人知，這句話的意思是，每個細胞都是由之前已經存在的細胞衍生而來的。與這個看法相左的是「自然發生說」，這個學說認為細胞和生物可以從無生物演變出來。**魏肖**經由顯微鏡的觀察，發現一個細胞會分裂成兩個相等的細胞，這促成了他的細胞理論。細胞學說的另一個信條是「所有生物都由一個或多個細胞組成，細胞是所有生命的基本單位。」其他對細胞學說有重大貢獻的名人，是德國生理學家**許旺**和德國的植物學家**許來登**。**魏肖**的名言之一是：「科學的任務就是標示出可能的認知範圍，然後在這個範圍內集中心力研究。」

　　魏肖除了描述了細胞分裂之外，血癌中的白血病細胞也是他首次正確的辨認出來的。雖然有這些重大成就，不過他反對細菌會引起疾病的說法，因此也就否定維持清潔對於預防感染的功效（見〈西元 1847 年／塞麥爾維斯的洗手建議〉），同時也反對巴斯德提出的「菌源說」（germ theory），而相信疾病是因為細胞的功能失常所造成，並非外來的微生物入侵所引起。

　　科學作家西蒙斯（John G. Simmons）寫道：「**魏肖**經由細胞假說，拓展了生物化學和生理學的研究範圍，對生物學這個更大的領域也有深遠的影響。在生物學中，細胞學說後來在分子生物學中演進，而遺傳學也進步了，人們因此更了解生殖的過程。」現在我們知道癌症是因為細胞分裂不受控制所造成，讓傷口癒合的皮膚細胞是由之前就存在的皮膚細胞分裂而來。

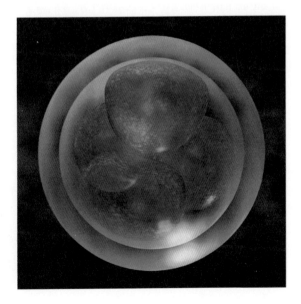

藝術家所繪製的接合子（zygote），其中的細胞已經分裂了兩次。當精子與卵子結合，變成為接合子，接合子之後能發育成為一個新個體。

參照條目 癌症病因（西元 1761 年）、塞麥爾維斯的洗手建議（西元 1847 年）、疾病的「菌源說」（西元 1862 年）、海拉細胞（西元 1951 年）及致癌基因（西元 1976 年）

治療癲癇

洛可克（**Charles Locock**，西元 1799 年～西元 1875 年）
克勞斯敦（**Thomas Clouston**，西元 1840 年～西元 1915 年）

癲癇（epilepsy）是一種神經疾病，特徵是癲癇發作（seizure）以及腦部電活動突然改變，後者會造成異常的動作、行為、情緒與感覺。在古代文化中，癲癇有的時候和著魔、受到惡魔攻擊、巫術扯上關係，與上帝接觸而得到的預言經驗可能也與癲癇有關。

現在癲癇可以用藥物控制，或是動手術將引起不正常電活動的腦部病灶移除。有些類型的癲癇可以由外來刺激（例如閃光）所引發。在某些嚴重的癲癇類型中，就算是移除了某個大腦半球上的皮質，也只能減少密集又嚴重痙攣發作的次數與程度。另一種可能的治療方式是用能夠放電的儀器，刺激脖子中的迷走神經（vagus nerve）或是腦部深處的結構。

有些形式癲癇和遺傳突變有關。癲癇的病因可能是腦中神經細胞的連接錯誤，或許還要加上那些傳遞神經訊息的化合物彼此的量失去平衡。本書中所介紹的多種醫學掃描技術，例如腦電波圖（electroencephalogram, EEG）、**磁振造影**（magnetic resonance imaging, MRI）、**電腦斷層掃描**（CAT）和正子造影（positron emission tomography, PET），會用來評估並且診斷癲癇的狀況。

1857 年，英國的醫生洛可克觀察到一種簡單的鹽類溴化鉀（potassium bromide）具有抗痙攣的性質。他知道溴化鉀能夠平息性慾，因此（錯誤地）相信這個性質和他成功地以溴化鉀治療痙攣有直接的關係。大約在 1868 年，蘇格蘭的精神病醫生克勞斯敦展開了臨床試驗，找出了正確的投藥劑量，他顯示了病人服用溴化鉀之後，痙攣發作的次數減少了。到了 1870 年代中期，倫敦的國家醫院（National Hospital）每年都要消耗 2.5 公噸以上的溴化鉀。溴化鉀因此被認為是第一個能有效治療癲癇的藥物。直到 1912 年苯巴比妥（phenobarbital，一種巴比妥酸鹽，是中樞神經系統的鎮靜劑）上市之前，都沒有其他更好的藥物出現。目前溴化鉀仍用來治療貓和狗的癲癇，有些國家也還在用以治療癲癇患者。

目前有 20 多種癲癇藥物，各有其優點與副作用。

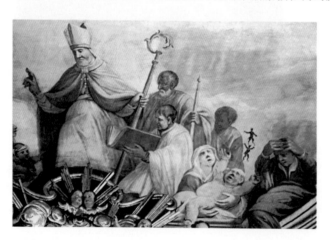

德國烏特萊特巴哈（Unterleiterbach）的天花板壁畫，描繪著聖瓦倫丁（Saint Valentine）。請注意惡魔從嬰兒頭上逃跑了。這名嬰兒可能有嬰兒痙攣症（infantile spasm），這是嬰兒會有的一種痙攣症狀。

參照條目 環鋸術（約西元前 6500 年）、神經元學說（西元 1891 年）、神經傳遞物（西元 1914 年）、人類腦電波圖（西元 1924 年）、電腦斷層掃描（西元 1967 年）、正子造影術（西元 1973 年）及磁振造影（西元 1977 年）

《格雷氏解剖學》

格雷（Henry Gray，西元 1827 年～西元 1861 年）
卡特（Henry Vandyke Carter，西元 1831 年～西元 1897 年）
路易斯（Harry Sinclair Lewis，西元 1885 年～西元 1951 年）

　　美國作家辛克萊‧路易斯在他 1925 年的小說《艾羅史密斯》（*Arrowsmith*）中提到，有三本書對於醫生的教育至為重要：《聖經》、《莎士比亞》和《格雷氏解剖學》。事實上，沒有哪本醫學書擁有《格雷氏解剖學》這般大的名氣和這般長的壽命。格雷的這本教科書是在 1858 年首度發行，當時的書名是《解剖學：描述與手術》（*Anatomy: Descriptive and Surgical*），到了 1938 年則正式簡稱為《格雷氏解剖學》（*Gray's Anatomy*）。

　　《格雷氏解剖學》出版前三年，格雷找上解剖學家兼畫家卡特來處理精細的繪圖以呈現解剖構造。在 1887 年版首次出現彩色插圖。雖然《格雷氏解剖學》馬上就成為暢銷書，而且其中的插圖是成名的主要原因，但是卡特卻連一毛版稅都沒有拿到。很不幸地，在本書第二版出版之前，格雷因為感染天花而在 34 歲就去世了，後來《格雷氏解剖學》發行了許多版，而且從未絕版。

　　現在的讀者得知道，《格雷氏解剖學》在寫作的時候，麻醉和抗生素都還沒有出現，也沒有電燈能夠照亮解剖標本。英國在 1832 年頒佈「解剖法」，讓醫生能夠合法使用沒有親人收埋的屍體，這使得醫生能夠很容易取得在公立救濟院去世的窮人屍體。

　　買一本舊版的《格雷氏解剖學》來看吧，仔細地觀察其中的圖片，可以注意到細緻的線條重現了肌肉的紋路。各個解剖構造的名稱都仔細地印在重要部位的旁邊，這樣學生看一眼就可以吸收到必要的資訊。有無數的讀者看過些貧窮男女（以及至少還有一位兒童）所有器官展開的模樣，但是沒有人知道他們的姓名。下次你打開《格雷氏解剖學》，請懷抱敬愛之心，用手指劃過那些突起與凹孔，想一下那些這些人：他們的死亡，為活著的人提供了許多見解。

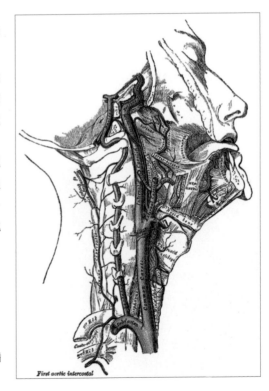

1918 年版《格雷氏解剖學》中頸部內部構造以及頸動脈的插圖。

參照條目　李奧納多的解剖圖（西元 1510 年）、《人體構造》（西元 1543 年）、歐斯塔奇的解剖圖（西元 1552 年）、科托納的圖畫（西元 1618 年）、卻賽爾登的《骨骼解剖》（西元 1733 年）、阿比努斯的《人體骨骼與肌肉圖鑑》（西元 1747 年）、杭特的《妊娠子宮》（西元 1774 年）及 1832 年的「解剖法」（西元 1832 年）

大腦功能分區

希波克拉底斯（**Hippocrates of Cos**，西元前 460 年～西元前 377 年）
蓋倫（**Galen of Pergamon**，西元 129 年～西元 199 年）
高爾（**Franz Joseph Gall**，西元 1758 年～西元 1828 年）
布洛卡（**Pierre Paul Broca**，西元 1824 年～西元 1880 年）
弗李希（**Gustav Theodor Fritsch**，西元 1838 年～西元 1927 年）
希茲格（**Eduard Hitzig**，西元 1839 年～西元 1907 年）
潘非爾德（**Wilder Penfield**，西元 1891 年～西元 1976 年）
賈斯帕（**Herbert Henri Jasper**，西元 1906 年～西元 1999 年）

　　古希臘的醫生希波克拉底斯已經知道，思想與情緒的物質基礎是腦，希臘的醫生蓋倫則宣稱：「長出神經之所在，即控制靈魂之所在。」不過要到了 19 世紀，關於大腦功能分區（cerebral localization）才有更深入的研究。大腦功能分區是指腦中不同的區域特殊化了，以負責不同的功能。

　　1796 年，德國的神經解剖學家高爾推測，腦應該可以想成由階層低於器官的構造所組合而成的，每個構造都特殊化以處理不同的心智機能，例如語言、音樂等。不過他卻犯了錯誤，大力推廣「顱相學」的概念：這些結構的相對大小與效能，可以由覆蓋其上的顱骨部分的大小與高低來判定（見〈西元 1796 年／顱相學〉）。

　　1861 年，法國的醫師布洛卡發現，大腦有一個特定的區域，專門負責語言的產生。他檢查了兩個病人，發現他們大腦左半球前額部位中的一個特殊區域受傷之後，就喪失了說話的能力，而有了這個發現。現在我們將那個區域稱為「布洛卡皮質區」（Broca's area）。不過有趣的是，如果布洛卡皮質區是慢慢受損的（例如發生腦瘤），那麼有的時候重要的語言功能可以保留起來，這意味著語言功能能夠轉移到附近的腦區。

　　另一個大腦功能分區的重要證據，是由德國科學家弗李希和希茲格提出的。約在 1870 年，他們用

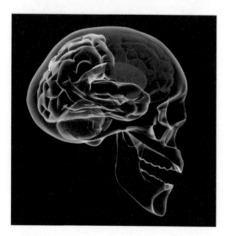

狗做實驗，發現用電流刺激特殊的腦區，可以讓身體特殊的部位產生運動。在 1940 年代，加拿大的科學家潘非爾德和賈斯帕繼續用電刺激大腦半球的運動皮質（motor cortex），發現能引發身體「另一側」的肌肉收縮。他們也繪製出詳細標示出大腦各運動區（motor area，負責隨意肌的運動）和感覺區（sensory area）功能的圖譜。

大腦的皮質包括額葉（frontal lobe，紅色）、頂葉（parietal lobe，黃色）、枕葉（occipital lobe，綠色）和顳葉（temporal lobe，藍綠色）。額葉負責管理工作，例如計畫和抽象思考。小腦（紫色）位於下方。

參照
條目　環鋸術（約西元前 6500 年）、腦神經系統的比對（西元 1664 年）、顱相學（西元 1796 年）、小腦的功能（西元 1809 年）、現代腦外科（西元 1879 年）、面容失認症（西元 1947 年）及松果體（西元 1958 年）

疾病的「菌源說」

瓦羅（**Marcus Terentius Varro**，西元前 116 年～西元前 27 年）
巴斯德（**Louis Pasteur**，西元 1822 年～西元 1895 年）

對現代人來說，細菌會引起疾病是天經地義的事情。我們在飲用水中加氯消毒，塗抹含有抗生素的軟膏，也希望醫生能夠洗手。我們很幸運，有法國化學家兼微生物學家巴斯德從事了先驅實驗，找出了疾病的起因以及預防的方式。他的實驗支持了「菌源說」（germ theory）：許多疾病是由微生物引起的。

巴斯德在 1862 年的一個著名的實驗中，示範了在營養肉湯出現的細菌並非自然發生（spontaneous generation，意指生物通常可以來自於沒有生命的物質）。例如燒瓶的瓶頸如果彎曲、細長又曲折，使得灰塵、孢子和其他的顆粒幾乎不可能進入瓶中的肉湯，那麼瓶子中就不會有生物長出來。只有瓶頸破了以後，其中的肉湯才會有生物長出來。如果自然發生學說是正確的，那麼曲頸瓶中的肉湯最後會受到感染，因為細菌會自然出現。

在巴斯德的職業生涯中，研究過葡萄酒的發酵，還有羊和蠶的疾病。他發明了狂犬病的疫苗接種方式，也發明了巴式殺菌法（pasteurization），這是以特定溫度加熱飲品一段時間，能夠削弱食物中細菌的生長。他的炭疽病（anthrax）研究結果指出，把受感染動物的血液稀釋到其中含有的細菌非常稀少，然後放入培養基中培養，其中的細菌就會繁殖，再注射到動物體中，依然會讓動物死亡。

巴斯德當然不是第一個認為看不到的生物會引起疾病的人。遠在公元前 36 年，羅馬學者瓦羅就曾經公開警告住在沼澤邊的人們：「沼澤裡有肉眼看不見的微小生物繁衍著，它們會經由嘴巴和鼻子進入身體，引起嚴重的疾病。」不過巴斯德對於微生物引起疾病的實驗，涵蓋範圍廣闊，革新了醫學與公共衛生。

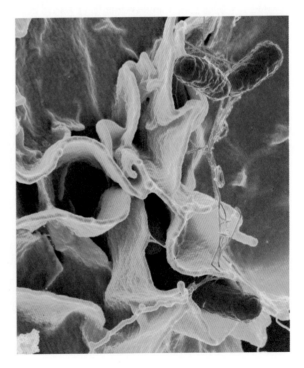

在這張上色的掃描式電子顯微鏡照片中，鼠傷寒沙門氏桿菌（Salmonella typhirnurium，紅色）正在入侵培養細胞。沙門氏桿菌會引起傷寒和其他經由食物傳染的疾病。

參照條目　《微物圖誌》（西元 1665 年）、潘努姆的「法羅群島上的麻疹」（西元 1846 年）、塞麥爾維斯的洗手建議（西元 1847 年）、布洛德街抽水幫浦的把手（西元 1854 年）、細胞分裂（西元 1855 年）、消毒劑（西元 1865 年）及水中加氯（西元 1910 年）

紅十字會

巴頓（**Clarissa Harlowe "Clara" Barton**，西元 1821 年～西元 1912 年）
杜南（**Jean Henri Dunant**，西元 1828 年～西元 1910 年）

現在的國際紅十字會（International Red Cross）和紅新月運動（Red Crescent Rovement）能夠存在，要歸功於瑞士的社會行動主義者杜南。他在 1859 年目睹了義大利索爾弗利諾戰役（Battle of Solferino）中的慘況後，大受震撼。在這場戰爭中的某一天，有三萬人死亡，數千人受傷。杜南竭盡全力組織救援行動、取得繃帶。

杜南接著開始在歐洲各地旅行，以籌募經費，成立一個國際救援組織來幫助戰爭中各方的傷患。這些早期的工作結果是產生了幾個組織。1863 年，杜南參與了紅十字國際委員會（International Committee of the Red Cross, ICRC）的成立過程，這個私人機構設置於瑞士的日內瓦，致力於武裝衝突中對受害者的人道救助工作。1901 年，杜南獲得了第一屆諾貝爾和平獎，紅十字國際委員會則獲得了三次和平獎。

紅十字會與紅新月會國際聯合會（The International Federation of Red Cross and Red Crescent Societies, IFRC）於 1919 年成立，現在各國的紅十字會與紅新月會都從事相同的活動，其中一個國家協會是美國紅十字會，該協會的工作有收集、處理與分派血液和血液製品；在天然災害發生時提供救濟；幫助有需要的人；安慰軍事人員和他們的家屬；提供衛生教育計畫。美國紅十字會也加入國際救濟行動，協助非洲消滅麻疹和**瘧疾**。

美國紅十字會是美國的**護士**巴頓在 1881 年成立的，是目前美國醫院最大的血液供應來源。美國紅十字會也大規模的檢查血液，以確定所供應的血液製品中沒有病毒，同時還會將血液中的白血球去除，以降低**輸血**可能引起的併發症。紅十字會和紅新月會的著名標誌如果放在衣服、車輛和建築物上，就表示使用者是中立的，以避免受到軍事攻擊。

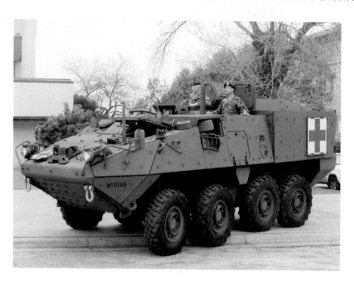

這是美國陸軍的史崔克撤離裝甲車，它能夠快速移動，將病患從戰場上撤離。車上有三名軍醫，可以進行基礎的醫療工作。

參照條目 醫院（西元 1784 年）、救護車（西元 1792 年）、輸血（西元 1829 年）、護理照顧（西元 1854 年）、瘧疾成因（西元 1897 年）及蛇杖（西元 1902 年）

西元 1864 年

牙鑽

費查（Pierre Fauchard，西元 1678 年～西元 1761 年）
哈林頓（George Fellows Harrington，西元 1812 年～西元 1895 年）
莫理森（Jame Beall Morrison 西元 1829 年～西元 1917 年）
格林（George F. Green，西元 1832 年～西元 1892 年）

1907 年，作家喬哀思（James Joyce）寫信給他的弟弟，提到：「我的口中充滿腐爛的牙齒，而靈魂中則充滿腐敗的野心。」我們很幸運，現在的牙醫使用牙鑽，能快速而且精確地工作，使得病人看牙時受到的折磨比以往大為減少。以往的牙鑽轉得比較慢，現在的牙鑽每分鐘可以轉四十萬轉，引發的震動大為減少。現代的牙鑽鑽頭通常是由碳化鎢（tungsten carbide）製成，能夠磨除牙齒上蛀掉的部位，以便補牙。

古代就有牙鑽了，例如新石器時代的人用燧石製作牙鑽，馬雅人也在一千年前就發明了牙鑽。馬雅人牙鑽是玉做的，用手旋轉，在牙上鑿洞，好讓珠寶能夠鑲進去。不過在古代，牙鑽的速度慢，操作也很不趁手，因此蛀了的牙齒通常都會拔掉。1728 年，現代牙醫之父、法國醫生費查使用上了弦的弓來讓鑽頭旋轉。

1864 年，英國的牙醫發明了第一個使用外來動力的牙鑽，速度比以前的快多了，但是聲音很大，使用上不方便。這種牙鑽像時鐘一樣，要上發條後才能旋轉，而且上一次發條只能使用兩分鐘。1871 年，美國牙醫莫理森申請了以腳踏板驅動牙鑽的專利，這項產品馬上就大受歡迎。當時的手動牙鑽速度是每分鐘一百轉，但是莫理森的牙鑽可以高達每分鐘兩千轉。在 1870 年代早期，美國的牙醫格林申請了電動牙鑽的專利，不過使用的電池並不可靠，鑽子也不方便使用，因此沒有受到熱烈歡迎。最後到了1957 年，第一個以空氣推動渦輪旋轉的牙鑽誕生了，速度每分鐘可達三千轉。現在還有其他種類的牙鑽，包括以**雷射**剝蝕（laser-ablation）、用顆粒磨蝕（particle abrasion），或是用到電漿束（plasma beam）的器具，以及處於實驗階段的機器人控制牙鑽。

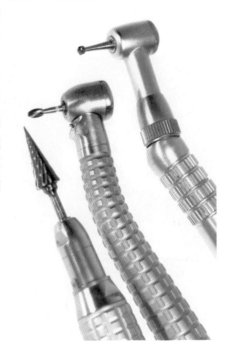

三種牙鑽頭，各種類型的鑽頭可以用來磨除東西。

參照
條目　牙膏加氟（西元 1914 年）及機器人手術（西元 2000 年）

消毒劑

亨利（**William Henry**，西元 1775 年～西元 1836 年）
塞麥爾維斯（**Ignaz Philipp Semmelweis**，西元 1818 年～西元 1865 年）
巴斯德（**Louis Pasteur**，西元 1822 年～西元 1895 年）
李斯特（**Joseph Lister**，西元 1827 年～西元 1912 年）
豪斯泰德（**William Steward Halsted**，西元 1852 年～西元 1922 年）

　　1907 年，美國醫生克拉克（Franklin C. Clark）寫道：「有三個事件在醫學歷史中深具特色，這三個事件完全改變了手術的執行方式。」第一個事件是在手術時用帶子綁著身體的部位好阻止血液流動，例如法國醫生帕黑就這樣做；第二個事件是利用全身性麻醉劑（例如乙醚）而減少手術時的疼痛，這是數位美國人的功績；第三個事件則和手術消毒有關，這是由英國醫生李斯特所推動的。李斯特以石碳酸（carbolic acid，現在稱為酚）消毒傷口和手術器具，大幅減少了手術後的感染。

　　巴斯德對於疾病「菌源說」的研究工作，給了李斯特靈感，讓他嘗試使用石碳酸以消滅微生物。1865 年，他將沾滿石碳酸溶液的布覆蓋在腿上，成功地治療好一名傷患腿部的複雜性骨折（斷裂的骨頭穿出皮膚）。1867 年，李斯特在公開發表的論文〈手術消毒原理〉（*Antiseptic Principle of the Practice of Surgery*）記錄了這些發現。

　　李斯特不是頭一個建議用各種方式消毒的人。例如英國的化學家亨利就建議可以經由加熱而消毒衣物。匈牙利婦產科醫生塞麥爾維斯則提倡醫生洗手以避免傳染疾病。不過，李斯特在以他名字為名的醫院中，將石碳酸灑到開放性傷口上，通常都可以避免在該醫院中經常發生的可怕感染。他的文章和言談，說服了醫學專業者，讓他們相信需要使用消毒劑。

　　消毒劑通常直接塗抹在身體表面。現代醫學中避免感染的作法中，更注重無菌措施，讓細菌有機會接觸病人之前就先將之移除，例如將器具消毒或使用外科口罩。目前也使用抗生素以對抗體內的感染。1891 年，豪斯泰德首次在手術中戴上了橡膠手套。

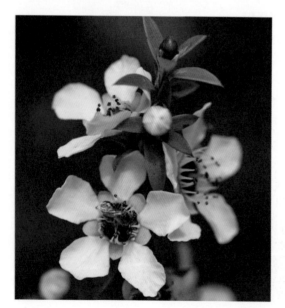

麥蘆卡蜂蜜（Manuka honey）已經被研究指出含有抗菌性質，有助於傷口的癒合。這種蜂蜜是紐西蘭的蜜蜂採集麥蘆卡樹（*Leptospermum scoparium*，一種灌木）的花蜜所製成。

參照
條目　塞麥爾維斯的洗手建議（西元 1847 年）、疾病的「菌源說」（西元 1862 年）、乳膠外科手套（西元 1890 年）及蛆蟲療法（西元 1929 年）

西元 1865 年

孟德爾遺傳學

孟德爾（Gregor Johann Mendel，西元 1822 年～西元 1884 年）

奧地利的神父孟德爾研究豌豆上很容易就看出來的遺傳特性，例如顏色和種子是否有皺摺，然後發現遺傳可以用數學的規則和比例來理解。雖然他的成就在當時沒有受到認可，但是他發現的遺傳律後來成為了遺傳學的基礎，這門學問研究的是生物的遺傳與變異。

孟德爾花了六年多的時間，研究了兩萬多株豌豆，讓他找出了遺傳的規則，在 1865 年發表成果。他觀察到生物所遺傳的特徵是由非連續的單元所傳遞的，這種單元我們現在稱為基因（gene）。這個發現和當時流行的理論矛盾。當時的人們認為個人的特質是均勻混合雙親的特徵而形成的，或是個人能夠遺傳到父母後天得來的特徵（例如父親練舉重，生下的兒子就會有比較大的肌肉）。

讓我們用豌豆來當例子，每株豌豆的每個基因都有兩個「等位基因」（allele，也就是兩個版本），分別繼承自雙親，至於從雙親中哪一個得到哪一種版本的等位基因，是靠機率。如果子代得到一個產生黃色種子的等位基因，以及一個產生綠色種子的等位基因，那麼黃色就會顯現出來，不過綠色種子的基因依然存在，能夠按照一貫而且可以預期的方式傳給後代。

現在醫學遺傳學家的目標是了解遺傳變異對於人體健康以及疾病的影響，例如囊狀纖維化（cystic fibrosis，會造成呼吸困難和其他症狀）是因為某個基因上發生了一個突變所造成的。和孟德爾遺傳學相關的概念，最後使得我們更了解基因與染色體（由含有許多基因的 DNA 分子組成）、許多疾病可能的治癒方式，以及人類這個物種的演化過程。人類的基因已經放入細菌中，以大量生產胰島素（insulin），供糖尿病人使用。

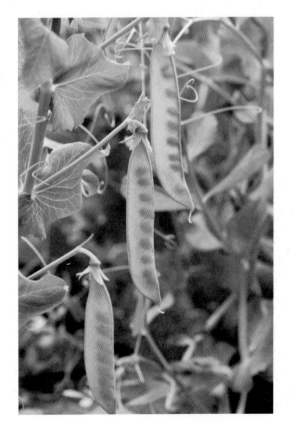

孟德爾研究豌豆植物上容易辨識的遺傳特徵，例如種子的顏色和是否有皺摺，然後發現遺傳可以用數學的規則和比例來理解。

參照條目　遺傳的染色體理論（西元 1902 年）、先天性代謝異常（西元 1902 年）、基因與性別決定（西元 1905 年）、DNA 結構（西元 1953 年）、粒線體疾病（西元 1962 年）、表觀遺傳學（西元 1983 年）、基因療法（西元 1990 年）及人類基因組計畫（西元 2003 年）

醫用體溫計

聖托里奧（Santorio Santorio，西元 1561 年～西元 1636 年）
華倫海特（Daniel Gabriel Fahrenheit，西元 1686 年～西元 1736 年）
翁德利希（Carl Reinhold August Wunderlich，西元 1815 年～西元 1877 年）
奧爾巴特（Thomas Clifford Allbutt，西元 1836 年～西元 1925 年）
麥克蘭根（Thomas Maclagan，西元 1838 年～西元 1903 年）

　　許多年來，醫療照護者把手放到病人的額頭上，看看有沒有發燒。醫學上測量人體溫度的體溫計（thermometer）要到了 19 世紀晚期才開始廣泛使用，這種體溫計的感溫尖端可以放在口中、腋下和肛門中。在含有水銀或酒精的溫度計中，這些液體會熱漲冷縮，使得管子中的液體會隨著溫度高低而增減。水銀溫度計的水銀柱中通常含有一小段縮窄的部分，可以水銀管的讀數維持穩定，之後用甩的讓溫度計讀數回復。

　　大約在 1612 年，義大利的醫生聖托里奧成為首位在類似溫度計的儀器上加上數字刻度的人之一，他解釋說：「病人可以捧著那個小瓶子，或是在罩子中對著瓶子吐氣，也可以將小瓶子放入口中，這樣我們就可以知道病人是健康的還是生病了。」但很可惜，他的儀器會受到大氣壓力變化的影響而無法準確測量。

　　德國的物理學家華倫海特在 1709 年發明了酒精溫度計，接著在 1714 年發明了水銀溫度計。華倫海特選擇使用水銀，是因為它在大範圍的溫度變化時依然能夠規律的膨脹，所以應用的範圍不只在測量體溫上。

　　有些早期的體溫計長達 25 公分，醫生很難放在袋子中隨身攜帶出診，而且量的時候要花二十分鐘。

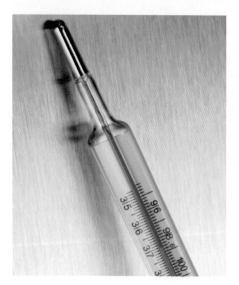

我們應該感謝英國醫生奧爾巴特，他在 1866 年終於發明了只有 15 公分長的體溫計，他說：「能夠和聽診器一直放在我的口袋裡。」

　　在體溫計歷史中的重要里程碑是德國醫生翁德利希的工作，他在 1868 年出版了兩萬五千名病人的體溫測量資料。同年，蘇格蘭醫生麥克蘭根研究了斑疹傷寒（typhus）、傷寒（typhoid）和肺炎（pneumonia）患者的體溫。

　　現在的體溫計大部分都是電子儀器，以測量紅外線的方式來取得體溫資料。

體溫計上同時有華氏溫標和攝氏溫標，正常體溫用紅色標明。

 參照條目　聽診器（西元 1816 年）、肺活量測量法（西元 1846 年）及血壓計（西元 1881 年）

甲狀腺手術

葛羅斯（**Samuel David Gross**，西元 1805 年～西元 1884 年）
柯赫爾（**Emil Theodor Kocher**，西元 1841 年～西元 1917 年）

1886 年，美國醫生葛羅斯寫道，切除因為甲狀腺腫（goiter）而極為腫大的甲狀腺（thyroid gland，位於脖子上）的困難之處：「沒有一個理性的人……會想要移除腫大的甲狀腺。只有勇於冒險或是有勇無謀的醫生才會這麼做……每一刀切下去，血液便滾滾流出，如果病人的運氣夠好，才能夠撐得過這場切肉過程。」

甲狀腺腫的成因是飲食中缺乏碘元素，甲狀腺需要碘來合成調控代謝與生長所需的激素。成功開啟現代甲狀腺手術的人是瑞士醫生柯赫爾，他自 1872 年執行了數千次手術，並且因為對於甲狀腺的生理與病理研究，以及切除手術，獲得了諾貝爾獎。但是很不幸，人類沒有甲狀腺之後雖然還是可以活許多年，但是缺少了甲狀腺素，最後會導致心智與身體衰退。這使得柯赫爾悲歎道：「我毀了甲狀腺腫患者的一生……許多人成了呆矮症患者（cretin），成為植物人，留著性命卻過著不值得活下去的日子。」

甲狀腺位於頸部，具有兩瓣，模樣類似蝴蝶的雙翼。甲狀腺分泌的激素中，最主要的是三碘甲狀腺素（triiodothyronine）和甲狀腺素（thyroxine）。如果甲狀腺分泌的激素太多，會造成甲狀腺機能亢進症（hyperthyroidism），症狀包括體重減輕、心跳加速和身體虛弱；分泌不足則會造成甲狀腺機能衰退症（hypothyroidism），症狀包括疲勞等。幸好甲狀腺機能亢進症有多種治療的方式，例如使用放射性碘元素，這些碘會聚集在甲狀腺，把這個腺體的部分或整個都摧毀。不過這樣的療法可能會造成甲狀腺機能衰退症，這時病人可以每天口服含有合成甲狀腺素的藥片。如果甲狀腺分泌的激素不足，腦中的下視丘（hypothalamus）會分泌促甲狀腺釋放激素（thyrotropin-releasing hormone, TRH），讓腦下垂體（pituitary gland）分泌甲狀腺刺激素（thyroid-stimulating hormone, TSH），後者會刺激甲狀腺激素的產生。如果甲狀腺釋放的激素太多，TRH 和 TSH 的製造便會受到抑制。

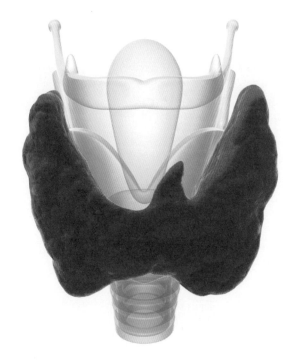

圖中紅色的就是甲狀腺，在左葉和右葉之間是錐體葉（pyramidal lobe）。在甲狀腺後方的是氣管和甲狀軟骨。

參照
條目　霍斯德的手術（西元 1904 年）、人類生長激素（西元 1921 年）及自體免疫疾病（西元 1956 年）

麻瘋病因

漢生（Gerhard Henrik Armauer Hansen，西元 1841 年～西元 1912 年）

　　1948 年，英國的醫師穆爾（Ernest Muir）寫道：「麻瘋（Leprosy）是所有疾病中最讓人擔心害怕的，並不是因為麻瘋會致死，反而是讓病人活著……臉部僵硬、眼睛無法閉上、雙唇顫抖、雙手如爪、跛足而行……然後眼睛會慢慢瞎掉，這些都是會在心中浮現的景象。」有些人認為麻瘋病是上帝施予有罪之人的詛咒，另外一些人認為麻瘋病是遺傳的。由於麻瘋病會引起神經損傷而使得感覺消失，因此病人的手或腳可能會經常受傷，最後不得不截肢。在歷史上，這些外貌損傷的麻瘋病患者通常受到社會排斥，而自行群居在一起。

　　麻瘋病可能源起於印度大陸，在印度出土的 4000 年前人類骨骸上，發現了因為麻瘋病而產生的侵蝕痕跡。在 13 世紀時，光是歐洲就有大約一萬九千間麻瘋病院。1873 年，挪威的醫生漢生終於發現麻瘋病是由麻瘋分枝桿菌（Mycobacterium leprae）這種細菌所引起，這是第一個確定會造成人類疾病的細菌。在沒有受到汙染的麻瘋病人組織切片中，可以看到這種桿狀的細菌。

　　漢生對於麻瘋分枝桿菌的研究受到重重阻礙，不只是因為他沒有辦法讓實驗動物（例如兔子）受到感染，也因為這種細菌沒有辦法在實驗室以人工合成培養，它缺乏獨立在宿主之外生存所需的許多基因。為了了解麻瘋病，漢生絕望之餘，在沒有事先告知的情況下，就把麻瘋分枝桿菌注射到一位婦女的一個眼睛中。在 1880 年，這位婦女把漢生告上法庭，最後他離開了卑爾根麻瘋醫院住院醫生的職務。所幸科學家後來發現，麻瘋分枝桿菌能夠在老鼠的腳趾和九帶犰狳（nine-banded armadillo）上生長。

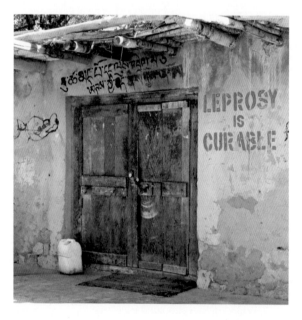

　　大多數的成人實際上對麻瘋免疫。這種疾病看來是經由接觸到患者鼻子和喉嚨的黏液所感染的，從接觸到發病需要數年的時間。現在治療麻瘋病的方式是同時服用三種藥物：達普頌（dapsone）、立汎黴素（rifampicin）和氯法齊明（clofazimine）。

現在只要同時服用數種藥物，就可以治癒麻瘋病。照片中的是鼓吹預防麻瘋病的塗鴉，位於印度拉達克公共建築的牆壁上。

參照條目　潘努姆的「法羅群島上的麻疹」（西元 1846 年）、淋巴腺鼠疫的病因（西元 1894 年）、洛磯山斑疹熱的成因（西元 1906 年）、監禁傷寒瑪麗（西元 1907 年）及沙利竇邁災難（西元 1962 年）

西元 1879 年

現代腦外科

麥斯文（**William Macewen**，西元 1848 年～西元 1924 年）
高德利（**Richman John Godlee**，西元 1849 年～西元 1925 年）
霍斯利（**Victor Horsley**，西元 1857 年～西元 1916 年）

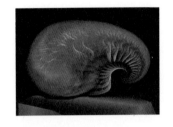

演員米高福克斯（Michael J. Fox）罹患了帕金森氏症（Parkinson's disease），他問神經手術醫生：「為什麼你認為腦部手術，比起其他的科學成就，向是火箭之類的，是所有人類技術中最具有挑戰性的？最需要人類智慧的呢？」神經外科醫生想了一下，回答說：「因為沒有犯錯的餘地。」

在人類最早的醫學手術中，就有了粗糙的腦部手術，史前時代的人類就曾經在活人的頭上鑿洞（見〈約西元前 6500 年／環鋸術〉）。就連希臘的醫生希波克拉底斯都曾描述，他覺得開腦就可以治療的腦部損傷。不過直到 19 世紀，才出現第一個現代而且成功的腦神經外科手術。

先是在 1876 年，蘇格蘭的醫生麥斯文診察了一位男孩前額左側的腦部膿瘍（發炎和腫大的組織）。這個男孩跌落而在左眉上方造成傷口，出現了抽搐和和無法說話的症狀（和語言處理相關的損傷）。可惜他沒有被允許動手術，後來那位男孩去世了。麥斯文相信那個男孩是枉死的，後來驗屍發現了一個鴿子蛋大小的膿瘍。

到了 1879 年，麥斯文開始對腦部膿瘍的患者進行成功的手術，這些手術是在 X 光發明以前進行的。麥斯文憑藉著病人的症狀，加上當時才找出來的腦部各區域的功能（見〈西元 1861 年／大腦功能分區〉），一起用來預測頭顱上適合打開的部位。舉例來說，他可能會觀察瞳孔反射、疼動的部位、抽搐發生的部位以及性質。不過麻醉術和麻醉藥在之前如果沒有重大的突破，麥斯文的手術也不會成功。

1884 年，英國的醫生高德利成為第一個切除腦部腫瘤（異常生長的組織）的人。1887 年，英國醫生霍斯利首度成功地切除了位於脊髓的腫瘤。

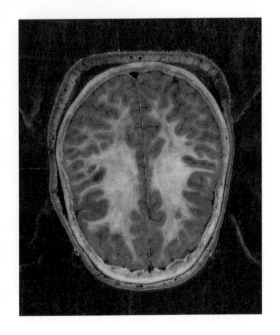

上圖：未來學家所描繪在西元 2050 年時人類的大腦，具有神經機械、碎形散熱單元。此圖由斯洛維尼亞畫家克拉賽克（Teja Krasek）繪製。右圖：成年男性腦部的橫切面，取自「看見人類計畫」（Visiable Human Project）。在這個計畫中，屍體會冷凍然後切成薄片，接著拍照。這個橫切面顯示出大腦皮質和皮質下的白質。

參照條目 環鋸術（約西元前 6500 年）、腦脊髓液（西元 1764 年）、全身麻醉（西元 1842 年）、大腦功能分區（西元 1861 年）、消毒劑（西元 1865 年）及帕金森氏症藥：左旋多巴（西元 1957 年）

血壓計

黑爾斯（Stephen Hales，西元 1677 年～西元 1761 年）
巴許（Samuel Siegfried Ritter von Basch，西元 1837 年～西元 1905 年）
巴洛克塞（Scipione Riva-Rocci，西元 1863 年～西元 1937 年）
克羅科夫（Nikolai Sergeyevich Korotkoff，西元 1874 年～西元 1920 年）

　　量血壓是醫生利用科技照顧病人的好例子。現在動脈血壓（arterial pressure）通常利用血壓計（sphygmomanometer）來測量，傳統形式的血壓計裝有能顯示血壓的水銀柱。收縮壓（systolic pressure）反應出心室收縮時造成的壓力，成年人正常的收縮壓約為 120 毫米水銀柱高。舒張壓（diastolic pressure）是動脈的最低血壓，這時心室中充滿了血液。成年人在正常狀況下，舒張壓約為 80 毫米水銀柱高。

　　在血壓計的演進歷史非常有趣，其中充滿了足智多謀的發明家。舉個例子，在 1733 年，英國的生理學家黑爾斯提供了第一個測量動物血壓的完整數據，他把細長的玻璃管接到馬脖子的動脈上，發現管中的血液可以升到 290 公分高。1881 年，奧地利的醫生巴許把充滿水的橡膠球壓到動脈上，持續加壓直到脈搏消失為止，這個橡膠球連接到水銀柱上，好測量脈搏被壓緊時的收縮壓。1896 年，義大利醫生巴洛克塞採用了能夠包住手臂的可膨脹式短套，以測量動脈穩定的血壓。最後到了 1905 年，俄羅斯醫生克羅科夫利用聽診器聆聽膨脹式短套壓力解除時從動脈傳出的聲音，這時可以測量出舒張壓。

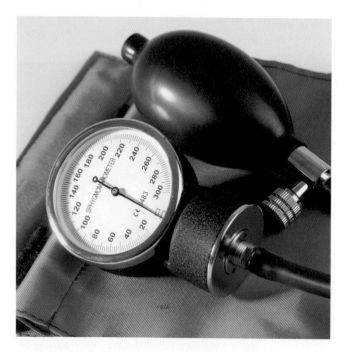

1910 年之後，美國醫生開始在病人的診斷書上列出收縮壓和舒張壓。

　　現在的血壓計能夠讓醫生診斷出低血壓和高血壓。高血壓是中風、心臟病和腎衰竭的危險因子。現在仍然有人使用水銀血壓計，電子式血壓計和氣表式血壓計中則不需要使用到液體。

無液血壓計，可以用來測量低血壓和高血壓。

參照條目　脈搏測量表（西元 1707 年）、聽診器（西元 1816 年）、檢眼鏡（西元 1850 年）及醫用體溫計（西元 1866 年）

剖腹產

桑格（**Max Sanger**，西元 1853 年～西元 1903 年）

醫學史家史威爾（Jane Sewell）寫道，在今日的美國，「女性可能會害怕生產時的痛苦，但是沒有預期生產可能會讓自己（和胎兒）死亡。不過在 19 世紀，許多婦女可能不會這麼想……剖腹產（在當時）的結果幾乎是會讓產婦與胎兒死亡，現在則是母子均安。」

現今的剖腹產是在孕婦的腹部和子宮切開橫向的切口，取出嬰兒，通常是在孕婦或胎兒生命有危險的時候進行。剖腹產（Cesarean section）的英文名稱是從羅馬皇帝凱薩（Julius Casear）而來的，傳說他有一個祖先是由剖腹產產下的。在歷史中大部分的時期，剖腹產並不是為了保護孕婦的性命而進行的，因為當時手術的技術還不夠先進，醫生缺乏在不會造成感染的情況下縫合子宮切口的技術。在生產後，子宮的肌肉會收縮，因此需要適當的縫合。西元 1500 年，出現了第一個婦女剖腹產後活下來的紀錄，那是瑞士的豬閹割師努法（Jakob Nufer）宣稱對自己妻子進行的手術。1794 年，班耐特（Jesse Benett）博士首度執行在美國的成功剖腹產，對象是他的妻子。

最後在 1882 年，德國的婦產科醫師桑格發展出一種特殊的傷口**縫法**，成為了現代剖腹產之父。他使用銀製的縫線，把組織產生的反應降到最低，也使得感染率減少。他縫合子宮的技術改革了剖腹產，挽救了無數婦女的性命。

現在剖腹產通常是在妊娠合併症（pregnancy complication）時建議執行，這種合併症包括妊娠毒血症（severe preeclampsia，包括在孕期中血壓過高）、多胞胎、糖尿病、母親受到愛滋病毒感染、前置胎盤（placenta previa，胎盤有部分遮蓋住子宮頸）和產道狹窄。

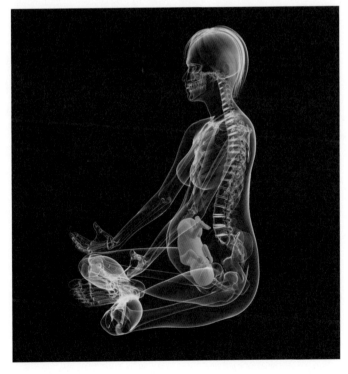

圖中的胎兒頭部朝下，這是正常的胎位。如果頭部朝其他的方向，將會不容易生產，或是無法以自然的方式生產。

參照條目　縫合術（約西元前 3000 年）、墮胎（西元 70 年）、產鉗（西元 1580 年）、杭特的《妊娠子宮》（西元 1774 年）、子宮切除術（西元 1813 年）、輸卵管切除術（西元 1883 年）、現代助產術（西元 1925 年）、為自己動手術（西元 1961 年）、第一個試管嬰兒（西元 1978 年）

柯霍的結核病演講

柯霍（Heinrich Hermann Robert Koch，西元 1843 年～西元 1910 年）
瓦克斯曼（Selman Abraham Waksman，西元 1888 年～西元 1973 年）

　　1882 年，德國醫生柯霍發表了一場指標性的演講，宣布發現了造成結核病（tuberculosis）的細菌。根據諾貝爾獎網站（Nobelprize.org）的說法，這是「醫學史上最重要的演講」，因為這場演講「內容如此創新、充滿靈感、周密完善，為二十世紀的科學進展建好了舞台。」柯霍不只用新的顯微鏡染色技術發現了結核分枝桿菌（Mycobacterium tuberculosis），他還證明了這種細菌會引起疾病。

　　在演講的一開始，柯霍在顯微鏡和動物組織樣本的圍繞之下，描述這種疾病駭人的歷史：「如果某種人類疾病的重要性，是看它造成的死亡人數，那麼比起其他令人害怕的傳染病，例如鼠疫、霍亂等，結核病應該更重要。每七位死者中，就有一位的死因是結核病。」諾貝爾獎得主艾利希（Paul Ehrlich）聽了這場演講，他後來說：「我認為這一晚是我科學生涯中最重要的體驗。」

　　結核病可以經由咳嗽飛沫傳染，通常會影響肺部，造成的症狀之一是咳血，不過結核菌也可以影響身體其他的部位，例如骨頭和小腸。現在，受到結核菌感染的人體內通常有細菌，但是不會有明顯的症狀，而地球上有三分之一的人受到感染，這實在是不可思議。不幸的是，當人體的免疫系統衰弱的時候（例如罹患了後天免疫不全症候群），這些原本沉寂的細菌就會活躍起來。

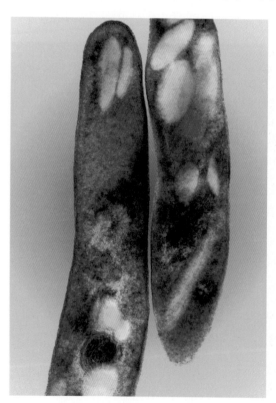

　　1944 年，美國的微生物學家瓦克斯曼和他的同事終於發現能夠治癒肺結核患者的抗生素鏈黴素（streptomycin），不過結核菌很快就對這種藥物產生抗藥性。現在結核病人可能同時要接受四種對抗細菌的藥物治療，要好幾個月才能痊癒。

　　光是在西元 1700 至 1900 年，結核病就造成了大約十億人死亡。結核病曾經稱為「癆病」（consumption），這是因為患者的身體都被消耗殆盡了（consumed）。

穿透式電子顯微鏡所拍攝的結核病菌：結核分枝桿菌（Mycobacterium tuberculosis）

參照條目　潘努姆的「法羅群島上的麻疹」（西元 1846 年）、布洛德街抽水幫浦的把手（西元 1854 年）、找尋靈魂（西元 1907 年）、抽菸與癌症（西元 1951 年）及反轉錄酶和愛滋病（西元 1970 年）

吞噬作用理論

梅基尼可夫（Ilya Ilyich Mechnikov，西元 1845 年～西元 1916 年）

　　身體中的免疫系統極為複雜，能夠幫助我們免於各種疾病。俄國的生物學家梅基尼可夫在研究了海星的幼體時，發現免疫系統成員之一的作用方式。1882 年，他將棘刺插入海星幼體之後，觀察到有某種細胞會朝向棘刺移動。他提出理論，把這些細胞叫做吞噬細胞（phagocyte），並且認為這些細胞就像是單細胞生物，它們正常的消化過程之一，就是吞噬和摧毀小的顆粒。他後來研究水蚤這種微小的甲殼動物，發現牠們體內有可以到處移動的吞噬細胞，會摧毀身體中的真菌孢子。他還觀察到哺乳動物中的吞噬細胞會吞噬並且摧毀炭疽菌。梅基尼可夫認為，吞噬細胞是對抗入侵微生物（例如細菌）的主要機制，這個過程可能是從類似變形蟲之類單細胞生物簡單的吞食作用所演化而來的，只是原來的「吞」是為了「吃」，而擴展到「吞」是為了「防禦」。他把身體中吞噬細胞的行為，形容成軍隊在對抗感染。

　　與梅基尼可夫同時代的許多科學家並不接受吞噬細胞保護身體的機制，原因之一是當時普遍接受的理論是，這些細胞實際上會幫助病原體在身體內散播，而非摧毀病原體。不過梅基尼可夫由於這個重大的發現，在 1908 年獲得諾貝爾獎。現在我們知道梅基尼可夫當年研究的吞噬細胞可能是單核球（monocyte）和嗜中性球（neutrophil）這兩種白血球（leukocyte）。白血球是免疫系統的一部分，在骨髓中製造出來。受到感染時，化學訊號會吸引白血球到病原體入侵的部位。吞噬細胞的另一個作用是清除身體中已死亡或是將死去的細胞，這是每天都在發生的。血液中的白血球數量經常當成與感染有關疾病的指標。

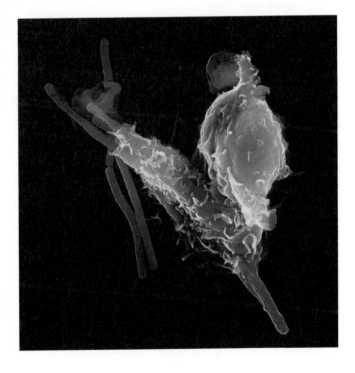

掃描式電子顯微鏡所拍攝的嗜中性球（黃色，屬於吞噬細胞）正在吞噬桿狀的炭疽菌（橘色）。嗜中性球是數量最多的白血球，也是對抗入侵微生物的第一道防線。

參照條目　淋巴系統（西元 1652 年）、抗體的結構（西元 1959 年）及胸腺（西元 1961 年）

健康保險

俾斯麥（Otto Eduard Leopold von Bismarck，西元 1815 年～西元 1898 年）

　　健康保險（Health insurance）能夠幫助人們面對高額的醫療費，通常會由政府或是私人保險公司提供。1883 年，普魯士─德意志的政治家俾斯麥實施了最早的國家健康保險計畫之一，將許多工業界中的勞工納入保險範圍。後來英國（1911 年）、瑞典（1914 年）和法國（1930 年）都建立了國家健康保險計畫。

　　美國的健康保險發展得比較晚，原因之一是在 1920 年之前，大部分的人都在家中接受醫療，費用低，而且當時的醫療技術對大部分的病人都沒有用。在 1920 年代之前，即使動手術也是在家中。美國的第一個個人保險計畫始於南北戰爭時代（西元 1861 年～西元 1865 年），但是只有在搭乘火車或蒸汽船發生意外時才理賠。早在 1847 年，麻州波士頓健康保險公司（Massachusetts Health Insurance of Boston）就提供了相當廣泛的團體保險方案。在 1929 年，德州達拉斯市的教師與貝勒醫院簽訂合約，每個月付出固定的金額，以得到醫療服務，這是第一個現代團體健康保險方案，也成為美國藍十字（Blue Cross）醫療照護保險的前身。醫療照護方案的好處在於風險共擔（risk pooling）：將風險分擔給支付保險費的人，其中大部分的人都是健康的。1939 年，加州醫學協會（California Medical Association）成立藍盾保險計畫（Blue Shield），以支付醫生的費用。

　　在第二次世界大戰期間，美國政府禁止雇主提高薪資，因此雇主就提供更完善的健康保險津貼，以爭取員工。1965 年，聯邦醫療保險（Medicare）成立，這是為了年長者和某些殘障人士提供的公共保險計畫。美國醫療補助措施（Medicaid）則適用於一些低收入家庭的成員與兒童。

　　在美國，由政府控制的健康照護通常都受到激烈的爭辯。1935 年，《美國醫學會期刊》（*Journal of American Medical Association, JAMA*）的編輯費許班（Morris Fishbein）說，公立的醫療服務將會使得美國「共產化」，美國國民將會「成為機器人般，將依照從政者和掌權者的願望來移動、呼吸、生活、患病與死亡。」

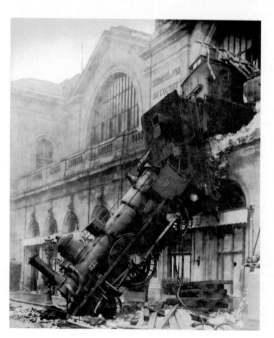

在 19 世紀末期，搭火車可能滿危險的。美國第一個個人保險理賠的範圍是搭乘火車或蒸汽船時發生的意外。圖中是 1895 年格蘭威爾─巴黎快車的事故。

參照條目　《針灸大成》（西元 1601 年）、醫院（西元 1784 年）、美國醫學會（西元 1847 年）及安寧照護（西元 1967 年）

西元 1883 年

輸卵管切除術

泰特（**Robert Lawson Tait**，西元 1845 年～西元 1899 年）

醫生艾利斯（Harold Ellis）寫道：「在 1883 年以前，發生子宮外孕破裂（ruptured ectopic pregnancy），就等於宣告死刑。」雖然早在 1809 年，就有一些先驅的醫生成功地移除一些受苦婦女體內的卵巢囊腫（ovarian cyst）。「但是由於一些不明的原因，醫生通常只能無助地站在病床邊，看著年輕的婦人……清除從破裂輸卵管湧出的血液。」

通常卵子會在輸卵管（fallopian tube，從卵巢連到子宮）中受精。受精卵一旦進入子宮，就會著床於子宮內壁，然後在子宮中發育成胚胎。不過有的時候會發生子宮外孕，也就是受精卵在子宮以外的地方著床，例如在狹窄輸卵管的內壁。如果輸卵管破裂或是將要破裂，就必須動手術切除輸卵管，好保護該名婦女的生命。

1883 年，蘇格蘭的醫生泰特首次執行了移除輸卵管的外科手術，這種輸卵管切除術（salpingectomy）後來拯救了無數婦女的性命。他說明他第一次的輸卵管切除術：「右側的輸卵管已經破裂，胎盤從裂口突出來。我紮緊了輸卵管後，將之切除。我遍尋不著胎兒，我猜胎兒可能流落在小腸的折縫中，然後被吸收了。病人過了很久才痊癒，不過她現在已經完全康復了。」

輸卵管如果出現腫瘤或是危險的感染，醫生也會執行輸卵管切除術。現在如果在懷孕初期就發現子宮外孕，醫生會開給孕婦胺甲蝶呤（methotrexate），這種藥物能夠使發育中的胚胎停止成長，這樣就不需要進行輸卵管切除術。有的時候，子宮外孕對輸卵管造成的傷害如果不是無法挽回，那麼醫生就會捨棄使用輸卵管切除術，而是在輸卵管上開一個小口，把著床在錯誤地方的胚胎移除。侵入性最低的腹腔鏡手術（laparoscopic surgery）也可以用在輸卵管上。

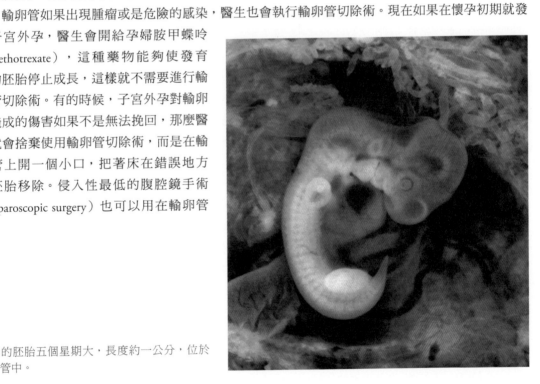

圖中的胚胎五個星期大，長度約一公分，位於輸卵管中。

參照條目　墮胎（西元 70 年）、杭特的《妊娠子宮》（西元 1774 年）、子宮切除術（西元 1813 年）、剖腹產（西元 1882 年）、「兔子死了」（西元 1928 年）、子宮避孕器（西元 1929 年）、第一個試管嬰兒（西元 1978 年）及內視鏡手術（西元 1981 年）

局部麻醉劑：古柯鹼

蓋德克（Friedrich Gaedcke，西元 1828 年～西元 1890 年）
尼曼（Albert Friedrich Emil Niemann，西元 1834 年～西元 1861 年）
哈代（Thomas Hardy，西元 1840 年～西元 1928 年）
豪斯泰德（William Steward Halsted，西元 1852 年～西元 1922 年）
佛洛伊德（Sigmund Freud，西元 1856 年～西元 1939 年）
柯勒（Karl Koller，西元 1857 年～西元 1944 年）

　　1882 年，英國小說家哈代以一位老人回憶的方式，來描述移除眼睛白內障手術的過程：「醫生做的時候，就像是有一個又紅又熱的針插在你的眼珠子裡面。不過他不會覺得這個過程很長，絕不會，如果會的話，我就不用忍那麼久了。這不是一分鐘，有四十五分鐘那麼長。」想想看，如果沒有局部麻醉劑讓痛覺消失，而有一根針在你的眼睛中四十五分鐘，這會是多麼痛苦的折磨！

　　1880 年代，奧地利的神經學家佛洛伊德研究古柯鹼（cocaine）是否能用來治療嗎啡（morphine）成癮，這時他建議奧地利一位年輕的眼科醫生說，古柯鹼說不定可以用來麻醉身體的特定部位。在 1884 年著名的實驗中，柯勒把古柯鹼溶液塗在眼睛上，然後用針刺自己眼睛。他沒有感覺到疼痛，這個實驗宣示著一種採用局部麻醉劑的無痛新手術將要出現。局部麻醉劑可以阻止身體特定部位的神經訊息傳遞，而抑制了痛覺，但是病人依然維持清醒。美國的醫生豪斯泰德聽到了柯勒的新發現之後，就把古柯鹼注射到神經，產生了特殊的神經阻斷麻醉術（nerve-block anesthesia），但很不幸，豪斯泰德很快就對古柯鹼上癮了。當然，乙醚和其他數種氣體能造成無意識的狀態，可以用來進行**全身麻醉**。

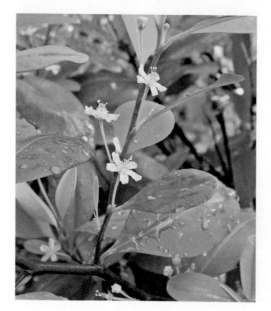

但是全身麻醉有缺點，例如會讓病人嘔吐，而且醫生在手術進行當中也無法與病人互動。

　　許多年來，南美洲的原住民就會咀嚼古柯葉，為的是古柯鹼所引發的興奮效果。原住民也會把咀嚼葉片後產生的唾液塗在傷口上，好減輕疼痛。不過直到 1855 年，德國化學家蓋德克才把古柯鹼這種化合物純化出來。同樣也是德國的化學家尼曼在 1859 年改進了純化的程序，並且使用古柯鹼這個名稱。現在，古柯鹼已經被其他更安全與更不容易成癮的許多合成局部麻醉劑取代，包括對胺苯甲酸乙酯（benzocaine）和利多卡因（lidocaine）等。

古柯樹（Erythroxylum coca）原生自南美洲。古柯鹼是古柯樹製造的生物鹼（alkaloid）之一。

參照
條目　低溫麻醉（西元 1812 年）、全身麻醉（西元 1842 年）、阿司匹靈（西元 1899 年）、心理分析（西元 1899 年）、霍斯德的手術（西元 1904 年）、專利成藥（西元 1906 年）、神經傳遞物（西元 1914 年）及在自己身上做醫學實驗（西元 1929 年）

西元 1890 年

抗毒素

北里柴三郎（**Shibasaburo Kitasato**，西元 1853 年～西元 1931 年）
艾利希（**Paul Ehrlich**，西元 1854 年～西元 1915 年）
貝林（**Emil Adolf von Behring**，西元 1854 年～西元 1917 年）
沃尼克（**Erich Arthur Emanuel Wernicke**，西元 1859 年～西元 1928 年）

　　歷史學家林頓（Derek Linton）寫道：「在 1901 年，貝林因為採用血清療法來治療白喉（diphtheria），獲得了第一屆諾貝爾生理醫學獎。白喉每年造成數千名嬰兒死亡，而白喉血清是在細菌學時代（bacteriological era）第一個重要的療法，新藥物的測試過程在白喉血清發展的過程中誕生。」在貝林的白喉療法中，羊和馬變成了製造抗毒素（antitoxin）的工廠。

　　有些細菌會製造有害的毒素，對身體造成大災難，例如白喉桿菌（Corynebacterium diphtheriae）會製造一種蛋白質，它分成兩段後，隨著血液散播，進而影響心臟、腎臟和神經，造成白喉病的症狀。破傷風梭菌（Clostridium tetani）則會製造破傷風痙攣毒素（tetanospasmin）這種蛋白質，屬於神經毒素，會造成下顎和身體其他部位的肌肉痙攣。破傷風通常是從傷口而感染，是第一次世界大戰戰場上重要的致死原因。

　　約在 1890 年，德國科學家貝林和沃尼克發展出第一種能對抗白喉毒素的抗血清。大約在同時，貝林也和日本細菌學家北里柴三郎發展出對抗破傷風毒素的免疫血清（antiserum）。這些科學家將含有破傷風菌或是白喉菌的液態培養基（其中含有毒素）殺菌之後，注入動物中，引發牠們產生免疫作用，然後發現這些動物的血清（血液除去血球和凝血因子之後剩下的部分）注射到生病的動物體內後，能使毒素無法對這些動物造成傷害，而達到治癒的效果。這樣把一個動物（在血清中的）抗體轉移到另一個動物身上，使得後者能夠有短暫的免疫作用，稱為被動免疫（passive immunity）。抗血清中的抗體會和有毒的物質結合，使得接受血清的動物能夠發動比較強烈的免疫反應。

　　德國的科學家艾利希幫助貝林改進技術，讓注射入馬和羊的毒素在安全的份量之內，這些動物的血液很方便地就能製作出含有適當份量的抗毒素血清，可以用來救命。抗血清和疫苗不同，能夠用來治療已經生病的人。

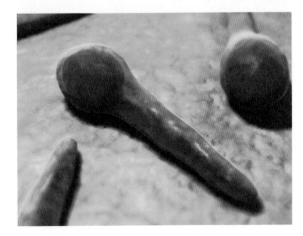

破傷風梭菌（Clostridium tetani）的特徵之一是形狀有如鼓棒。土壤中有破傷風梭菌的孢子。破傷風梭菌產生的毒素會造成破傷風，症狀是強烈的肌肉痙攣，可能會造成死亡。

參照條目　米特拉達提斯解毒劑與萬靈藥（西元前 100 年）、生物武器（西元 1346 年）、小兒麻痺疫苗（西元 1955 年）及抗體的結構（西元 1959 年）

乳膠外科手套

李斯特（**Joseph Lister**，西元 1827 年～西元 1912 年）
豪斯泰德（**William Steward Halsted**，西元 1852 年～西元 1922 年）

在消毒技術誕生之前，在了解到診治病人之前需要維持清潔之前，醫生開刀時都不戴手套，而且只穿上如肉販所穿的圍裙。當時許多醫生都對圍裙上層層累積的汙血、血塊和濃汁引以為傲，當成榮譽的標章。1865 年，英國的醫生李斯特以石碳酸（carbolic acid，現在稱為酚）消毒傷口和手術器具，大幅減少了手術後的感染。

1890 年，美國的醫生豪斯泰德率先使用消毒過的醫療手套。這是他的手術助理漢普頓（Caroline Hampton）所慫恿的。因為反覆使用石碳酸和其他刺激性物質洗手，讓她的手產生了嚴重的皮膚發炎。豪斯泰德聯絡了古德里奇橡膠公司（Goodrich Rubber Company），要來了一些能夠在消毒後使用的橡膠手套樣本，交給漢普頓使用。她手的皮膚復原了，不久之後，他們兩人結婚了。

現在醫護人員已經慣常使用手套，以免傳染病在病人以及醫護人員之間散播。這些醫療手套可由乳膠、乙烯或其他材料製成。以往手套中會灑入石松粉（lycopodium powder）或滑石粉，以方便穿脫，但是後來發現這兩種東西如果沾到傷口上會造成傷害，所以在 1970 年代後，大多就改用玉米澱粉了。

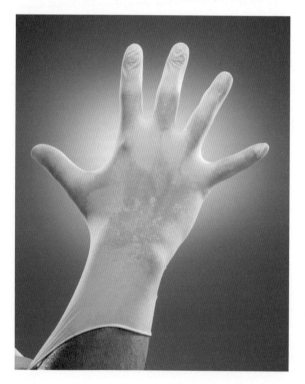

現代許多醫療手套都不含粉末，而以特殊的製程讓手套沒有那麼黏。乳膠手套能夠讓醫護人員活動便利，同時保留敏銳的觸覺，但是有些病人和醫護人員對乳膠過敏，這是就要避免使用。

在豪斯泰德之前，有些醫生也嘗試戴手套，手套的材料包括羊小腸（1758 年）、厚的橡膠（1840 年代），但是這些手套戴上後活動不便，並不適合外科手術所需要的精細控制。大約在 1844 年，古德里奇橡膠公司發展出在橡膠中加入硫程序（一種化學改造的方式），而能製作出更輕、延展性更佳的橡膠。

慣常使用醫療用手套，能夠避免感染病人和醫療照護人員之間散播。

參照
條目
保險套（西元 1564 年）、塞麥爾維斯的洗手建議（西元 1847 年）、消毒劑（西元 1865 年）、霍斯德的手術（西元 1904 年）、過敏（西元 1906 年）、OK 繃（西元 1920 年）

神經元學說

瓦德爾—赫茲（**Heinrich Wilhelm Gottfried von Waldeyer-Hartz**，西元 1836 年～西元 1921 年）
高爾基（**Camillo Golgi**，西元 1843 年～西元 1926 年）
卡加爾（**Santiago Ramón y Cajal**，西元 1852 年～西元 1934 年）

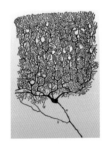

　　神經學家薛福德（Gordon Shepherd）指出，神經元學說（Neuron Doctrine）是「現代思想中最偉大的概念之一，能夠和物理學中量子理論與相對論，以及化學中的週期表與化學鍵理論媲美」。神經元學說是在 19 世紀晚期透過顯微鏡的研究所催生的。這個學說指出，神經系統中稱為神經元（neuron）的特殊細胞，是負責傳遞訊息的功能單元，它們彼此以數種特殊的方式連接在一起。1891 年，德國的解剖學家瓦德爾—赫茲根據西班牙神經科學家卡加爾、義大利病理學家高爾基和其他科學家的觀察結果，正式提出神經元學說的內容。高爾基發明了特殊的銀染法，卡加爾則加以改進，使得科學家在顯微鏡下能夠更清楚看到神經元分支這樣非常細微的構造。

　　雖然現在的科學家發現這個學說有一些例外，不過大部分的神經元都有樹突（dendrite）、細胞本體和軸突（axon，可以長達一公尺）。在許多情況下，神經元會從軸突末端釋放出神經傳遞物（neurotransmitter）這類化學物質，接著神經傳遞物會穿過稱為化學突觸（chemical synapse）的狹窄間隙，抵達鄰隔神經元的樹突。如果一個神經元收到的各個訊息造成的總興奮大到某一程度，這個神經元就會產生一個短暫的電脈衝，稱為動作電位（action potential）。動作電位會沿著軸突傳遞。電性突觸（electrical synapse）這種間隙連接（gap junction）也可以將不同的神經元連結在一起。

　　感覺神經元（sensory neuron）會把來自身體中感覺受器細胞（snesory receptor cell）的訊息傳到大腦。運動神經元（motor neuron）會把訊息從腦傳到肌肉。神經膠細胞（glial cell）能提供神經元結構上和代謝上的支援。雖然成年人體內的神經元不傾向分裂，但是人一輩子當中，神經元之間的突觸都可以持續產生新的。人類約有一千億個神經元，每個都能和一千個以上的突觸連結。

　　軸突外面有髓鞘（myelin，一種化學絕緣體）包圍著。如果髓鞘不足，就會產生多發性硬化症（multiple sclerosis）。神經傳遞物多巴胺（dopamine）通常由中腦（midbrain）的某些神經元所製造，帕金森氏症（Parkinson's disease）則和多巴胺的不足有關。

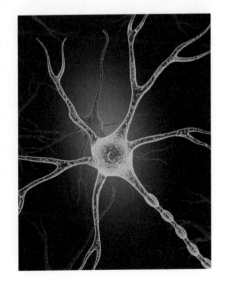

上圖：高爾基所描繪的貓小腦中的普金野氏神經元（Purkinje neuron）。右圖：神經元有多條樹突、一個細胞本體和一條長長的軸突。圖中軸突上膠囊狀的小珠是髓鞘細胞。

參照條目 腦神經系統的比對（西元 1664 年）、小腦的功能（西元 1809 年）、貝馬二氏準則（西元 1811 年）、阿茲海默症（西元 1906 年）、神經傳遞物（西元 1914 年）、人類腦電波圖（西元 1924 年）及帕金森氏症藥：左旋多巴（西元 1957 年）

發現病毒

貝傑林克（Martinus Willem Beijerinck，西元 1851 年～西元 1931 年）
伊凡諾夫斯基（Dmitri Iosifovich Ivanovsky，西元 1864 年～西元 1920 年）

　　科學記者艾德勒（Robert Adler）寫道：「狂犬病、天花、**黃熱病**、登革熱、小兒麻痺症、流行性感冒、愛滋病……這份（由病毒引起的疾病）名單，看起來就好像是記錄人類苦難的清冊……當年破解病毒奧秘的科學家名符其實的是在暗中摸索，想要了解他們看不到的事物……。許多年前，病毒這種東西甚至是無法想像到的。」

　　病毒位於生物和無生物之間的奇特疆域中。病毒缺乏自行繁殖所需要的所有分子機具，不過當病毒感染了動物、植物、真菌或是細菌時，他們可以劫持宿主細胞，然後複製出許多新的病毒。有些病毒還會誘使宿主細胞進入複製失控的狀態，進而造成**癌症**。現在我們知道，大部分的病毒都非常小，平均大小只有細菌的百分之一，使用光學顯微鏡無法觀察到。病毒顆粒由遺傳物質（DNA 或 RNA）以及包圍在外的蛋白質外套組成，有些病毒具有脂質（一種小的有機分子）外套膜，這是它們離開宿主細胞時所帶上的。

　　1892 年，俄羅斯的生物學家伊凡諾夫斯基嘗試了解菸草鑲嵌疾病的起因，這種疾病會摧毀菸草的葉片，他跨出了病毒早期研究的重要一步。他將染病的葉子磨碎榨汁，再用能夠擋住所有細菌的細磁過濾器過濾榨出的汁液，但是他非常驚訝地發現，這樣濾出的汁液依然能夠感染其他菸草。不過伊凡諾夫斯並不知道真正的病因是病毒，而認為是毒素或是細菌孢子引發疾病的。1898 年，荷蘭的生物學家貝傑林克進行了類似的實驗，他則認為這種新的致病媒介是液態的，稱之為「可溶性活病原」（soluble

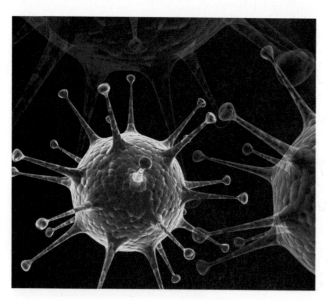

living germ）。後來的科學家能夠在含有天竺鼠角膜組織、碎雞腎、受精雞蛋的培養基中培養病毒。要到 1930 年代有了電子顯微鏡之後，人類才首次看到病毒。

大部分的動物病毒其形狀都是對稱的（例如正二十面體），外觀看起來接近球狀，正如這張圖所描繪的。病毒通常都比細菌小很多。

參照條目　生物武器（西元 1346 年）、癌症病因（西元 1761 年）、尋常性感冒（西元 1914 年）、子宮頸抹片檢查（西元 1928 年）、史丹利的病毒結晶（西元 1935 年）、海拉細胞（西元 1951 年）、放射性免疫測定法（西元 1959 年）、反轉錄酶和愛滋病（西元 1970 年）及致癌基因（西元 1976 年）

西元 1892 年

整骨療法

史提爾（**Andrew Taylor Still**，西元 1828 年～西元 1917 年）

整骨療法（osteopathy）這個健康照護的領域，強調的是肌肉骨骼系統對於預防與治療健康問題上的角色。在南北戰爭之後，陸軍軍醫史提爾的孩子大多因為感染性疾病而死亡，他於 1892 年在密蘇里州的科克斯維爾（Kirksville）創辦了第一間整骨療法的學校。史提爾的概念是，大部分的疾病起因於神經和血流受到機械式的干擾，因此經由推拿「紊亂、錯位的骨骼、神經和肌肉，移除所有的阻塞，使得生命運作的機制能夠重整」，使得這些疾病可以痊癒。史提爾在他的自傳中宣稱，他能經由「搖動，治療兒童的猩紅熱、哮吼和白喉，扭轉脖子就可以在三天內治好百日咳。」這些說法以現在的眼光看來，可能有些牽強附會，但是他的方法卻比正規醫療成功，因為死在他手中的病人比當時其他許多醫生來得少。與他同時代的手術和藥物通常有害，因此許多人質疑放血、直腸給養法（rectal feeding）等療法的功效，有些藥物中砷或汞的含量也已經到了有毒的程度。史提爾寫道，在南北戰爭時，「密蘇里州和堪薩斯州有些地區沒有醫生，兒童卻沒有死亡。」

目前在美國受訓練的整骨醫生（doctor of Osteopathic Medicine），所接受的教育和一般傳統的醫生相同，在法律上的地位也和醫生完全相同（在歐洲與大英國協中，整骨師不算醫生）。大部分的整骨醫生都在家中營業，或是前往病人家中治療。現代的美國整骨醫生除了使用正規醫療的方式與藥物，也強調飲食、姿勢和治療性推拿，不過顱骨整骨療法（cranial osteopathy）誇稱對於解除疼痛和其他疾病的功效，則引起了強烈的爭議。顱骨整骨療法會推拿頭部的骨骼，只有少數整骨醫生會採用。

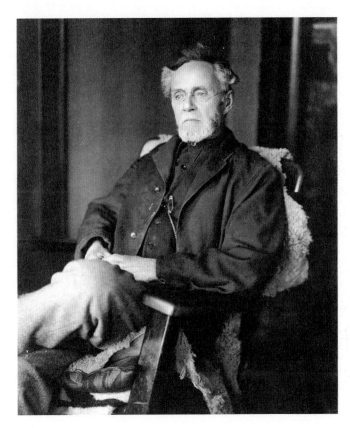

整骨療法之父史提爾，攝於 1914 年。

參照條目　顱相學（西元 1796 年）、D.D. 帕馬與整脊療法（西元 1895 年）及弗萊克斯納報告與醫學教育（西元 1910 年）

發現腎上腺素

奧立佛（George Oliver，西元 1841 年～西元 1915 年）
夏培—沙佛（Edward Albert Sharpey-Schafer，西元 1850 年～西元 1935 年）
高峰讓吉（西元 1854 年～西元 1922 年）

發現腎上腺素（adrenaline）值得記上一筆，原因之一是它是第一個純化並且在實驗室中製造出來的腺體激素。激素是化學「傳訊者」，由身體中某個部位的細胞釋放出來，好影響其他部位的細胞。

英國醫生奧立佛和生理學家夏培—沙佛從 1893 年起，開始首次有系統地研究腎上腺素的效果。在此之前，奧立佛就一直用他的兒子做實驗，他把腎上腺（adrenal gland，位於腎臟上方）的萃取物施給他的兒子，發現他兒子的血管擴大了。接下來，奧立佛敦促夏培—沙佛把萃取物注射到狗的身體中，他們驚訝地發現，血壓計的水銀柱顯示狗的血壓大幅改變。他們很快就發現在腎上腺中的活性物質（現在稱為腎上腺素），會強烈影響小動脈（arteriole）的收縮，使得血壓上升。解剖學家卡麥可（Stephen Carmichael）寫道：「1894 年，他們將這一連串實驗的結果公諸於世，成為第一個激素的效果示範宣言。

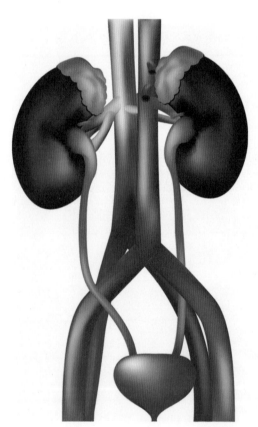

許多歷史學家認為這個腎上腺髓質（medulla，器官的中央部位）的研究，是內分泌學（endocrinology）的里程碑。」

日本的武士化學家高峰讓吉通常被認為是第一個萃取並且大量純化腎上腺素的人，當時是 1901 年，不過真正取得結晶產物的是他的助理。高峰讓吉取得了以腎上腺素讓血壓上升的相關專利，成為有錢人。腎上腺素後來發現能夠用於控制出血、心臟病、婦產科，並且用來治療過敏。

腎上腺素對於身體的正常運作極為重要。在遇到壓力時，腎上腺素會大量分泌，這使得心跳加速，並且讓心房每次收縮時擠壓出的血液增加，這樣會讓流到肌肉的血液變多。腎上腺素也會讓肺臟空氣通道的平滑肌放鬆，並且也讓（距離心臟比較遠的）周邊動脈和靜脈收縮，但是會使得肌肉、肝臟和心臟的血管舒張。

腎上腺素由腎上腺製造（位於腎臟上方的土黃色器官），材料是苯丙胺酸和酪胺酸。

參照條目 甲狀腺手術（西元 1872 年）、過敏（西元 1906 年）、人類生長激素（西元 1921 年）、可體松（西元 1948 年）、松果體（西元 1958 年）及 β - 阻斷劑（西元 1964 年）

西元 **1894** 年

淋巴腺鼠疫的病因

北里柴三郎（**Shibasaburo Kitasato**，西元 1853 年～西元 1931 年）
耶赫辛（**Alexandre Emile Jean Yersin**，西元 1863 年～西元 1943 年）

記者馬里歐特（Edward Marriott）寫道：「鼠疫這個詞帶著不祥的聲響。沒有其他的疾病能有如此啟示錄般的力量。鼠疫能夠沉眠數百年，而一出現就具有滅國的力量。」1894 年，淋巴腺鼠疫（bubonic plague）肆虐香港，當時在香港的兩位頂尖科學家：法國—瑞士裔的醫生耶赫辛（Alexandre Emile Jean Yersin）與日本醫生北里柴三郎展開了狂熱而且敵對的研究競賽，最後終於找到了造成淋巴腺鼠疫的細菌：鼠疫耶氏桿菌（Yersinia pestis），這種桿狀細菌的名稱讓耶赫辛與發現鼠疫病因的功績明顯地連接在一起。

歷史學家康特（Norman F. Cantor）寫道：「西元 1348 至 49 年期間的黑死病（Black Death）是歐洲史上嚴重的生物醫學災難，可能也是整個世界史上最大的。」阿拉伯的歷史學家赫勒敦（Ibn Khaldun）寫道：「西方和東方的文明都遭遇到一次毀滅性的鼠疫。鼠疫蹂躪各國，造成許多人死亡，吞噬了許多優秀的文明產物，將之從人類居住的世界消抹殆盡。」

在 14 世紀淋巴腺鼠疫大流行（稱為「黑死病」）時，全世界約有七千五百萬人因此死亡，光是歐洲的人口就有三分之一以上的人去世。到 18 世紀為止，歐洲曾經發生多次鼠疫流行，死亡率各不相同。科學家現在依然還在爭論這些鼠疫事實上是否為相同的疾病，都是由鼠疫耶氏桿菌或其變種所引起。齧齒動物和跳蚤會攜帶這種細菌。受到鼠疫感染的人，淋巴結會腫大，在數天之內就會死亡。歐洲人很快就發展出這種各種理論來解釋這種疾病的起因，包括天體的力量，或是上帝天譴而在猶太人的井中下毒，結果就是成千上萬的猶太人被處死。

作家穆特夫婦（Llody and Dorothy Moote）寫道：「柯霍和巴斯德建立了微生物學的基礎，耶赫辛與北里柴三郎所獲得的成就，使得 20 世紀的微生物獵人能夠繼續前進，發展出追尋已久的神奇藥物（抗生素），而能夠治癒鼠疫，讓我們清楚看到人類大患的終結之日。」

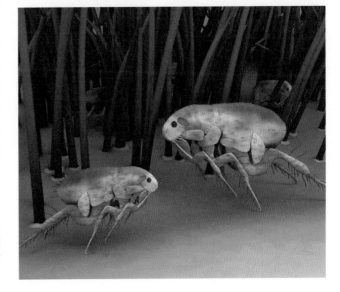

大鼠毛髮間的鼠跳蚤。淋巴腺鼠疫會使得淋巴腺受到感染。跳蚤的消化道中如果有耶氏鼠疫桿菌，那麼被咬了之後就會受到淋巴腺鼠疫的感染。

參照
條目　猶太醫生受到迫害（西元 1161 年）、生物武器（西元 1346 年）、潘努姆的「法羅群島上的麻疹」（西元 1846 年）、疾病的「菌源說」（西元 1862 年）及痲瘋病因（西元 1873 年）

D.D. 帕馬與整脊療法

D. D. 帕馬（Daniel David "D.D." Palmer，西元 1845 年～西元 1913 年）
B. J. 帕馬（Barlett Joshua "B.J." Palmer，西元 1882 年～西元 1961 年）

　　醫生史奈德（Edward Schneider）寫道：「美國人愛死整脊療法了。比起去找其他另類療法的提供者，我們更喜歡去找整脊師。」因此，這個健康照護學門在本書中可以佔有一章之地。整脊療法始於 1895 年，這年 D.D. 帕馬宣稱他推拿了一位聽障者的背部，使得他聽力獲得改善。D.D. 帕馬原本是養蜂人兼雜貨商，他寫道他是從一位生病醫生的靈魂那兒接收到整脊療法的概念。

　　雖然巴斯德的「菌源說」理論早在 1860 年代就已經問世，在當時也已經為人所知，不過 D.D. 帕馬生活的時代，觀念依然陳舊，各種奇怪的療法和**專利成藥**有著漂亮的名稱和誇大的療效，藉此大為風行暢銷。D.D. 帕馬在 1909 年寫道：「整脊療法已經發現，每個被認為是傳染造成的疾病，病因其實都在脊椎上。對於每一種疾病，我們會在脊椎上找到相關的骨骼半脫位（subluxation）。如果我們有一百個天花的病人，我可以向你保證，如果你在其中之一發現了有一個骨骼半脫位，你可以在其他九十九位病人中發現相同的狀況。我推拿了一位病人，讓他痊癒⋯⋯沒有傳染病這種東西⋯⋯沒有所謂的感染。」D.D. 帕馬的兒子 B.J. 帕馬，也是整脊療法的先驅。

　　現在，整脊療法通常經由推拿脊椎和其他關節，來治療肌肉骨骼疼痛和其他疾病。傳統的整脊治療師都會提及脊椎骨半脫位，這是一種脊椎關節的功能障礙，會影響身體與器官的運作。D.D. 帕馬最初的理論是，脊椎骨半脫位會擠壓到神經，後來改說會使得神經鬆弛或過緊，使得這些神經所連接到的器官健康出狀況。「內在智慧」（innate intelligence）的流動如果被打斷了，疾病就會發生。許多現代的整脊治療師在適當的時候，會接受主流醫學的觀念。不過爭議依然持續：整脊治療疼痛時，有多少程度是由安慰劑效應達成的？

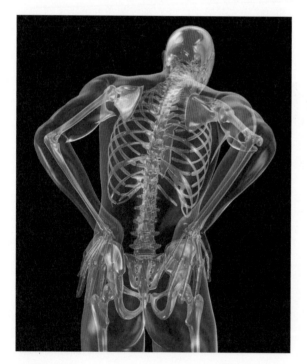

整脊療法通常經由推拿脊椎和其他關節，來治療肌肉骨骼疼痛和其他疾病。背痛（dorsalgia）可能是由靠接近脊椎的神經、肌肉、關節或其他組織所引發的。

參照條目　另類醫療（西元 1796 年）、疾病的「菌源說」（西元 1862 年）、整骨療法（西元 1892 年）、專利成藥（西元 1906 年）及安慰劑效應（西元 1955 年）

X 光

侖琴（**Wilhelm Conrad Rontgen**，西元 1845 年～西元 1923 年）
穆勒（**Hermann Joseph Muller**，西元 1890 年～西元 1967 年）

作家海文（Kendall Haven）寫道，當侖琴夫人看到她的丈夫用 X 光拍下她手的照片時，她「發出恐懼的尖叫，並且認為這種光是惡魔的死亡通告。在一個月之中，全世界的人都在談論侖琴的 X 光。質疑者把它稱為死亡光線，認為它會消滅全人類。熱情的夢想家則稱之為神奇光線，認為它可以讓視障者重現光明、把圖表直接射入學生的腦中。」不過對醫生來說，X 光意味著治療疾病與外傷的轉捩點。

1895 年 11 月 8 日，德國物理學家侖琴用陰極射線管做實驗，當他打開射線管的開關時，發現一公尺外一面丟棄的螢光屏會發光，可是這時射線管還被厚紙箱遮蓋著。侖琴了解到陰極射線管發出了看不到的光線，接著他很快的發現這種光線能夠穿透多種材料，包過木材、玻璃和橡膠。他也把手放到這種光線通過的路徑上，結果他看到了自己手骨頭的黑影。後來我們知道 X 光也是電磁波，但是波長比較短，含有的能量比較高。

1914 年，第一次世界大戰戰場上的 X 光用來幫忙診斷士兵的傷勢。目前的 X 光除了能夠照出骨骼的狀況之外，還能以血管造影（angiography，需要將不透明的材料注射到血管中）的方式看到動脈和靜脈。**放射治療**（radiation therapy）則可以利用 X 光摧毀某些類型的癌症。X 光還能用來找出肺癌、乳癌和腸阻塞（intestinal obstruction）。在電腦斷層掃描（computed tomography）中，電腦會將許多 X 光影像組合起來，產生身體內橫切面和立體影像。

1926 年，美國生物學家穆勒用清楚的定量實驗方式證明，X 光的照射量累積到一定程度之後會造成細胞突變，使得大眾注意到過度照射 X 光所可能發生的危險。

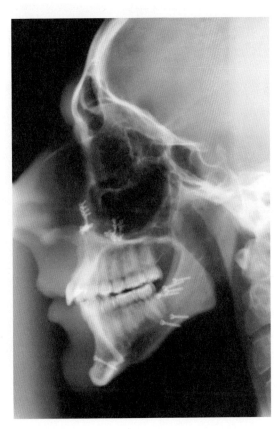

人類頭部側面的 X 光圖，從中可以看到重建下顎骨骼時使用到的螺絲。

參照條目　放射療法（西元 1903 年）、乳房攝影（西元 1949 年）、醫療用超音波（西元 1957 年）、電腦斷層掃描（西元 1967 年）及磁振造影（西元 1977 年）

瘧疾成因

拉韋朗（**Charles Louis Alphonse Laveran**，西元 1845 年～西元 1922 年）
羅斯（**Sir Ronald Ross**，西元 1857 年～西元 1932 年）

　　醫生波瑟（Charles Poser）和布魯恩（G. W. Bruyn）指出，瘧疾（malaria）曾經擊退得勝的軍隊，摧毀選舉教宗的閉門會議（papal conclave），扭轉圍城的命運，可能對希臘文明和羅馬帝國的衰落也有影響。歷史學家研究各時代醫生對於這種疾病的反應而觀察到醫學思想的演進：一開始迷信，到了大約 1900 年，終結於紮實的科學。

　　瘧疾值得一提，不只因為目前在非洲撒哈拉南部等地每年有超過一百萬人死於瘧疾，而且它也可能是第一個發現是由複雜的單細胞生物（原生生物）所引起的疾病。當唾腺中含有瘧原蟲（Plasmodium）的雌性瘧蚊（Anopheles）叮咬人時，瘧原蟲便進入到人體血液中，造成感染。瘧原蟲會在肝臟停留一段時間，然後在紅血球中繁殖，造成的症狀有發熱、昏迷，嚴重時會致死。現在瘧疾以數種藥物混合在一起治療，其中通常含有青蒿素（artemisinin，在中草藥中發現的藥物）和奎寧（quinine，最初從樹皮中提煉出來）的衍生物。

　　瘧原蟲屬中會造成瘧疾的有五個種，其中惡性瘧原蟲（Plasmodium falciparum）造成的症狀最嚴重。由於瘧原蟲通常住在肝臟和血球中，受到保護，因此免疫系統難以殺死它們。幼兒特別容易受到感染，

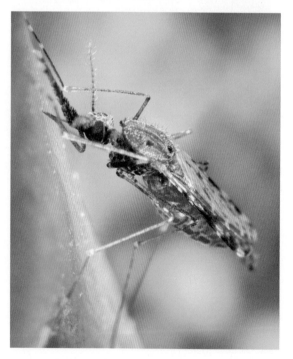

目前減緩疾病散播的方式有使用含有殺蟲劑的蚊帳，以及排掉能夠讓蚊子產卵的死水。

　　1880 年，法國軍醫拉韋朗在一位瘧疾病人的血液中發現了瘧原蟲。1897 年，英國的醫生羅斯在印度工作時，在蚊子的唾腺中觀察到瘧原蟲，最後證明出瘧疾是由蚊子傳染的。

　　有趣的是，只帶有一個鐮狀細胞貧血症（sickle-cell anemia）基因的人，大體上能夠抵抗瘧疾。科學史家羅森伯格（Charles Rosenberg）寫道：「沒有其他的疾病能夠如瘧疾這般，顯示出複雜的交互作用對於疾病的發生率和發病狀況所造成的影響。」

這隻雌性的白瘧蚊（Anopheles albimanus）正在吸食人血，腹部因此膨脹。

參照條目　汗水系統（約西元前 600 年）、孟德爾遺傳學（西元 1865 年）、非洲昏睡病的病因（西元 1902 年）、洛磯山斑疹熱的成因（西元 1906 年）、艾利希的神奇子彈（西元 1910 年）、黃熱病病因（西元 1937 年）及鐮狀細胞貧血症的病因（西元 1949 年）

阿司匹靈

希波克拉底斯（**Hippocrates of Cos**，西元前 460 年～西元前 377 年）
熱拉爾（**Charles Frederic Gerhardt**，西元 1816 年～西元 1856 年）
德雷澤（**Heinrich Dreser**，西元 1860 年～西元 1924 年）
艾亨格林（**Arthur Eichengrün**，西元 1867 年～西元 1949 年）
霍夫曼（**Felix Hoffmann**，西元 1868 年～西元 1946 年）
范恩（**Sir John Robert Vane**，西元 1927 年～西元 2004 年）

　　歷史學家蕭特（Edward Shorter）寫道：「阿司匹靈（aspirin）在 1899 年推出之後，就成為史上最暢銷的藥物，光是在美國，每年就要用掉一萬到兩萬公噸的阿司匹靈。」阿司匹靈是乙醯水楊酸（acetylsalicylic acid），能夠解熱鎮痛，還可減緩血液凝結，能夠來降低中風和心臟病的發生機率。阿司匹靈也是第一種非類固醇消炎止痛藥（nonsteroidal anti-inflammatory drug, NSAID）。

　　數千年來，非洲人、中國人、古代蘇美人和其他許多民族，就使用了來自植物和樹木的藥物。古代埃及人知道由柳樹葉製成的藥劑能夠解除疼痛，古代希臘的醫生希波克拉底斯也推薦用柳樹的皮和葉子的汁液來止痛。後來科學家發現這些藥劑中的活性成份是化學物質水楊苷（salicin），身體會把水楊苷轉換成水楊酸（salicylic acid）。不過這些化學物質會刺激消化系統，德國拜耳公司（Bayer）的研究人員因此把水楊酸改造城乙醯水楊酸（ASA），這種止痛劑對胃部的刺激比較輕微。後來這些研究人員，包括熱拉爾、德雷澤、艾亨格林。至於誰的功勞最大，仍有爭議（在 1853 年，法國科學家熱拉爾就已經合成了乙醯水楊酸，但是製造的方法不合乎成本效益。）

　　最後到了 1899 年，拜耳公司大量製造了乙醯水楊酸，並且以阿司匹靈之名推出上市。1971 年，英國的藥學家范恩和同事們發現，阿斯匹靈是因為抑制了身體中前列腺素（prostaglandin）和凝血脂素（thromboxane）而發揮了功效。前列腺素參與了引起發炎反應和調節疼痛的作用，凝血脂素則和血液凝結過程中血小板的聚集有關。現在我們知道阿司匹靈能夠抑制環氧合酶（cycloxygenase）的作用，細胞在合成前列腺素和凝血脂素時都需要這種酵素。

　　阿司匹靈的發明，刺激了之後尋找新型抗發炎止痛藥的研究，而且也是從天然資源發展新藥物的好例子，這個學門稱為生藥學（pharmacognosy）。

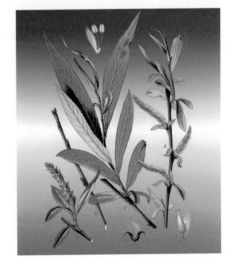

湯曼（Otto Wilhelm Thomes）在 1885 年出版的《德國、奧地利與瑞士植物誌》中所描繪的柳樹。1765 年，英國的史東（Reverend Edmund Stone）發現到含有柳樹皮的藥劑可以解熱，從樹皮粹取出來的活性成份是水楊苷。

 參照條目 醫師誓言（約西元前 400 年）、迪奧斯克里德斯的《藥物論》（西元 70 年）、毛地黃（西元 1785 年）、局部麻醉劑：古柯鹼（西元 1884 年）及肝素（西元 1916 年）

心臟去顫器

阿比德高（Peter Christian Abildgaard，西元 1740 年～西元 1801 年）
普雷佛斯特（Jean-Louis Prevost，西元 1838 年～西元 1927 年）
貝特里（Frederic Batelli，西元 1867 年～西元 1941 年）
貝克（Claude Schaeffer Beck，西元 1894 年～西元 1971 年）

　　1775 年，丹麥獸醫阿比德高發表了一篇科學論文，討論以電擊讓雞復甦：「電擊雞的頭部之後，牠看起來像是死了，但是後來用電擊胸部，牠就活回來了。重複實驗多次之後，這隻母雞就完全震呆了，而且行動困難，一日一夜都沒能吃東西。不過後來牠復原了，甚至還生了個蛋。」在當時，科學家幾乎不了解雞隻復甦的心臟生理學。

　　在正常狀況下，心臟自己有一個能夠調整心跳節奏的電訊系統。發出起始電訊號的是由一群細胞組成的竇房結（sinoatrial node），它位於心臟的頂端。這些訊號往下傳播，以協調心搏的時間。首先心臟上方的兩個心房（atria）會先收縮，然後下方的心室（ventricle）收縮，壓送血液到全身。

　　心臟除顫（defibrillation）是治療心律不整（cardiac arrhythmia）的過程。心律不整是心臟的電活動失常造成的，包括了心室性震顫（ventricular fibrillation），這是心室肌肉的無效顫震；心室性心博過速（ventricular tachycardia），這則是心室搏動異常快速。心臟去顫器能夠送出一道快速的電流到心臟，幫助心臟重建正常的心搏。

　　1899 年，瑞士的生理學家普雷佛斯特和貝特里發現，可以用小的電擊讓狗產生心室性震顫，而用較大的電擊讓心臟恢復正常。1947 年，心臟去顫器首次施用在人類身上，那是美國心臟外科醫生貝克為了治療一位有心室性震顫的 14 歲男孩，將電擊板放在心臟兩邊，電擊心臟，使心跳恢復正常。

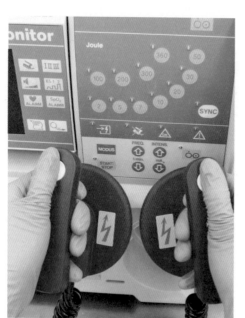

　　現在的全自動體外去顫器（automated external defibrillator, AED）能夠分析心搏，在有必要的時候自動予以治療性電擊。植入式心臟去顫器（implantable cardioverter defibrillator, JCD）比較小，以電池提供電力，能夠植入皮膚之下，檢測到心律不整後，就會發出適當的電擊。

手動式體外去顫器（manual external defibrillator）。醫療人員能夠調整發出的電擊能量（以焦耳為單位），經由放在胸部上的電擊板施予電擊。

參照條目 毛地黃（西元 1785 年）、聽診器（西元 1816 年）、心電圖（西元 1903 年）、心肺復甦術（西元 1956 年）、人工心臟節律器（西元 1958 年）及瀕死經驗（西元 1975 年）

助聽器

迪拉波特（**Giambattista della Porta**，西元 1535 年～西元 1615 年）
葛雷登（**Thomas W. Graydon**，西元 1850 年～西元 1900 年）
哈欽森（**Miller Reese Hutchison**，西元 1876 年～西元 1944 年）

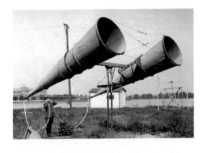

助聽器能把聲音放大，以幫助聽力不全的人。助聽器從古代就有了，當時的人們把空心的動物骨頭靠在耳朵上。1558 年，義大利的學者迪拉波特在《自然魔法》（*Natural Magick*）這本書中描述了動物耳朵形狀的助聽器。從 17 世紀起，就有各式各樣的漏斗狀「耳號角」（ear trumpet），好讓聲音導入耳中。1880 年，醫生葛雷登發明了「齒聲器」（dentaphone），這種助聽器有薄膜，能夠將聲音的震動傳遞到牙齒，再經由骨骼把震動傳遞到內耳。

1899 年，美國發明家哈欽森發明了最早使用電池驅動的助聽器之一 Akoulation。這個桌上型的助聽器有一個碳導麥克風（carbon microphone）和數個耳機。

最早的「實用」助聽器是在 20 世紀真空管發明以後，用以放大聲音後才出現的，但是真空管太大，使用不便。1950 年代電晶體出現之後，助聽器變得越來越小，處理與傳遞的聲音也越來越精緻，有些助聽器甚至就做在眼鏡架中。現在的助聽器有各種形式，有的可以掛在耳朵後面，放大系統做在一個小盒子中，然後由一個小管子通入耳道。也有的助聽器是整個放入耳道中。植入式骨導助聽器則是把聲音的震動經由頭骨傳到內耳。

一般的助聽器會以麥克風接收聲音，然後加以處理，讓聲音變得更大、更清晰。現在的助聽器非常精細，有的還配有電子減噪迴路，能夠降低不必要的背景噪音。有些助聽器能夠設定程式，或是能夠選擇不同的模式，這樣使用者可以調整處理聲音的特性。有些頻率的聲波能夠加強。助聽器可以使用全向式麥克風或是單向式麥克風，後者在只和某一個人溝通時特別有用。拾音線圈（telecoil）能夠接受轉成電磁波的聲音，傳到助聽器上。

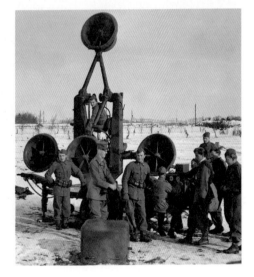

17 世紀各種小型的「耳號角」助聽器，後來演變成這些龐然巨物。上圖：美國華盛頓波林菲爾德（Bolling Field）巨大的雙號角系統。右圖：1940 年，一群瑞典的士兵正在操作聲音定位器（acoustic locator），這是在雷達普及之前用來定位飛機的儀器。

參照
條目　眼鏡（西元 1284 年）、探索內耳迷路（西元 1772 年）、聽診器（西元 1816 年）及電子耳植入術（西元 1977 年）

心理分析

佛洛伊德（**Sigmund Freud**，西元 1856 年～西元 1939 年）

作家瑞弗（Catherine Reef）指出，奧地利醫生佛洛伊德「拓展人類心靈的程度，遠大於他之前的任何人。他率先發明了一種診斷和治療心理疾病的方法，他稱之為心理分析（psychoanalysis）。他所做的只是和病人交談，更重要的是，他傾聽病人的話語。」佛洛伊德強調無意識心理過程的重要性，認為這個過程塑造了人類的行為和情緒。他鼓勵病人「自由聯想」（free associate），說出自己幻想和夢中的印象。他還鼓勵病人把自己想像成旅行者，想像「自己做在火車車廂中，靠著窗，對另一個人描述窗外持續變換的景象。」在等待病人的話語揭開隱藏的訊息時，佛洛伊德經常覺得自己像是考古學家，正在發掘古代城市的遺跡。他的目標是解釋造成痛苦症狀的無意識衝突，然後讓病人了解這種情況，好解決自身的問題（通常是不正常的恐懼或迷戀）。在 1899 年出版的《夢的解析》（*The Interpretation of Dreams*），是他最偉大的著作。

總括來說，佛洛伊德認為，病人受到壓抑的性幻想以及童年的經驗，對於後來發生的異常行為常有重要的影響。他最有名的心理分析模式是把心智分成三個部分：本我（id）與性滿足（sexual satisfaction）等基本驅力有關；超我（superego）與社會所要求的規範和道德條目有關；自我（ego）是有意識的心智，處在本我與超我之間的緊張關係中，激發我們的行為。

他的想法飽受爭議，而且最後很難分辨其中哪些部分是正確或甚至是有用的。作家哈特（Michael Hart）說他的心理學觀念「完全改變了我們對人類心智的看法」。佛洛伊德並非譴責或嘲弄那些異常的行為，而是想要了解這些行為。心理學家史脫爾（Anthony Storr）寫道：「佛洛伊德花很多時間傾聽痛苦病人的話語，而非給予治療或建議。這個方式成為現代大多數心理治療的基礎，這對病人和醫生都有幫助。」

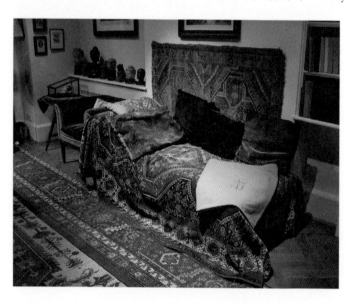

佛洛伊德讓病人躺著的沙發，他自己坐在比較遠的那張綠色椅子上，傾聽病人的自由聯想。

參照條目　《論巫術》（西元 1563 年）、顱相學（西元 1796 年）、吐實血清（西元 1922 年）、榮格的分析心理學（西元 1933 年）、電擊痙攣療法（西元 1938 年）、眼眶額葉切除術（西元 1946 年）、抗精神病藥物（西元 1950 年）及認知行為療法（西元 1963 年）

蛇杖

　　蛇杖這個符號，是由兩條蛇纏繞一根有雙翼的手杖組成的。對大部分的美國人來說，蛇杖代表了**醫學**、**醫療照護**和**醫事人員**。雖然蛇杖和鍊金術與智慧的關連，可以追溯到文藝復興時代，不過它現在會成為**醫療**的象徵，可能是與阿斯克勒庇俄斯之杖（Rod of Asclepius）混淆所造成的結果。阿斯克勒庇俄斯是希臘的醫療之神，他的手杖上只有一條蛇纏繞著，而且沒有翅膀。在神話中，阿斯克勒庇俄斯是一位偉大的醫生，能夠起死回生。宙斯不喜歡這樣的力量，就發出閃電擊中他。許多年來，病人前往供奉阿斯克勒庇俄斯的神廟朝拜，希望能夠痊癒，這就和現在有些人前往基督教的神殿一樣。

　　傳統上，蛇杖代表的是希臘神話中的傳訊之神赫密斯（Hermes），祂也是指引前往地獄的神。1902 年，美國陸軍醫療部隊可能是誤會了這個符號是阿斯克勒庇俄斯之杖，把它當作標誌繡在制服上。現在，美國有些**醫療**專業人員與協會使用蛇杖，而其他則的以阿斯克勒庇俄斯之杖為標誌。

　　以蛇代表醫療，由來已久，可能是因為古人觀察到蛇每隔一段時間就會蛻皮，宛如新生。《聖經》中記載，上帝要摩西打造一條銅蛇（後來稱為 Nehushtan），放在竿子頂端。如果跟隨摩西的人被蛇咬了，只要看著銅蛇就能痊癒。兩條蛇繞著直棍的符號，最早出現在美索不達米亞，用來代表地底之神寧吉什茲達（Ningishzida），它出現的時間早於蛇杖、阿斯克勒庇俄斯之杖和銅蛇許多年。

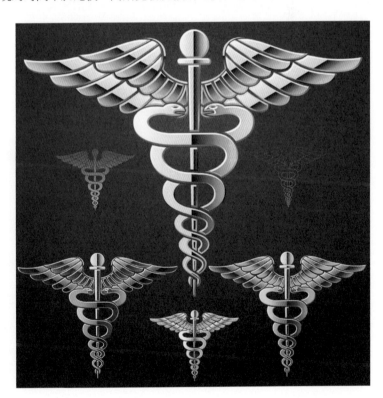

醫事符號蛇杖的特徵，是兩條蛇交互纏繞著有一對翅膀的手杖。

參照條目 理髮店旋轉燈（西元 1210 年）、聽診器（西元 1816 年）、美國醫學會（西元 1847 年）及紅十字會（西元 1863 年）

遺傳的染色體理論

波威利（Theodor Heinrich Boveri，西元 1862 年～西元 1915 年）
洒吞（Walter Stanborough Sutton，西元 1877 年～西元 1916 年）

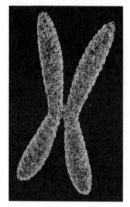

染色體的形狀像是一條線，是由一條很長的 DNA 分子捲曲纏繞蛋白質骨架所形成的。在細胞分裂時，染色體可以用顯微鏡觀察到。人類的體細胞有 23 對染色體。每對染色體中，其中一個遺傳自母親，另一個遺傳自父親。精子和卵子各只有 23 個沒有配對的染色體，卵子受精後，染色體的數量又恢復成 46 個。

大約在 1865 年，奧地利神父孟德爾發現生物的特性是藉由不連續的單位所承載而遺傳下去的，現在我們知道這種單位是「基因」（請見〈**西元 1865 元／孟德爾遺傳學**〉），不過直到 1902 年，德國生物學家波威利和美國遺傳學家兼醫生洒吞才各自確定了染色體攜帶了遺傳資訊。

波威利在研究海膽時得到結論：精子和卵都只有半組染色體，不過如果海膽的卵子和精子結合後發育而成的胚胎，其中的染色體數量不正常，那麼這個胚胎的發育會出現異常現象。因此波威利認為不同的染色體會影響生物發育時的不同面向。洒吞研究的對象是蟋蟀，他發現成對的染色體在產生生殖細胞的過程中會分開來。波威利和洒吞都認為染色體攜帶了來自雙親的遺傳資訊，也都指出染色體是獨立存在的實體，即使在細胞週期的其他階段看不到，但是染色體依然存在。而在之前，許多人認為染色體在細胞分裂時只是「溶化了」，而在子細胞中會重新組合起來。這兩位科學家的發現，奠定了細胞遺傳學（cytogenetics）這個新領域的基礎。這個領域結合了細胞學（cytology）與遺傳學（genetics）

現在我們知道，雙親在產生卵子或是精子時，細胞內彼此配對的染色體會互相交換一些小片段，這樣產生的新染色體就不只是單單來自雙親之一的染色體。染色體的數目異常會造成遺傳疾病，例如唐氏症（Down syndrome）患者的細胞中有 47 條染色體。

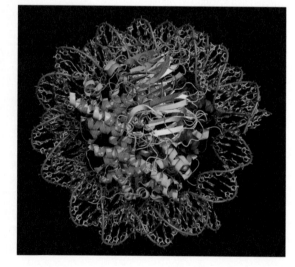

上圖：藝術家筆下的染色體。右圖：在每個染色體中，DNA 會纏繞著蛋白質，形成核小體（nucleosome），核小體再進一步折疊成染色體中更複雜的結構，這樣的結構能夠對於基因的調控提供額外的幫助。

參照條目 發現精子（西元 1678 年）、細胞分裂（西元 1855 年）、孟德爾遺傳學（西元 1865 年）、先天性代謝異常（西元 1902 年）、基因與性別決定（西元 1905 年）、羊膜穿刺（西元 1952 年）、DNA 結構（西元 1953 年）、表觀遺傳學（西元 1983 年）、端粒酶（西元 1984 年）及人類基因組計畫（西元 2003 年）

先天性代謝異常

蓋羅德（**Archibald Edward Garrod**，西元 1857 年～西元 1936 年）

　　想像一下，雙親看到自己的新生兒的尿是黑色的時候，會有多麼恐懼！這種疾病稱為黑尿症
（alkaptonuria）。1902 年，英國醫生蓋羅德相信，黑尿病和和其他一些疾病，並不是由感染物所造成，
而是來自遺傳的先天性代謝異常疾病（inborn errors of metabolism, IEM），患者的體內有些化學物質的
代謝途徑受到了干擾。現在我們知道這些遺傳疾病是由隱性基因（recessive gene）造成的，新生兒如果
各從父親和母親得到一個有缺陷的基因，就會產生疾病。在大多數的情況下，這些有缺陷的基因會使
得某種酵素無法生產出來，或是生產出來的酵素有缺陷。酵素的功用之一是控制化學反應的速率。

　　我們可以把身體中各個細胞的功用，想像成一組錯綜複雜的道路網，在一連串化學反應中的各種
化合物就像是車子。如果路上一直都是紅燈（有缺陷的酵素），那麼就會塞車（這代表有些化合物會
太多，而對身體造成傷害）。

　　現在我們已經發現數百種先天性代謝異常，下面是其中一些。黑尿症是酪胺酸（tyrosine）分解過
程中某個酵素發生缺陷所造成的，使得一種有毒的酪胺酸副產物累積起來，會對軟骨（cartilage）和心
臟瓣膜造成傷害。苯酮尿症（phenylketonuria）是由於肝臟中一種代謝苯丙胺酸（phenylalanine）所需要
的酵素失常所造成。苯酮尿症如果及早發現，可以經由少吃苯丙胺酸含量高的食物（例如肉和牛奶）
來控制。如果沒有治療，苯酮尿症會造成嚴重的心智發展遲緩。地中海型貧血（thalassemia）是一群影

響血紅素（hemoglobin）合成的代謝疾病的
總稱。戴薩克斯病（Tay-Sachs disease）在具
有東歐猶太人血統的人中，發病的機會比
較高，這是一種參與某類脂肪代謝的酵素
發生缺陷所造成的，結果是心智能力退化，
最後大約會在四歲時死亡。目前科學家正
在研究各種先天性代謝異常可能的治療方
式，包括骨髓移植、器官移植和基因療法。

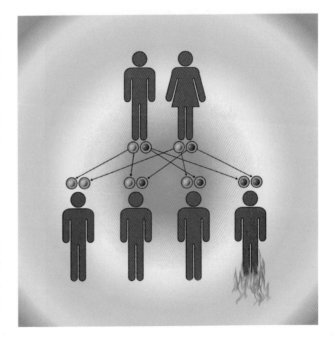

許多先天性代謝異常是經由體染色體隱性
（autosomal recessive）遺傳方式所造成的，如這
張圖所說明的：在最上層，父親與母親各攜帶了
一個有缺陷的基因（橘色），他們的小孩中，有
四分之一的機率可能會有得到兩個有缺陷的基因
（最右邊的），因而發病。

參照條目 尿液分析（約西元前 4000 年）、孟德爾遺傳學（西元 1865 年）、遺傳的染色體理論（西元 1902 年）、鐮狀細胞貧血症的病因（西元 1949 年）及基因療法（西元 1990 年）

非洲昏睡病的病因

艾利希（**Paul Ehrlich**，西元 1854 年～西元 1915 年）
布魯斯（**David Bruce**，西元 1855 年～西元 1931 年）
志賀潔（**Kiyoshi Shiga**，西元 1871 年～西元 1957 年）

　　記者彼得森（Melody Peterson）這樣描述非洲昏睡病（sleeping sickness）：「這個疾病比名稱聽起來的更致命與恐怖……眼睛渾圓發亮的黃褐色小蠅……把會致人於死的寄生蟲注入人體。當這些寄生蟲繁殖時，宿主會開始發瘋，越來越焦慮和混亂，說話含糊不清，走路也不穩。」

　　非洲昏睡病也稱為非洲錐蟲病（African trypanosomiasis），是由一種鞭毛蟲（flagellate）所引起，這種鞭毛蟲是具有一根推進用鞭毛的原生動物，生活在宿主的血液中，經由采采蠅（tsetse fly）的叮咬而傳遞。這種疾病在非洲某些地方很流行，在發病的第一階段，病人會發熱、關節疼痛。當寄生蟲侵入血液和淋巴結，會造成淋巴結腫大。在後面的階段，寄生蟲會侵入腦部，病人的睡眠模式會變得毫無規律，之後病人會無法控制膀胱，難以行走，最後死亡。

　　會感染人類的錐蟲有兩種：岡比亞錐蟲（Trypanosoma brucei gambiense）和羅德西亞錐蟲（Trypanosoma brucei rhodesiense）。岡比亞錐蟲廣泛分布於非洲中部與西部，造成的疾病進展比較緩慢，有如慢性病。羅德西亞錐蟲在非洲東部與南部比較普遍，更容易感染其他數種哺乳動物。羅德西亞錐蟲更具攻擊性，發病的各個階段進展都非常快速。病人如果沒有很快接受治療，在一年內就會死亡。

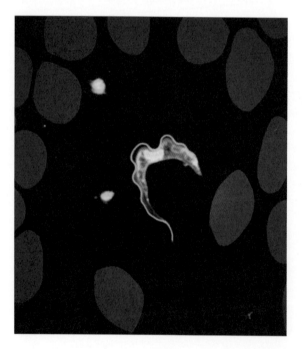

　　1901 年，烏干達爆發了非洲昏睡病，二十五萬多人因而死亡。1902 年，蘇格蘭微生物學家布魯斯成為首先確定非洲昏睡病的病原（鞭毛蟲）與傳染媒介（采采蠅）的人之一。幾年後，德國科學家艾利希與日本醫生志賀潔發明了對氨基苯胂酸（atoxyl），這種含有砷的藥物有的時候有效，但是會使得服藥者失明。現在依照疾病發展的階段和寄生蟲的種類，使用的藥物有羥乙磺酸戊烷（pentamidine）、蘇拉明（suramin）、美拉胂醇（melarsoprol）和依氟鳥胺酸（eflornithine）。

在這張血液抹片的顯微鏡照片中央的是造成非洲昏睡病的岡比亞錐蟲。

參照條目　淋巴系統（西元 1652 年）、《微物圖誌》（西元 1665 年）、瘧疾成因（西元 1897 年）、洛磯山斑疹熱的成因（西元 1906 年）、艾利希的神奇子彈（西元 1910 年）及黃熱病病因（西元 1937 年）

血管縫合術

卡雷爾（**Alexis Carrel**，西元 1873 年～西元 1944 年）
林白（**Charles Augustus Lindbergh**，西元 1902 年～西元 1974 年）

醫生寇姆洛（Julius Comroe Jr.）曾經寫道：「在西元 1901 至 1910 年之間，（法國醫生）卡雷爾利用實驗動物，發展出了現在血管縫合術所需的所有技術與技巧。」卡雷爾對於器官移植和連接動脈、靜脈有突破性的貢獻，因此在 1912 年獲頒諾貝爾獎。

在卡雷爾的技術發展出來之前，縫合血管通常會使得血管內裡內襯受損，引發致命血塊的產生。因此醫生會避免血管手術，許多可能經由手術挽救生命的人就因此死亡了。為此，卡雷爾決定學習針線活，他向擅長使用非常細的針線來刺繡的專家求教。卡雷爾很快發展出一套縫合血管的新技術，令人讚嘆。他在 1902 年所發表的這些技術，沿用至今，其中他把切開的血管末端像是袖口一樣的反摺，以把某些傷害降到最低的程度。他也用凡士林塗抹在針和縫線的表面，讓針線對細微血管的傷害程度再減少。在他之前，對於受傷血管的療法通常是嘗試著連接（見〈西元 1545 年／帕黑「理性的外科手術」〉），受傷的肢體可能被切除。

有些人認為卡雷爾在 1908 年首次執行了現代的**輸血法**。在一次手術中，卡雷爾把一位父親的動脈縫合到他生病嬰兒的腿部靜脈上，由於兩者的血型相容，父親同時也把自己的血輸入到兒子體內，因為後者的小腸嚴重出血。卡雷爾也能為狗移植腎臟，不過由於免疫排斥的問題，所以他沒有辦法在人類身上執行相同的手術。1930 年代，他和飛行員林白共同發展出灌注式幫浦（perfusion pump），讓器官在手術時可以在體外存活。林白曾經評論：「卡雷爾的腦筋動得和光一樣快，並且來回於科學的邏輯世界和上帝的神秘世界之間。」卡雷爾先驅的技術，最後引導出成功的器官移植、現代心臟手術、血管繞道手術和**組織移植**。

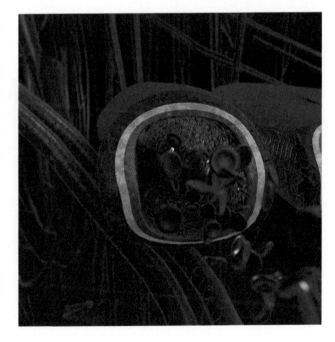

藝術家筆下漂亮的動脈切口，圖中動脈壁分為三層，從內到外分別為血管內膜（tunica intima）、血管中膜（tunica media）和血管外膜（tunica adventitia）。圓盤狀的紅血球從切口中湧出。

參照條目 縫合術（約西元前 3000 年）、帕黑「理性的外科手術」（西元 1545 年）、組織移植（西元 1597 年）、腹主動脈結紮（西元 1817 年）、輸血（西元 1829 年）及奈米醫學（西元 1959 年）

心電圖

華勒（**Augustus Desire Waller**，西元 1856 年～西元 1922 年）
愛因多芬（**Willem Einthoven**，西元 1860 年～西元 1927 年）

　　心電圖（electrocardiograph, ECG，或是來自德文 Elekrokardiogramm 拼法的縮寫 EKG）是監視心臟電活動不可或缺的儀器，在測量時會將電極黏在皮膚上。醫生通常可以藉由心電圖的軌跡，診查出異常的心跳，而可能的原因有心臟受損、激素和電解質失衡等。

　　1887 年，英國生理學家華勒率先從人的皮膚上記錄到心臟的電活動，他當時使用的儀器中，含有一根李普曼電流計（Lippmann Electrometer），這是含有水銀的細玻璃管，水銀移動的細微變化會和心臟的電活動同步。不過這台儀器並不實用，原因包括了水銀移動時的摩擦力和慣性都太大了，儀器本身對於外來的震動也很敏感。荷蘭醫生兼生理學家愛因多芬知道了華勒的成果，在 1901 年開始發展新的超敏銳弦線電流計（string galvanometer）來觀測心臟的電活動。這個儀器中用到了能感電的細針，放在一塊磁鐵的兩極中間。心臟的電活動非常微弱，愛因多芬在超細的石英外包上銀，製成很輕的針。

　　愛因多芬是率先推動心電圖用於醫療的人之一，但是他最早期的儀器重達 272 公斤，佔據了兩個房間，而且需要五個人才能操作。病人的雙臂和左腳要浸在含有鹽水的桶子裡，這些桶子的作用是電極，能接收皮膚表面上的電流，傳遞到細針上。1903 年，愛因多芬描述了心電圖的各種波形，我們現在依然使用他的說法，例如 P 波表示心房的活動、QRS 波複雜、T 波表示心室的活動。愛因多芬的成就使他 1924 年獲頒諾貝爾獎。

　　現在測量心電圖的儀器已經小到可以隨身攜帶，其他用來研究心臟的方式還有超音波心電圖（echocardiogram），這是利用聲波產生心臟活動的影像。

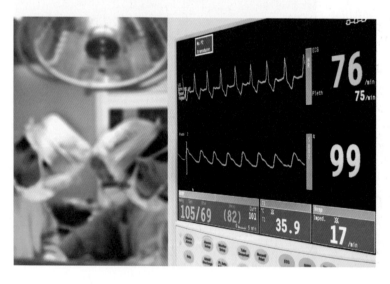

這一台室內心電圖儀器上顯示了病人心電圖。上面的那一條軌跡代表病人心臟的電活動，下面的那一條代表動脈壓力的讀數，這是藉由一條動脈導管測得的。

參照條目　脈搏測量表（西元 1707 年）、聽診器（西元 1816 年）、心臟去顫器（西元 1899 年）、人類腦電波圖（西元 1924 年）及人工心臟節律器（西元 1958 年）

放射療法

侖琴（**Wilhelm Conrad Rontgen**，西元 1845 年～西元 1923 年）
貝克勒爾（**Antoine Henri Becquerel**，西元 1852 年～西元 1908 年）
皮耶居禮（**Pierre Curie**，西元 1859 年～西元 1906 年）
居禮夫人（**Marie Sklodowska Curie**，西元 1867 年～西元 1934 年）
佩特斯（**Georg Clemens Perthes**，西元 1869 年～西元 1927 年）
雷加德（**Claudius Regaud**，西元 1870 年～西元 1940 年）
庫塔爾（**Henri Coutard**，西元 1876 年～西元 1950 年）

放射療法（Radiation therapy）的原理是用游離輻射（ionizing radiation）破壞遺傳物質 DNA，以摧毀癌細胞。所謂「游離輻射」是指電磁波（例如 X 光）或是次原子（例如中子）射線所含有的能量，足以將原子或是分子上的電子打掉。放射線會同時傷害正常細胞和癌細胞，不過癌細胞生長的速度比較快，因此對於放射線比較敏感。要說明的是，放射線可能直接破壞 DNA，也可以刺激產生帶電粒子或自由基，這兩者都會對 DNA 造成傷害。

放射線可以直接由機器發射，或是採用近程放射治療（brachytheraphy）：將放射性物質放到身體中靠近癌細胞的部位。全身性的放射療法會讓病人吞服放射性物質（例如放射性碘），也可以用注射的，例如將放射性物質連接在抗體上，這些抗體會前往癌細胞所在之處。

放射性的發現歷史上有幾座重要的里程碑。例如在 1896 年，法國科學家貝克勒爾發現鈾具有放射性。在此前一年，德國物理學家侖琴在用陰極射線管做實驗時，意外發現了 X 光。1898 年，皮耶居禮和瑪麗居禮發現了釙和鐳這兩種新的放射性元素。貝克勒爾在 1903 年獲得諾貝爾獎，他在獲獎演說中提及，鐳或許可以用來治療癌症。同年德國醫生佩特斯率先使用 X 光來治療乳癌和皮膚癌。

在 1920 年代和 1930 年代，法國科學家雷加德和庫塔爾發現，將放射線的劑量分成數次使用（例如每天使用小的劑量而不是一次使用大的劑量），也可以摧毀腫瘤，但是對周邊健康組織的傷害比較小。同時分多次接受放射線，使得癌細胞在各個不同的細胞分裂階段都受到照射，這讓癌細胞受到的傷害更大。

現在，電腦對於放射療法極為重要，能夠協助標定出癌症的位置、在治療的過程校準病人的位置，同時計算放射線的劑量。

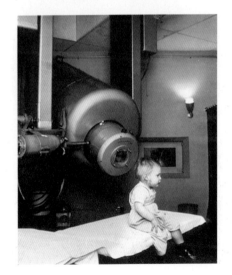

這張照片拍攝於 1957 年，當時首度用直線加速器產生的輻射線來治療視網膜胚細胞瘤（retinoblastoma），這是一種發生在視網膜（眼睛中的感光組織）上的癌症。病人的一個眼睛成功治癒了。

參照
條目　癌症病因（西元 1761 年）、X 光（西元 1895 年）、癌症化療（西元 1946 年）和、DNA 結構（西元 1953 年）

霍斯德的手術

霍斯德（William Stewart Halsted，西元 1852 年～西元 1922 年）

　　1889 年，約翰霍普金斯醫院（Johns Hopkins Hospital）在美國巴爾的摩成立，並且發展出訓練外科醫生的系統，這個系統後來成為現代訓練醫生課程的前身。在這個課程中，醫學生會進入大學贊助的教學醫院，慢慢訓練技術並取得臨床治療的能力。美國醫生霍斯德是約翰霍普金斯醫院外科部門的第一位主任，他開啟了美國第一個外科住院醫師的訓練課程。霍斯德堅持外科醫生不但要受訓成為醫生，也要成為外科教師。他訓練的住院醫生往往成為備受尊敬的醫生，在其他學校任教，推動他的理念。

　　霍斯德同時也因「霍氏外科技術」而聞名，這是一種緩慢、有條不紊、尊重病人組織的外科技術。醫生要極為溫柔地對待病人的組織，讓傷害和血液的流失降到最低。在他的年代，縫合使用的是羊腸線，他則主張使用細的蠶絲線，以減少組織傷害和感染。他也引進了橡膠手套，並且要手術室擦洗得清潔明亮。他執行的甲狀腺、小腸和疝氣手術都很有名，能夠成功地保留適當的形狀和功能。

　　1913 年，醫生克辛（Harvey Cushing）評論霍斯德的成就：「觀看手術的人不再覺得恐懼，以往驚人的公開手術演示則不再受到寬容。取而代之的是安靜而且相當冗長的程序……躺在手術檯上的病人，像是汽車裡的乘客。司機如果多話、超出速限，車禍的風險就高。」

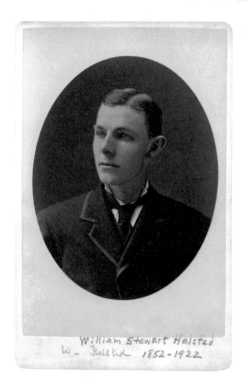

　　霍斯德在醫學院訓練學生的時代，許多醫生穿著一般的服裝，沒有戴手套就動手術。以往的外科醫生自誇花 30 秒就可以完成截肢手術，現在霍斯德式的醫生取代了他們。這些醫生會花時間，把組織一層一層的縫合好。1904 年，霍斯德在一場名為「外科醫生的訓練」演講上，他說：「我們需要一個系統，也將會有這樣的系統，不只能夠訓練出醫生，而且是訓練出最佳的外科醫生。這些醫生會讓他們國家中許多最優秀的年輕人，加入研究外科手術的行列。」

霍斯德 1874 年在耶魯學院就讀時留下的照片。

參照條目　縫合術（約西元前 3000 年）、醫院（西元 1784 年）、甲狀腺手術（西元 1872 年）、局部麻醉劑：古柯鹼（西元 1884 年）、乳膠外科手套（西元 1890 年）、血管縫合術（西元 1902 年）、弗萊克斯納報告與醫學教育（西元 1910 年）、雷射（西元 1960 年）及機器人手術（西元 2000 年）

眼角膜移植

齊姆（**Eduard Konrad Zirm**，西元 1863 年～西元 1944 年）

1946 年 6 月號的《生活》雜誌宣稱：「在美國，許多曾經失明的人，藉助於死者的眼睛，現在已經重見光明……眼睛其他部位都是好的而因輕微的病變（例如眼角膜受損）失明，總是令人難以接受。」

眼角膜是位於虹膜和瞳孔之前的圓頂形透明表層，主要的功用是使得眼睛能夠聚焦，如果受損，可能會造成失明。現在的眼角膜移植手術能夠使眼睛恢復功能，是最常見也最成功的固體組織移植手術。在移植手術中，會用環鋸（類似做餅乾時用到的圓形刀模）切除受損的眼角膜，然後換上將從剛去世病人身上取下的眼角膜。

1905 年，奧地利的眼科醫生齊姆執行了首次成功的人類眼角膜移植手術，這也可能是首次成功的人類之間移植手術。病人是葛羅加（Alois Glogar），他的眼睛因為在工作中使用灰石而受損，眼角膜則來自一位十一歲的男孩，他因為眼睛深處受傷而失明。不過齊姆缺乏現代醫學中使用的細緻材料來把眼角膜縫合到眼睛上，因此他把結膜（conjunctiva，眼睛中白色的部位）切成細扁的條狀，用以固定角膜，讓傷口癒合。

在眼角膜移植中，由於具有「免疫特權」（immune privilege），排斥反應比較輕微（但非沒有），所以沒有一般移植手術中常見的組織排斥狀況。這是因為眼角膜的構造特殊，而且眼角膜和水晶體之間的液體中本來就含有抑制免疫作用的成份。執行眼角膜移植手術的人，在一年後有九成的成功率。現在雷射已經取代了手術刀，而且科學家還在持續研究，希望用人工材料或是幹細胞來製造眼角膜的替代物。

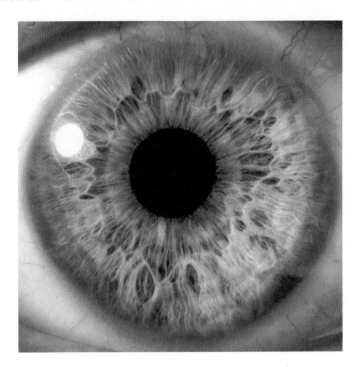

眼角膜是位於虹膜和瞳孔之前的圓頂形透明表層，圖中的眼角膜表面反射出光。

參照條目 眼科手術（約西元前 600 年）、眼鏡（西元 1284 年）、組織移植（西元 1597 年）、腎臟移植（西元 1954 年）、自體免疫疾病（西元 1956 年）、抗體的結構（西元 1959 年）及長出新的器官（西元 2006 年）

基因與性別決定

威爾森（Edmund Beecher Wilson，西元 1856 年～西元 1939 年）
史蒂文斯（Nettie Maria Stevens，西元 1861 年～西元 1912 年）

　　許多年來，醫生都一直很想知道嬰兒的性別在子宮中是如何決定的。公元前 355 年，亞里斯多德認為熱的精液會生出男性，冷的精液會生出女性，這當然是錯誤的。現在我們已經知道性別是位於染色體上的一些基因來決定的。女性有兩個 X 染色體（寫成 XX），男性有一個 X 染色體和一個 Y 染色體（寫成 XY），男孩是從父親那裡得到 Y 染色體。美國的遺傳學家史蒂文斯和威爾森在 1905 年，首度描述了決定性別的 XY 染色體系統。

　　罹患透納氏症（Turner's syndrome）的女性只有一個 X 染色體，而沒有 Y 染色體，這意味著 Y 染色體上的基因對於生存來說並非必須，而是用來使胚胎朝男性的方向發育。克氏症候群（Klinefelter syndrome）是具有一個 Y 染色體和兩個 X 染色體（XXY）的男性，通常的症狀是鬍鬚少、睪丸小。具有三個 X 染色體的女性是有的，她們的智力正常，不過如果 X 染色體更多了，那麼智力就會受損。染色體是 XYY 的男性則長得比較高。一般來說，一個人只要有一個 Y 染色體就有足以決定性別是男性的基因，就算有數個 X 染色體，外貌也是如同男性。染色體是 XY 的人，如果罹患了雄性激素不敏感症（androgen insensitivity），則外表像是女性，但是陰道的末端封住，並沒有子宮。

　　大約在 1990 年，一組科學家發現 Y 染色體上的 SRY 基因在讓胚胎發育成男性的一連串事件中，

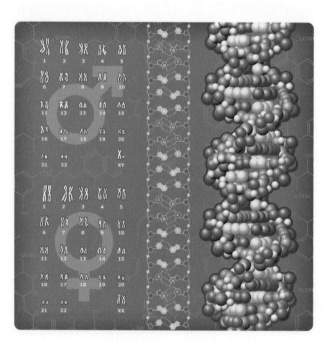

佔有重要的地位。的確有帶 XX 染色體的男性，他們沒有 Y 染色體，但是在其他一個染色體中有一個 SRY。同樣的道理，帶有 XY 染色體的人如果 SRY 基因發生突變而無法正常執行功能，就會長成女性。

　　人類的胚胎有潛力發育成女性或是男性，生殖腺也可能變成睪丸或是卵巢，這取決於哪些基因活化了。睪丸會分泌睪固酮（testosterone），這種激素會引發出男性特徵。

遺傳與性別。最左邊上面是男性的染色體（XY），下方是女性的染色體（XX）。中央和右邊顯示構成染色體的 DNA 結構，DNA 上面有遺傳密碼。

參照條目　發現精子（西元 1678 年）、孟德爾遺傳學（西元 1865 年）及遺傳的染色體理論（西元 1902 年）

以分析方法發現維生素

艾克曼（**Christiaan Eijkman**，西元 1858 年～西元 1930 年）
霍普金斯（**Sir Frederick Gowland Hopkins**，西元 1861 年～西元 1947 年）
格林斯（**Gerrit Grijns**，西元 1865 年～西元 1944 年）

作家海文（Kendall Haven）寫道：「我們標示食物中的維生素含量，我們每年花數十億元在買維生素補充物。發現維生素，徹底改變了營養科學……也徹底改變了人體運作的研究。」

一般來說，維生素是生物所需的小量化學物質，要從飲食中取得。有些維生素並非一定要來自食物，例如人類在曬太陽時，就能夠合成維生素 D。維生素有助於調整代謝、生長和其他作用。有的時候維生素會和酵素（加速化學反應速率的蛋白質）結合。維生素攝取不足會引發疾病（見〈**西元 1753 年**／《**論壞血病**》〉）。

維生素發現史是由許多研究人員接續寫成。生物化學家寇姆斯（Gerald F. Combs Jr.）寫道：「維生素的發現史在進入了分析期之後，就等於是現代營養學的研究史。這個時代始於 1890 年代發現了腳氣病的動物模式。」腳氣病是因為維生素 B1 不足所引起的，會導致疲勞、心律不整，最後有可能死亡。1897 年，荷蘭醫生艾克曼發現，如果用比較貴的白米餵雞，雞就會得到腳氣病。如果改回吃有米糠的糙米，雞便能恢復健康。

1906 年，艾克曼和荷蘭醫生格林斯發表了一篇現在已經成為經典的論文，在這篇論文中，他們寫道：「在米糠中有一種物質不同於蛋白質……對於健康是不可或缺的。一旦缺乏，會引起多發性神經炎（polyneuritis）。」他們對於抗腳氣病物質（就是後來的維生素 B1）的討論，是早期對維生素概念的了解之一。約在同時，英國的生物化學家霍普金斯指出，大鼠的飲食中需要特別的「輔助食物」，也就是後來所謂的維生素。

人類所需的 13 種維生素分為脂溶性（維生素 A、D、E、K）和水溶性：維生素 B1（硫胺素）、B2（核黃素）、B3（菸鹼酸）、B5（泛酸）、B6、B7（生物素）、B9（葉酸）、B12 和維生素 C。

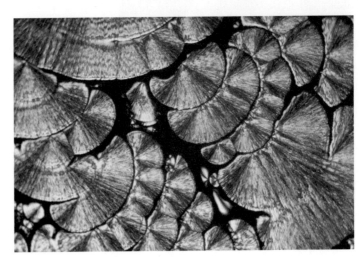

偏光顯微鏡所拍攝的抗壞血酸（維他命 C）的微小結晶。

參照條目 《論壞血病》（西元 1753 年）、美國醫學會（西元 1847 年）、治療佝僂病（西元 1922 年）及肝臟療法（西元 1926 年）

過敏

拉齊（Abu Bakr Mohammad Ibn Zakariya al-Razi，西元 865 年～西元 925 年）
里歇（Charles Richet，西元 1850 年～西元 1935 年）
波提爾（Paul Portier，西元 1866 年～西元 1962 年）
皮奎特（Clemens Peter Freiherr von Pirquet，西元 1874 年～西元 1929 年）
希克（Bela Schick，西元 1877 年～西元 1967 年）

　　人們自古以來就知道過敏疾病。大約在西元 900 年，波斯醫生拉齊就指出，季節性鼻炎是玫瑰的香氣所造成的。1902 年，法國生理學家里歇和波提爾觀察到，狗在第二次接觸到海葵毒素後會死亡，而討論到急性過敏（anaphylaxis）這種緊急而且會引發多重器官衰竭而死的過敏反應。1906 年，奧地利小兒科醫生皮奎特認為，海葵實驗和自己與匈牙利小兒科醫生共同進行的「血清病」（serum sickness）是相同的。他們特別注意到，兒童如果對於某種普通的傳染性疾病免疫了，那麼如果第二次接觸到這種疾病的疫苗，會迅速發生非常嚴重的反應。皮奎特發明了「過敏」這個詞，用來說明免疫系統過度活躍或是過度敏銳的異常反應。

　　對於過敏，現代的解釋如下：有人頭一次接觸到花粉、蜂毒之類的可能過敏原，這時這些人體內各種白血球可能反應過頭了，特別是 TH2 淋巴球的反應是分泌介白素 4（interleukin-4）這種能傳遞訊息的蛋白質，B 細胞可能被這種蛋白質刺激，製造出過量的免疫球蛋白 E，這種球蛋白會接在肥胖細胞（mast cell）和嗜鹼性球（basophil）表面。這個時候，表面接著免疫球蛋白 E 的細胞就會對特殊的過敏原變得敏感，並且能夠「記憶」下來。如果這個人再次接觸到相同的過敏原，活化的肥大細胞和嗜鹼性球就會釋放組織胺（histamine）和其他刺激發炎的化學物質到周邊的組織中，造成發癢、紅疹、蕁麻疹，也可能會引發急性過敏，後者可以使用抗組織胺（antihistamine）、類固醇（steroid）來治療，或是注射腎上腺素（epinephrine）。

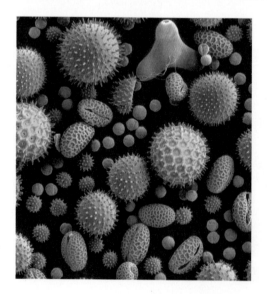

　　在已開發國家中，過敏發生的機率比較高，過敏也可能遺傳自雙親。有一種理論指出，現代的都市生活環境比較乾淨，這使得免疫系統沒有接觸到足夠的病原體，因此「比較閒」。大家庭中的兒童比較不容易過敏，據推測，這可能是因為他們比較容易接觸到微生物和寄生蟲，後者有的時候能夠以好的方式抑制免疫系統。

各種常見植物花粉的電子顯微鏡圖，圖片中的花粉各自上了色，它們來自向日葵、牽牛花、蜀葵、白合、報春花和蓖麻。

參照
條目　身體中的動物園（西元 1683 年）、乳膠外科手套（西元 1890 年）、發現腎上腺素（西元 1893 年）、抗組織胺（西元 1937 年）、可體松（西元 1948 年）、自體免疫疾病（西元 1956 年）及抗體的結構（西元 1959 年）

阿茲海默症

阿茲海默（**Aloysius "Alois" Alzheimer**，西元 1864 年～西元 1915 年）

1994 年，美國前總統雷根寫道：「我最近被告知，我罹患了阿茲海默症，這個疾病侵襲了數百萬名美國人……現在，我的暮年之旅將要出發。」一年之後，一群用餐的人向他鼓掌致意，但是他已經不知道這些人為何拍手，也不記得自己曾經當過總統。

阿茲海默症是一種失智症（dementia）。失智症是一種泛稱，指的是記憶和其他心智能力不正常的缺失。阿茲海默症會破壞腦細胞，並且影響產生新記憶的功能。隨著病情的發展，病人的長期記憶和語言能力都會消失。診斷出病情後的平均壽命是七年左右。

阿茲海默症患者的腦部有兩個異常的特徵：斑塊與纏結。斑塊是稱為 β 類澱粉蛋白（beta-amyloid）的蛋白質在細胞外累積而成的。纏結則出現在將死亡的細胞中，會和微管（microtubule）結合的 τ 蛋白（tau protein）彼此糾纏成纖維。目前科學家還在研究斑塊與纏結在阿茲海默症中的角色，以及它們阻止神經細胞傳訊和引起細胞死亡的方式。

1906 年，德國精神病醫生兼神經病理學家阿茲海默報導了黛特小姐（Mrs. Auguste Deter）的病況：她在 51 歲時記憶能力出了狀況，接著很快就有了妄想症狀，在去世之前又產生了更多種心智問題。驗屍之後發現，黛特小姐的大腦皮質（大腦的外層，主要負責記憶、思考和語言）不但縮得很小，而且也出現了 β 類澱粉蛋白斑塊與神經纖維糾結（neurofibrillary tangle）。

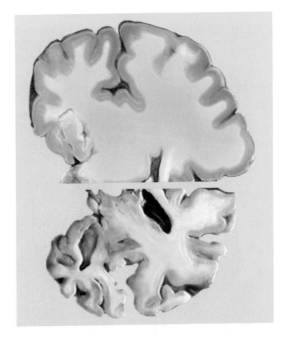

目前診斷阿茲海默症的方式是觀察行為。**電腦斷層掃描**（CAT）、**磁振造影**（MRI）和**正子造影**（PET）等先進的醫學影像技術，能夠用來排除其他可能會造成癡呆症的原因。把**腦脊髓液**（cerebrospinal fluid）加以分析，如果其中發現了 β 類澱粉蛋白或 τ 蛋白，則有助於診斷出疾病，甚至早於症狀變得明顯之前。大部分阿茲海默症患者是在六十五歲以後發病，稱為 APOE 的一種特殊的基因形式，和較高的阿茲海默症發病機率有關。

健康的腦橫切面（上）與阿茲海默症患者的腦橫切面（下），可以很容易看出患者腦部的皮質大幅萎縮了。

參照條目 腦脊髓液（西元 1764 年）、孟德爾遺傳學（西元 1865 年）、神經元學說（西元 1891 年）、面容失認症（西元 1947 年）、神經生長因子（西元 1948 年）、抗精神病藥物（西元 1950 年）、帕金森氏症藥：左旋多巴（西元 1957 年）、電腦斷層掃描（西元 1967 年）、正子造影術（西元 1973 年）、磁振造影（西元 1977 年）、普里昂蛋白（西元 1982 年）

1906 年的「肉品檢疫法」

老羅斯福（Theodore "Teddy" Roosevelt，西元 1858 年～西元 1919 年）
尼爾（Charles Patrick Neill，西元 1865 年～西元 1942 年）
辛克萊（Upton Beall Sinclair，西元 1878 年～西元 1868 年）

美國小說家辛克萊在 1906 年出版的小說《屠場》（*The Jungle*），是根據他於 1904 年在芝加哥牧場中肉類包裝工廠臥底工作的經驗所寫成。在這本書中，他描述了工廠中不潔的狀況：肉在被絞碎製作成熱狗之前，工人都懶得把混在其中的中毒老鼠挑出來；工人在「要拿去做熱狗的水中」洗手。每年春天，其他的工人清理裝滿裝廢棄老肉的桶子，「汙泥、塵土、舊釘子和汙水，一車一車的收集起來，倒入含有新鮮肉的攪拌槽中，然後送到公眾的早餐桌上。」有些人掉進地上的大桶子中，「就被留在那裡，骨頭之外的部分都變成『杜蘭純豬油』，行銷全世界。」

辛克萊還寫道：「那些人喜歡所飼養的牛得到結核病，因為這些病牛肥得快。」而過期的發霉熱狗，「和硼砂與甘油混在一起，倒入攪拌槽中，做成新的熱狗，賣到各個家庭中。」放在地板上的肉，沾了汙泥、鋸屑和工人吐的痰，也拿來重新利用。

當時的總統老羅斯福認為辛克萊的描述誇大，便讓勞工部長尼爾去視察肉品包裝工廠。尼爾確認了工廠的狀況「令人作噁」。輿論的力量使得肉品檢疫法在 1906 年通過。這項法案授權美國農業部有權檢查業務跨州的肉品處理工廠。檢查員要檢查屠宰場的衛生情形，同時也要檢查牛、羊、豬等各種牲畜在宰殺前後的狀況。這項法案和其他的改革作法，成為對抗食物傳染疾病的戰爭武器。這些疾病是由條蟲、細菌（例如沙門桿菌、曲桿菌等）和其他的汙染物等造成的。現代的屠宰工廠每個小時能夠處理 400 頭牛，宰殺的速度如此之快，有的時候會造成意外的糞便汙染。

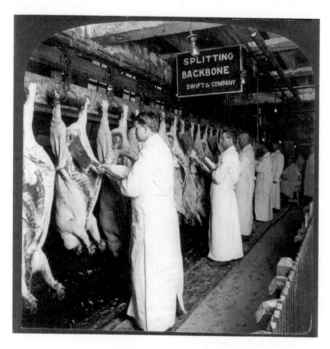

肉廠工人劈開豬的脊椎骨，好進行最後的檢查。這些在芝加哥史威夫特公司的豬已經可以冷藏了。攝於 1906 年。

參照條目 汙水系統（約西元前 600 年）、《英國勞工人口的衛生狀況》（西元 1842 年）、塞麥爾維斯的洗手建議（西元 1847 年）、布洛德街抽水幫浦的把手（西元 1854 年）、水中加氯（西元 1910 年）及普里昂蛋白（西元 1982 年）

西元 1906 年

專利成藥

希伯利（Ebenezer Sibly，西元 1751 年～西元 1800 年）
平克漢（Lydia Pinkham，西元 1819 年～西元 1883 年）
亞當斯（Hopkins Adams，西元 1871 年～西元 1958 年）

在 19 世紀，美國的專利成藥（patent medicine）處於全盛時期。這些藥丸和藥水有著華麗的名稱、吸睛的包裝和秘密的配方。雖然其中因為酒精含量高，並且加入了**古柯鹼**，因此能夠解除疼痛，但是大部分都無法治療其他的病痛，只是在希望找尋療法的人身上產生強大的**安慰劑效應**而已。雖然「專利成藥」的英文名稱中有「專利」（patent）一詞，但是這些藥物並沒有申請專利（這個過程需要將配方公開給競爭者和大眾），只不過名稱與商標有註冊而已。在專利成藥最風行的年代，醫生和真正有療效的藥物很少，大部分的人都自己買藥來吃。大約在 1900 年，專利成藥界花在廣告上面的費用比其他商品都要多。驚人的宣傳花招包括了巡迴馬戲團，就像是賣藥表演，還有在報紙與年曆上刊登多頁的廣告，宣稱藥物能夠治療糖尿病、婦女病、禿頭、氣喘、腎臟病、癌症和其他更多更多。宣稱使用的材料則包括蛇油、硫酸、水銀、甘草精和不明的沼澤樹根。在 18 世紀末的英國，希伯利甚至宣稱他製作的太陽酊（Solar Tincture）能夠「讓剛死亡的人復生」。

1905 年，亞當斯這位能煽動人心的記者，在《科里爾週刊》（*Collier's Weekly*）發表了標題為〈美國大騙局〉的系列報導，揭發了專利成藥的不實宣稱以及可能造成的傷害。他的這些文章促使國會在

1906 年通過了「純淨食品與藥物法」（Pure Food and Drug Act），這項法和其他的措施，要求藥品必須標示成份，包括酒精、古柯鹼、海洛因、嗎啡和大麻。亞當斯也報導了「寇普的嬰兒之友」（Kopp's Baby Friend），這個藥水含有嗎啡和糖，能夠讓嬰兒安靜下來。以及它的競爭對手、號稱能讓「寶寶安穩一覺到天亮」的「溫羅醫生的舒緩糖漿」（Dr. Windlow's Soothing Syrup）。

1879 年，平克漢把自己的肖像印在她宣稱治療婦女病的「蔬菜複方藥」（Vegetable Compound）標籤上，之後這個藥就大賣，她也成為美國最出名的女性之一。在 1886 年，當時還含有古柯鹼的可口可樂也是被當成能夠治療疾病的專利成藥來賣的。

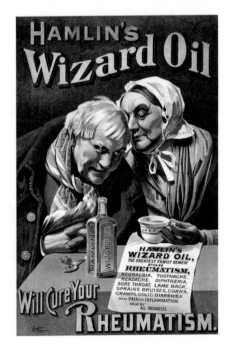

1890 年代美國專利成藥「哈姆林魔法油」（Hamlin's Wizard Oil）的廣告，它宣稱能夠治療所有疾病，從白喉、喉嚨痛，到癌症、腹瀉，其中的成份包括酒精、樟腦、阿摩尼亞、氯仿、黃樟、茴蒻和松脂。

參照條目　米特拉達提斯解毒劑與萬靈藥（西元前 100 年）及安慰劑效應（西元 1955 年）

洛磯山斑疹熱的成因

立克次（**Howard Taylor Ricketts**，西元 1871 年～西元 1910 年）

在 1942 年 9 月 7 日發行的《生活》雜誌有一篇報導：「在科學家來訪之前，山谷的居民受到神秘的疾病侵襲，患者會突然發高燒，身上出現紅紫色的疹子，然後死亡。農民說這病是喝了雪融化成的水才得到的。」不過醫學偵探發現，洛磯山斑疹熱（Rocky mountain spotted fever, RMSF）是由一種硬皮嗜血的蜱（也稱為壁蝨）所傳染的。

1906 年，美國病理學家立克次前往蒙大拿西部的遙遠邊境，展開危險的旅程，好找出當地每年春天都會爆發的致命疾病。他在苦根谷（Bitterroot Valley）的一家醫院空地上搭建帳棚，在裡面進行許多研究。他以天竺鼠為實驗材料，證明這種疾病是由現在稱為洛磯山熱立克次體（Rickettsia rickettsii）這種細菌造成的，這個細菌名稱是用以表彰他的功勞。立克次也證明了洛磯山熱立克次體是經由蜱的叮咬而傳染的。1938 年，苦根谷的一個實驗室製造了洛磯山斑疹熱的疫苗，但是效果不彰、使用不便。現在使用脫氧羥四環黴素（doxycycline）、四環黴素（tetracycline）和氯黴素（chloramphenicol）等抗生素來治療洛磯山斑疹熱。

洛磯山斑疹熱一直都是美國最致命的立克次體疾病，一開始的症狀可能有發熱、頭痛和肌肉疼痛，接下來手腕和腳踝會出現紅疹，這些紅疹會往軀幹蔓延。立克次體寄生在血管內部表皮的細胞中，因此能夠影響許多器官，造成麻痺和壞疽（組織死亡）。雖然對這個疾病最初的研究集中在美國境內的洛磯山區，事實上這個疾病不僅整個美國本土有，在加拿大和中南美洲也會發生。兩個最重要的傳染媒介分別是狗矩頭壁蝨（Dermacentor variabilis）和安德生矩頭壁蝨（Dermacentor andersoni）。

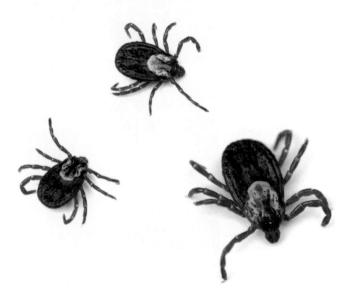

附帶一提的是，在北半球由蜱傳染的疾病中，最普遍的是萊姆病（Lyme disease）。造成萊姆病的細菌是螺旋體（Borrelia）這一屬的細菌，由真壁蝨（Ixodes）傳染。

會傳染洛磯山斑疹熱的狗矩頭壁蝨。

參照條目　發現疥癬蟲（西元 1687 年）、瘧疾成因（西元 1897 年）、非洲昏睡病的病因（西元 1902 年）及黃熱病病因（西元 1937 年）

西元 1907

監禁傷寒瑪麗

馬隆（**Mary Mallon**，西元 1869 年～西元 1938 年）
索普（**George A. Soper**，西元 1870 年～西元 1948 年）

1907 年，傷寒瑪麗遭到監禁，這是醫學史上的重要事件之一，因為瑪麗是第一個發現看似健康、但在美國造成疾病「流行」的人。同時，讓疾病帶原者終身監禁這個事件中，社會所扮演的角色，也引發了許多深遠的問題。

傷寒是世界性的傳染病，食物或飲水受到含有傷寒沙門氏桿菌（Salmonella typhi）糞便汙染，便會感染。發病的症狀包括高燒、腹瀉或便秘、小腸穿孔，嚴重時會死亡。美國目前在飲水中加氯，已經讓發病率降低了，許多抗細菌藥物也能治療這種疾病。有些人可能受到這種細菌感染，雖然沒有症狀但是可以傳播細菌，這些「帶原者」中最著名的，就是瑪麗·馬隆，而更為人所知的稱呼是「傷寒瑪麗」。

瑪麗生於愛爾蘭，少女時代來到美國紐約，之後在紐約市的有錢人家中煮飯維生。1906 年，環境衛生工程師索普發現，瑪麗當過廚娘的家庭很常發生傷寒爆發。索普要求瑪麗的糞便樣本，她的反應是用切肉餐叉趕跑他。最後醫生確定瑪麗是傷寒菌的帶原者。在 1907 年，她被限制住在靠近布朗克斯（Bronx）、東河中的北兄弟島（North Brother Land）上的小屋中。1910 年，她被告知不得再次從事烹飪工作之後，就被釋放了。不過她並沒照著做，接著就引發更多的傷寒爆發。瑪麗的消息傳開後，有個新聞漫畫家畫了幅漫畫：她把雞蛋大的頭顱打開放到煎鍋中。歷史學家認為瑪麗讓 50 多人染病（其中三人死亡），但是被她傳染的人可能傳染了其他更多人。她後來被送回島上，度過餘生。這個案例引起許多爭議，不過有助於加強流行病學（研究影響群眾健康因子的科學）在公共政策成形時所具有的影響力。

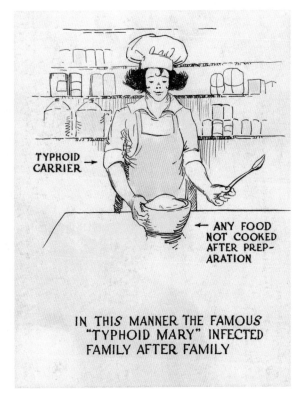

這幅古老的海報說明處理食物不當所造成的危險，並且以傷寒瑪麗為例，說明疾病是如何散播的。

 參照條目 身體中的動物園（西元 1683 年）、《英國勞工人口的衛生狀況》（西元 1842 年）、塞麥爾維斯的洗手建議（西元 1847 年）、布洛德街抽水幫浦的把手（西元 1854 年）、1906 年的「肉品檢疫法」（西元 1906 年）水中加氯（西元 1910 年）及強迫凱莉·巴克絕育（西元 1927 年）

找尋靈魂

赫羅菲留斯（Herophilus of Chalcedon，西元前 335 年～西元前 280 年）
笛卡兒（Rene Descartes，西元 1596 年～西元 1650 年）
麥克杜格爾（Duncan MacDougall，西元 1866 年～西元 1920 年）

　　許多未來學家認為，如果我們更了解腦的構造，科技專家有天或許可以在電腦中模擬心智，或是把心智上傳到電腦中。這些推想是根基於唯物學家的觀點：心智是由腦的活動產生的。但是在另一方面，法國哲學家笛卡兒在 17 世紀中期，則認為心智，或是說「靈魂」，是和腦分別存在的，不過靈魂會經由松果體（pineal body）和腦連接。換句話說，松果體是腦和靈魂之間的通道。古希臘醫生赫羅菲留斯解剖頭部之後認為，靈魂處於腦部充滿液體的空腔中，他還特別相信是在寫翮，也就是第四腦室底部的凹陷處。

　　1907 年，美國醫生麥克杜格爾進行實驗，把瀕死的結核病人放在秤上。他的所抱持的理由是，當病人死亡、靈魂離開軀體的那一刻，秤應該可以指出減少的體重。麥克杜格爾根據實驗結果，認為靈魂的重量應該是 21 公克。不過，麥克杜格爾和其他的研究人員無法重複這項發現。這些關於靈魂與物質分開的各種觀點，代表了身心二元論的哲學。

　　有實驗指出，大腦各區域的損傷，會改變一個人的思想、記憶和人格，腦造影的研究也能夠標示出與感覺和思想相關的區域，這些結果都支持了比較唯物的身心觀點。舉個有趣的例子：如果大腦右側額葉受傷，會突然對於高檔餐廳和美食產生極大的興趣，這種狀況稱為「美食症候群」。當然，像

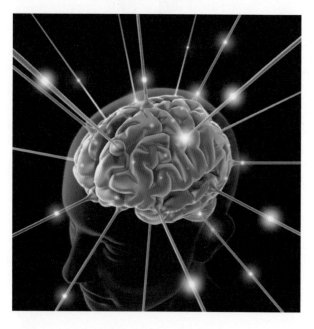

是笛卡兒這樣的二元論者可能會爭論說：腦受傷而使得行為改變，是因為心靈是經由腦來控制身體的。我們操控車子的方向盤，可以讓車子轉彎或前進，但這並不意味車子和駕駛是不能分開的。

藝術家筆下研究腦中靈魂的概念。赫羅菲留斯相信靈魂位於寫翮，也就是第四腦室底部的凹陷處。

參照條目　腦神經系統的比對（西元 1664 年）、腦脊髓液（西元 1764 年）、柯霍的結核病演講（西元 1882 年）、榮格的分析心理學（西元 1933 年）、面容失認症（西元 1947 年）、松果體（西元 1958 年）、人工冬眠術（西元 1962 年）、瀕死經驗（西元 1975 年）及複製人（西元 2008 年）

水中加氯

達納爾（Carl Rogers Darnall，西元 1867 年～西元 1941 年）
李斯特（William J. L. Lyster，西元 1869 年～西元 1947 年）

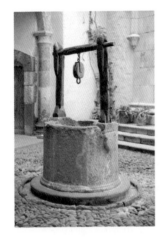

1997 年，《生活》雜誌宣稱：「過濾飲水並且加氯，可能是千年以來最重要的公共衛生進展。」把氯這種化學元素加到水中，能夠有效殺死細菌、病毒和阿米巴變形蟲。在 20 世紀，已開發國家民眾的預期壽命大幅提升，這項措施居功厥偉。例如美國在飲水加氯之後，傷寒和霍亂這些由水中細菌造成的疾病就變得罕見。氯從一開始加入水中之後，就一直存在，因此能夠持續消除管線滲漏造成的汙染。

在 19 世紀，人們就知道氯能夠有效對抗感染原，但是在公共飲水中添加氯的系統，直到 20 世紀早期才持續地使用。1903 年，比利時米德爾克爾克的一個社區以氯氣為飲水殺菌。1908 年，美國紐澤西州澤西市的供水設施開始把次氯酸鈉加入水中。1910 年，美國陸軍的化學家兼軍醫達納爾准將利用壓縮液化氯氣，在戰場上為士兵的飲水消毒。他發明了機械式液化氯淨水器，所有已開發世界都使用這個機器的基本概念為水加氯。陸軍科學家李斯特少校後來發明了李斯特布包，其中裝了次氯酸鈉，讓軍隊在戰場上能夠很方便的淨水。

氯在水中殺菌的時候，會和水中的有機化合物反應，產生三鹵甲烷（trihalomethane）和鹵乙酸（haloacetic acid），這兩種化合物都有可能造成癌症，但是和被水中的細菌所引發的疾病相較，風險低多了。取代氯氣的消毒方法有加臭氧、氯胺，或用紫外線照射。

根據達納爾陸軍醫學中心（Darnall Army Medical Center）發言人的說法：「我可以保證，沒有其他單一醫學進展所拯救的性命與防制的疾病，能比達納爾消毒飲水法更多。」

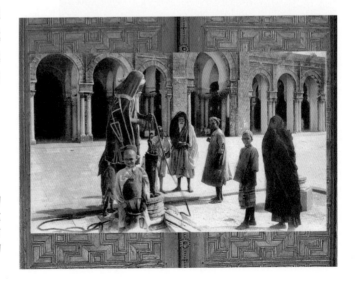

上圖：西班牙中世紀村落中的水井。右圖：突尼西亞凱魯萬（Kairouan）大清真寺中的水井（這張 1900 年代的明信片放在祈禱大廳大門的花紋之上）。在現代，水井通常會定期以含氯的溶液消毒，好降低其中細菌的含量。

參照條目　汙水系統（約西元前 600 年）、《英國勞工人口的衛生狀況》（西元 1842 年）、布洛德街抽水幫浦的把手（西元 1854 年）、疾病的「菌源說」（西元 1862 年）、監禁傷寒瑪麗（西元 1907 年）及牙膏加氟（西元 1914 年）

艾利希的神奇子彈

艾利希（**Paul Ehrlich**，西元 1854 年～西元 1915 年）
秦佐八郎（**Sahachiro Hata**，西元 1873 年～西元 1938 年）

在 1900 年，只有少數幾種藥能夠治療感染性疾病，其中著名的例子之一是奎寧（quinine），歐洲人早在 1630 年就以奎寧治療由蚊子傳染的原生動物傳染病瘧疾。水銀則早在 1495 年就用於治療梅毒這種由細菌造成的性病。不過，水銀對人體有毒。德國著名的科學家艾利希是現代化學療法（chemotherapy）的奠基者之一，他的先驅工作激發科學家去尋找只對造成疾病的感染原有毒、但是對於人體無毒的化學物質。當然，艾利希找尋有用化合物的全面性工作展開之前，在 19 世紀晚期所建立的病原菌理論，以及發現了微生物，都是重要的事前基礎。

艾利希對於含有砷的化合物特別有興趣，這類化合物可能用來治療梅毒，這種性病由梅毒螺旋體（Treponema pallidum）引起。每天，艾利希指揮大批的研究人員測試許多種含有砷的化合物。1909 年，日本細菌學家秦佐八郎在艾利希的實驗室中工作，他是測試罹患梅毒兔子的專家。當他測試到第 606 種含有砷的藥物時，發現它能有效的治療梅毒。1910 年，艾利希向全世界宣布發現了這第 606 種化合物，它的商標名稱是砷凡納明（Salvarsan），這是艾利希頭一個成功應用的醫療化學藥品，他稱之為「神奇子彈」。會取這個名字，是因為艾利希相信這種藥物是有選擇能力的武器，能夠瞄準寄生物上的化學受體，而不會傷到宿主細胞。

科學作家西蒙斯（John G. Simmons）寫道：「巴斯德和柯霍發展出疾病的『菌源說』，而艾利希則歸納出疾病是可以用化學物質治療的。」不過很有趣，有些教會人員反對砷凡納明，因為他們認為性病是上帝給予那些背德者的天譴。到了 1940 年代，盤尼西林開使使用來治療梅毒。

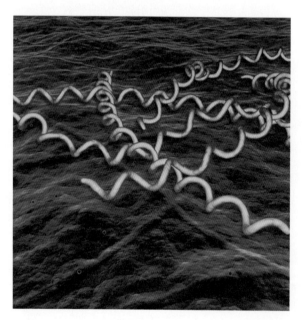

梅毒這種性傳染病是由螺旋狀的梅毒螺旋體引起。如圖片所示，螺旋體的細胞呈長螺旋狀。

參照條目 疾病的「菌源說」（西元 1862 年）、瘧疾成因（西元 1897 年）、盤尼西林（西元 1928 年）、磺胺基藥物（西元 1935 年）、癌症化療（西元 1946 年）及反轉錄酶和愛滋病（西元 1970 年）

弗萊克斯納報告與醫學教育

西元 **1910** 年

弗萊克斯納（**Abraham Flexner**，西元 1866 年～西元 1959 年）

在 1900 年，美國許多地方的醫學教育都很不正式，入學許可的標準鬆散凌亂，許多時候只需要高中畢業即可，很多醫生訓練不足。醫學史上的一個關鍵時刻在是 1910 年，美國教育家弗萊克斯納出版了他的研究論文〈美國與加拿大的醫學教育〉（*Medical Education in the United States and Canada*），現今美國許多醫學教育的內容與方式就是根植於這篇報告中的意見。

弗萊克斯納為了這項研究，拜訪了美國和加拿大所有的 155 所醫學校，其中有些聲譽卓著，例如約翰霍普金斯大學醫學院和威克森林大學醫學院（Wake Forest University School of Medicine）；但是令人慚愧的是，還有些私辦的醫學校，這些小型職業學校並沒有附屬於某個大學或是學院，而是由一些醫生所經營，目的是為了賺錢。在這些學校中，解剖不是必修課，許多老師都只是當地的醫生，通常不知道最尖端的醫療措施。

弗萊克斯納建議，進入醫學院的學生至少要高中畢業，並且在至少花兩年在學院或是大學中學習基礎的科學知識。他在報告中指出，全部 155 所醫學校中只有 16 所達到這樣的要求。他也建議醫學教育需要四年，前兩年致力於學習基礎科學，後兩年則用於實際參與臨床訓練。弗萊克斯納寫道：「醫學教育需要學習知識和技術，醫學生除非學習到了技術，否則無法有效地習得知識。」許多學校後來關門了，到了 1935 年，美國只剩下 66 家醫學校。弗萊克斯納報告一項可能的缺點是，許多位於郊區的小型私辦學校因為這份報告被迫關門，這些學校本來允許非裔美國人、女性和下層社會的學生入學。醫學教育在依循了弗萊克斯納的建議之後，只有上流社會的白人男性才能接觸得到。醫學院入學測驗（The Medical College Admission, MCAT）在 1928 年開始，成為醫學院入學的標準測驗。

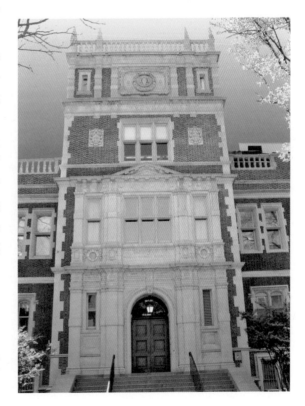

照片中的是賓州大學醫學院的摩根大廳（John Morgan Hall），這所醫學院創立於 1765 年，是美國殖民地最早成立的醫學院。

參照條目　醫院（西元 1784 年）、女性醫學生（西元 1812 年）、美國醫學會（西元 1847 年）、整骨療法（西元 1892 年）及霍斯德的手術（西元 1904 年）

尋常性感冒

老普林尼（**Gaius Plinius Secundus**，也稱為 **Pliny the Elder**，西元 23 年～西元 79 年）
庫弗（**Ibn al-Quff**，西元 1233 年～西元 1286 年）
提梭特（**Samuel Auguste Tissot**，西元 1728 年～西元 1797 年）
克魯塞（**Walther Kruse**，西元 1864 年～西元 1943 年）

　　尋常性感冒（common cold）是由病毒引起的上呼吸道感染，有一百多種病毒可以引起感冒，大部分的感冒是由鼻病毒（rhinovirus）和冠狀病毒（coronavirus）所引起的。美國人因為感冒而看醫生、買藥、無法工作，每年損失了數十億美元。感冒沒有實際而且有效的治療方法，不過有許多藥物可以減輕感冒的症狀，諸如流鼻水、鼻塞和喉嚨痛。

　　自古以來，感冒的各種療法就光怪陸離。羅馬作家老普林尼對咳嗽所開的藥方是獵豹的尿和野兔的糞便；敘利亞的醫生庫弗則建議用熱鐵貼在頭上，直到見骨為止；瑞士醫生提梭特則用放血治療嚴重的感冒。

　　1914 年，德國細菌學家克魯塞將感冒患者的鼻子分泌物除去細菌之後，讓健康的志願者吸入，這些志願者後來都感冒了，終於證明感冒是由病毒引起的。通常，感冒是藉由打噴嚏時噴出的細小水珠所傳染的。

　　鼻病毒在 1956 找到，醫生發現這種病毒是感冒的主要病原。由於病毒突變得很快，在不同的人之間傳遞時，就稍微改變一點點，因此感冒疫苗難以製造。當鼻病毒感染了上呼吸道的內襯之後，巨噬

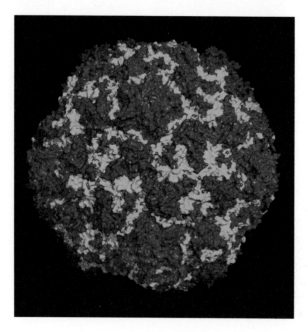

細胞（macrophage）這種白血球就會前往對抗，以保護身體，並且開始製造會引起發炎反應的細胞介素（cytokine），這種分子會刺激黏液的產生。除此之外，舒緩肽（bradykinin）這種小型蛋白質則會造成喉嚨痛和鼻子發癢。

　　流行性感冒（influenza）是很類似尋常性感冒的疾病，不過是由一群流感病毒所造成，症狀會比較嚴重，而且更容易造成發燒並影響下呼吸道。嚴重急性呼吸道症候群（severe acute respiratory syndrome, SARS）由 SARS 冠狀病毒所引起，是另一種會威脅生命的呼吸道疾病。

電腦繪製的人類鼻病毒，這是會造成尋常性感冒的病毒之一。

參照條目　放血（約西元前 1500 年）、生物武器（西元 1346 年）、天花疫苗（西元 1798 年）、發現病毒（西元 1892 年）、過敏（西元 1906 年）、史丹利的病毒結晶（西元 1935 年）及抗組織胺（西元 1937 年）

西元 1914 年

牙膏加氟

克里頓布朗（James Crichton-Browne，西元 1840 年～西元 1938 年）
麥凱（Frederick S. McKay，西元 1874 年～西元 1959 年）
迪恩（Henry Trendley Dean，西元 1893 年～西元 1962 年）

　　古代的希臘人、羅馬人、中國人和印度人會用多種有打磨效果的物質來當成牙膏，其中的材料琳瑯滿目：牛蹄灰、燒焦的蛋殼、浮石、壓碎的骨頭、木炭粉、牡蠣殼等。英國在 19 世紀的牙膏則混合了白堊、磚塊磨成的粉和燒焦的麵包。1892 年，英國醫生克里頓布朗注意到飲食中如果缺乏氟化物（含有氟元素的化合物），牙齒會「特別容易受到蛀食」。在牙膏中加入氟化物的專利於 1914 年提出。

　　現在我們知道，在吃糖的時候，口腔中的細菌會使得周遭的環境變成酸性，因而造成牙齒琺瑯質的脫鈣作用（demineralization），氟化物可以減緩脫鈣作用的速度。沒有糖了之後，牙齒會發生再鈣化作用（remineralization）。氟化物會加速再鈣化作用，並且形成含有氟化物的保護層。這個保護層對抗酸的能力，比牙齒原有的琺瑯質要強。

　　美國會在水中加氟的原因之一，是 1901 年牙醫麥凱在科羅拉多州的科羅拉多斯普陵（Colorado Springs）時，發現當地有許多人的牙齒上有白斑或黃斑。不管引起這種奇特現象的原因為何，麥凱注意到這些有「科羅拉多褐斑」（現在知道這是氟中毒造成的）的人，幾乎沒有蛀牙。經過多年研究，麥凱和其他人發現，這種預防蛀牙的效果來自於當地飲水中就含有高量的氟化物。1945 年，美國牙醫學家開始在密西根州大湍城（Grand Rapids）的飲水中加氟，結果讓當地的蛀牙率大幅降低，在其他國家也得到類似的結果，於是飲水中加氟在 1951 年成為美國正式的政策。牙買加於 1987 年在食鹽中加氟，也使得民眾的蛀牙率下降。

　　根據美國疾病防制局的說法，在水中加氟是 20 世紀「十大公衛成就」之一。不過有些人認為在水中加氟並不合乎道德，因為這是在沒有告知的情況下就施予治療。1950 年代，美國有些陰謀論者宣稱，在飲水中加氟是共產黨要讓美國人民生病的陰謀。

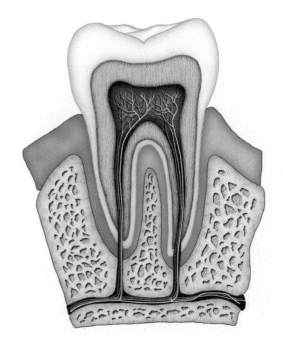

牙齒的橫切面。最外層的是琺瑯質（enamel），中間的是牙本質（dentin），最內部的髓質（pulp），其中含有血管和神經。如果細菌破壞了琺瑯質、牙本質或是包圍著牙根的齒堊質（cementum），便是蛀牙。

參照條目　牙鑽（西元 1864 年）及水中加氧（西元 1910 年）

神經傳遞物

勒維（Otto Loewi，西元 1873 年～西元 1961 年）
戴爾（Henry Hallett Dale，西元 1875 年～西元 1968 年）

　　德國藥理學家勒維因為發現了第一個神經傳遞物（neurotransmitter），在 1936 年獲得諾貝爾獎，兩年後，他被納粹關入監牢，只因為他是猶太人，不過幸好他用獎金行賄，逃出德國。

　　1921 年，勒維睡覺夢到了青蛙，然後他馬上衝到實驗時，重複刺激青蛙心臟的迷走神經，這樣會使得心跳減速。然後他收集心臟附近的體液，放到另外一隻青蛙心臟附近，小心地沒有碰觸到迷走神經，而這種體液使得第二隻青蛙的心跳也減緩了。這個現象讓他認為迷走神經釋放了某種神經化合物以控制心跳速率。這種化合物後來稱為乙醯膽鹼（acetylcholine），最早是在 1914 年由英國科學家戴爾開始研究的。勒維的看法是正確的，神經的確會釋放神經傳遞物以傳送訊息。

　　兩個相鄰的神經元，彼此以非常狹窄的突觸間隙（synaptic cleft）相隔，突觸前神經元（presynaptic neuron）的電活動會使得這個神經元把原本儲存在小囊中的神經傳遞物釋放到細胞外。這些神經傳遞物會以擴散的方式越過間隙，與突觸後神經元（postsynaptic neuron）上的受體結合。依照受體的種類不同，神經傳遞物可以刺激突觸後神經元（傾向產生動作電位），或是抑制這個神經元傳遞訊息。這個神經元收到的訊息總和，可以決定它是否要「傳遞這個訊息」。

　　現在已經發現了許多神經傳遞物，包括一氧化氮（nitric oxide，一種氣體分子）、β 腦內啡（beta-endorphin，胜肽形式的神經傳遞物，能夠和類鴉片受體結合，產生快感）、麩胺酸鹽（glutamate，麩胺酸的鹽類形式，通常用來刺激突觸後神經元）。γ－胺基丁酸（gamma-aminobutyric acid, GABA）

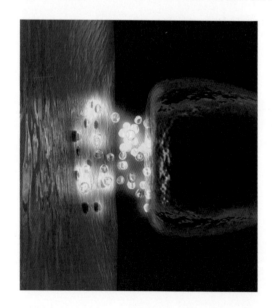

能夠抑制神經元的活化，許多鎮定劑能夠促進 γ－胺基丁酸的作用。乙醯膽鹼把運動神經元的訊息帶到肌肉。多巴胺（dopamine）的濃度在帕金森氏症和精神分裂症（schizophrenia）佔有重要地位。古柯鹼能夠阻止突觸前神經元再吸收釋放出的多巴胺，這使得多巴胺停留在突觸間隙的時間增加，效果因此增強。血清素（serotonin）能夠調節睡眠、記憶與情緒。百憂解（Prozac）這類的藥物能夠抑制血清素的再吸收，迷幻藥麥角酸醯二乙酸（LSD）能夠和大多數的血清素受體結合。

神經元的電活動會使得這個神經元把原本儲存在小囊中的神經傳遞物（圖中畫成橘黃色），釋放到細胞外。這些化學物質擴散過間隙，與突觸後神經元上的受體結合。

參照條目　神經元學說（西元 1891 年）、發現腎上腺素（西元 1893 年）、神經生長因子（西元 1948 年）、抗精神病藥物（西元 1950 年）、抽菸與癌症（西元 1951 年）及帕金森氏症藥：左旋多巴（西元 1957 年）

肝素

哈威爾（**William Henry Howell**，西元 1860 年～西元 1945 年）
麥克林（**Jay McLean**，西元 1890 年～西元 1957 年）
貝斯特（**Charles Hebert Best**，西元 1899 年～西元 1978 年）

　　肝素（heparin）是有效的抗凝血劑（抑制血液凝結的藥物）。在開心手術、器官移植、腎臟**透析**和**輸血**時，使用肝素對於抗凝血措施而言非常重要。肝素對於治療血栓症（thrombosis）也很有效。血栓症是血管中出現血塊所造成的，如果血塊阻礙血液流到肺臟，可能會致死。有些醫療器材如果會接觸到血液，有的時候也會在表面上塗肝素。現在肝素可以從豬小腸或是牛肺臟組織取得。有趣的是，動物界中所有生物都有肝素，甚至龍蝦和蛤蜊這類沒有凝血系統的動物也不例外，這意味著肝素還有其他功能。

　　肝素是碳水化合物的聚合物（由相同的結構單元組成的長分子），通常由某些白血球製造。肝素並沒有辦法讓已經形成的血塊溶化，但是可以避免血塊增大以及新血塊的形成。肝素發揮作用的方式之一是和抗凝血酶 III（antithrombin III）這種小蛋白質結合，讓它去抑制凝血酶（thrombin）的活性。凝血酶會促成血液凝結。

　　肝素是仍在廣泛使用的老藥之一，早期對於肝素的研究始於 1916 年，當時美國的科學家麥克林和哈威爾研究了狗肝臟內的抗凝血化合物。在 1933 至 1936 年之間，加拿大科學家貝斯特與同事發展出方法，能夠製造讓人類使用的安全肝素。

　　現在肝素用在各種地方。酸痛軟膏中含有肝素，作用是阻礙組織胺（histamine）的作用和減少發炎。導管（一種細的塑膠管）和人工心肺機（heart-lung machine）的一些元件上會塗上肝素。其他的抗凝血劑還有能阻止維生素 K 作用的抗凝血劑可邁丁錠（coumadin），其中就也包括了香豆素類藥品（warfarin，也能夠用來當作殺鼠藥）。早期使用香豆素的名人有美國總統艾森豪，他在 1955 年心臟病發作。有些歷史學家認為，蘇維埃領袖史達林 1953 年使用了過量的香豆素而死亡。

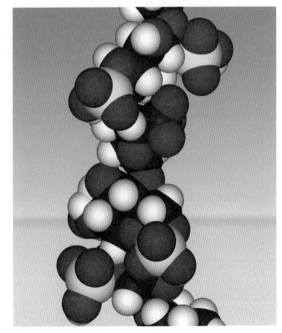

肝素的分子模型，它是由糖分子連接成長串而形成的。

參照條目　水蛭療法（西元 1825 年）、輸血（西元 1829 年）、阿司匹靈（西元 1899 年）、洗腎（西元 1943 年）及人工心肺機（西元 1953 年）

OK 繃

迪克森（**Earle Dickson**，西元 1892 年～西元 1961 年）

在古代，施治者在治療皮膚傷口時，會試著用各種材料敷蓋在上面，包括布料、蜘蛛絲、蜂蜜，甚至糞便。直到 19 世紀末「**菌源說**」出現之前，醫生並不知道要讓細菌和其他病原遠離傷口。在外科用的紗布和棉花變得普遍之前，美國醫院中經常用壓實的鋸屑覆蓋傷口。

我們現在無法想像，在治療刀傷時沒有 OK 繃這種附有膠帶的繃帶。由於 OK 繃太普遍了，因此當然在醫學史中佔有一席之地。OK 繃的商標名是 Band-Aid，這是美國嬌生公司取的。1920 年，嬌生公司的員工迪克森發明了 OK 繃。迪克森的妻子約瑟芬很容易發生意外，常有刀傷、燙傷，迪克森為了要暫時敷傷口，常會用膠帶來固定紗布。為了省時間，迪克森想到了一個法子：把一卷膠帶攤開，在中央排上一排紗布。為了不讓膠帶捲回去的時候自己黏起來，並且保持繃帶乾淨，他把襯布貼在膠帶有黏性的那一面，然後再捲起來。約瑟芬受傷的時候，只需要剪一段下來就可以用了。

迪克森後來說服嬌生公司賣這種新的繃帶，但是一開始銷路慘澹，原因之一是剛開始賣的大小為 7.6 公分寬、64 公分長。不過後來嬌生公司發展出各種大小的 OK 繃，同時使用漂亮的宣傳花招：免費提供美國童子軍、肉販使用，這都使得大眾對於 OK 繃越來越感興趣。第二次世界大戰中也使用到了 OK 繃，因此產量激增。到了 1958 年，OK 繃採用了乙烯膠帶後變得更受歡迎。迪克森後來也成了公司的副總裁。現在賣出的 OK 繃已經超過了一千億個了！

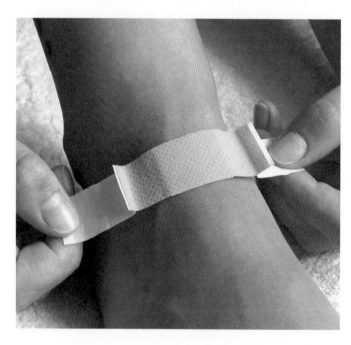

OK 繃無處不可黏的廣泛用途，使得它在醫療史中的地位黏得牢牢的。

參照條目　理髮店旋轉燈（西元 1210 年）、以熟石膏固定骨折（西元 1851 年）、疾病的「菌源說」（西元 1862 年）、消毒劑（西元 1865 年）、乳膠外科手套（西元 1890 年）及蛆蟲療法（西元 1929 年）

西元 **1921** 年

人類生長激素

閔考斯基（**Oskar MInkowski**，西元 1858 年～西元 1931 年）
隆恩（**Joseph Abraham Long**，西元 1879 年～西元 1953 年）
艾文斯（**Herbert McLean Evans**，西元 1882 年～西元 1971 年）

　　多年來，人類生長激素（humar growth hormone, HGH）的使用一直激起許多爭議，有些應用的確能拿來當成以醫療方法解決非醫療問題的好例子。科學記者昂吉兒（Natalie Angier）寫道：「在美國，男性的身高如果比平均的 5 尺 9.5 吋矮上許多……將很容易輟學、大量飲酒、不容易找到約會對象、容易生病或沮喪。比起較高的男性，他們也不易成家生子，而且薪資往往和身高一樣卑微。」我們習慣以多種方式改造自己的身體，那麼，父母花大錢為自己的兒子注射人類生長激素，只是為了讓他的身高能長到平均值的低限，有錯嗎？

　　人類生長激素由腦下垂體（pituitary gland）分泌，那是一個豌豆大小的組織，位於大腦基部。人類生長激素不足的人，使用外加的人類生長激素不只能讓身高顯著的拉長，也能減緩身體脂肪的累積、提升活力，並且增進免疫功能。腦下垂體每天分泌的人類生長激素量是有週期變化的，睡覺之後一個小時分泌的量最大，激烈的運動也能夠促進人類生長激素的分泌。人類生長激素會刺激肝臟製造類胰島素生長因子 I（insulin-like growth factor I），後者會刺激肌肉、骨骼和其他組織的生長。人類生長激素不足會導致侏儒症（dwarfism），太多則造成肢端肥大症（acromegaly）：下巴和手指會變得極為肥大。

　　1887 年，立陶宛的醫學家閔考斯基觀察到腦下垂體腫瘤和肢端肥大症之間的關連。1921 年，美國科學家艾文斯和隆恩用生理食鹽水萃取腦下垂體中的物質，注射到大鼠體內，使得大鼠的生長加速。在 1960 年代，從屍體腦下垂體取得的人類生長激素開始用在兒童身上。1980 年代，遺傳工程技術首度的應用之一，便是在把人類生長激素的基因放到細菌中，以生產人類生長激素。

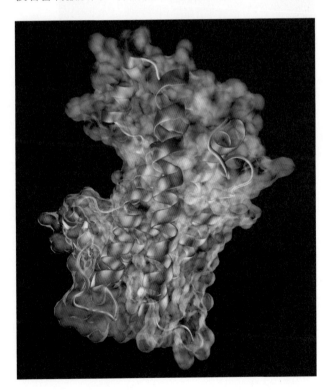

人類生長激素的分子模型，紫色的螺旋代表由胺基酸構成的 α 螺旋。

 參照條目 甲狀腺手術（西元 1872 年）、發現腎上腺素（西元 1893 年）及松果體（西元 1958 年）

治療佝僂病

麥卡倫（Elmer Verner McCollum，西元 1879 年～西元 1967 年）
梅藍比（Edward Mellanby，西元 1884 年～西元 1955 年）

　　佝僂病（rickets）患者的骨頭會變軟，造成雙腿彎曲而且容易骨折。在 19 世紀晚期，英國醫生注意到，鄉間的家庭搬到煙塵瀰漫的工業城市之後，成員罹患佝僂病的機率大增。為了深入了解佝僂病並且找出治療的方法，英國醫生梅藍比在 1919 年開始的一項著名研究中，在室內養狗，只餵給牠們單調的燕麥粥好讓狗兒得到佝僂病。然後他給這些狗吃鱈魚肝油，佝僂病就治好了，因此得知佝僂病是某種營養不足所造成的。由於魚肝油含有維生素 A，因此這種維生素可能是必須的。

　　不久之後，美國生化學家麥卡倫和同事在油中灌入氧氣，使得維生素 A 失去作用，但是這個油依然能夠治癒佝僂病。1922 年麥卡倫將油中另一種成份命名為維生素 D。1923 年，有別的科學家指出，皮膚中維生素 D 的前驅物 7 －去氫膽固醇（7-dehydrocholesterol）受到陽光或紫外光的照射後，會形成維生素 D。

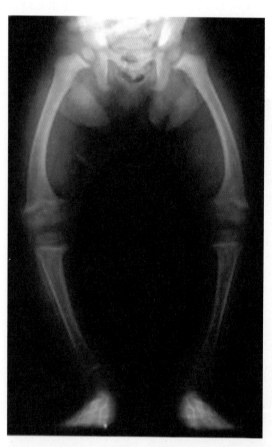

　　因此從技術上來說，人體可以合成維生素 D，只要照到陽光就可以了，所以它並不真的算是維生素，要精確地說，應該算在類固醇激素之內。深色皮膚的嬰兒要曬比較久的太陽，好讓足夠的維生素 D 產生。在身體裡，身體中的維生素 D 會流到肝臟，肝臟會把它轉換成前激素（prohormone）鈣化二醇（calcidiol）。接下來，腎臟和某些白血球會將血液中的鈣化二醇轉換成鈣化三醇（calcitriol），這才是有生物活性的維生素 D。鈣化三醇由白血球合成時，有助於身體的免疫反應。血液中的鈣化三醇會和小腸、骨骼、腎臟和副甲狀腺上的維生素 D 受體結合，使得血液中的鈣和磷的濃度維持正常，並且可以讓鈣留在骨骼中。如果飲食中缺乏鈣，維生素 D 也可在必要時讓骨骼中的鈣移出來使用。

兩歲佝僂病患者的 X 光照片，顯示出彎曲的腿骨。

參照條目　《論壞血病》（西元 1753 年）、美國醫學會（西元 1847 年）、以分析方法發現維生素（西元 1906 年）及肝臟療法（西元 1926 年）

西元 1922 年

胰島素商品化

班亭（**Sir Frederick Grant Banting**，西元 1891 年～西元 1941 年）
貝斯特（**Charles Hebert Best**，西元 1899 年～西元 1978 年）

胰島素在 1922 年上市，對此，內分泌手術的先驅與歷史研究者威爾本（Richard Welbourn）寫道：「這是在五十年前開始消毒手續之後，醫療上最大的進步。」胰島素是一種激素，能夠控制身體細胞從血液中吸收葡萄糖的能力。細胞把葡萄糖這種單糖當成能量的來源。這種激素是由位於胰臟內的胰島（islet of Langerhans）所製造的，如果沒有胰島素，就會引發糖尿病（diabetes mellitus）。第一型糖尿病患者需要胰島素，通常以注射的方式施用。第二型糖尿病則是因為對於胰島素不敏感所造成的，這使得天然的胰島素無法發揮降低血糖的功用。第二型糖尿病的患者可以藉由控制飲食、運動和其他的療法改善狀況。

1921 年，加拿大的醫生班亭和他的助手貝斯特把狗胰島的萃取物，注射到因為切除胰臟而瀕死的狗。班亭描述了他永遠不會忘記的一幕：「打開狗籠探視那隻狗。牠之前無法行走，但是再注射了萃取物之後，現在可以跳出籠子，和平常一樣在房間裡打轉。」因為那種萃取物中含有胰島素，因此能控制血糖濃度。1922 年，有一位 14 歲的男孩因為糖尿病而將要死亡，班亭和貝斯特把純的萃取物注射到他的體內，救了他一命。這個男孩本來病得無法下床，但是幾個星期後就出院了。

雖然班亭和貝斯特可以因此賺大錢，但是他們把收益都轉給了多倫多大學，以供研究，專利則可以無償使用。1922 年，藥廠禮來公司大量製造胰島素並且商品化販售。1977 年，以遺傳工程技術製造出了胰島素，這是把相關的基因放入細菌中，讓細菌製造的。

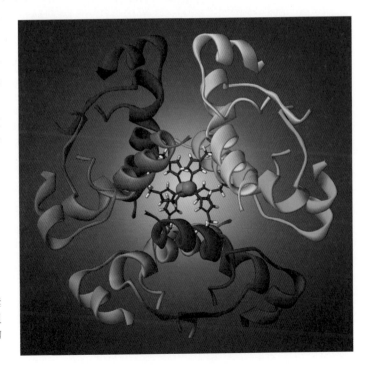

圖中描繪的是身體所製造與儲存的胰島素分子模型，其中含有六個胰島素分子，組合成六聚體（hexamer）。有生物活性的胰島素是單體（只有一個分子）。

參照條目 發現腎上腺素（西元 1893 年）、吐實血清（西元 1922 年）、抗精神病藥物（西元 1950 年）、放射性免疫測定法（西元 1959 年）、胰臟移植（西元 1966 年）

吐實血清

豪斯（**Robert Ernest House**，西元 1875 年～西元 1930 年）

　　吐實血清是用在嫌疑犯身上的，美國醫生曾經發展過這種東西，雖然它比不上本書中其他的醫學里程碑。不過這類的研究，代表了人們害怕「醫療藥物」被用於懲罰和甚至虐待之上。事實上，用醫藥虐待或是醫學方式施予懲罰，於 1960 至 1970 年代在蘇聯等國相當流行。蘇維埃的醫生會使用胰島素引發休克，同時還會對人施予氟派醇（haloperidol，能引發強烈的心神不寧）、丙嗪（promazine，讓拘留者想睡）、磺胺呔（sulfazine，能夠引起高燒，在注射部位會非常疼痛）。根據作家雷加里（Darius M. Rejali）的說法，蘇維埃的醫生把「安密妥（amytal）和咖啡因混在一起，或是把麥角酸（lysergic acid）和素傘蕈鹼（psilocybin）混在一起，或是使用南美仙人掌毒鹼（mescaline）」，讓人失去自制的能力。

　　在 1922 年，美國警方使用了精神作用藥物（psychoactive drug）。美國婦產科醫生豪斯在被判有罪的人身上，試驗莨菪鹼（scopolamine）的效果，目的是為了減輕他們在受到警方偵訊時的敵意。他的靈感來自於觀察到莨菪鹼能減輕孕婦生產時的疼痛，並且讓孕婦處於「意識模糊的半麻醉」（twilight sleep）狀態。因此他相信莨菪鹼能拿來當成吐實血清，讓吃的人沒有辦法說謊，這樣無罪的囚犯就能夠獲釋。這種藥物雖然能讓人坦白，但是由於會造成幻覺，坦白的結果中會有離譜的劇情，因此不足採信。這種藥物會讓有些人不舒服，因此可能會被當成刑求嗎？美國中央情報局在 1950 年代，測試了

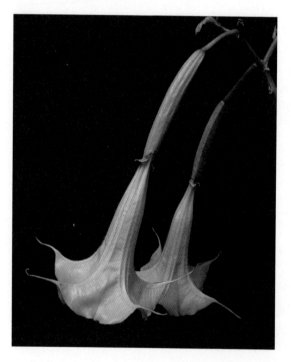

莨菪鹼和其他吐實血清對於偵訊的效果，發現沒有藥物能夠持續誘發出真實的口供。不過，有些服用了這些藥物的人，相信自己說出的實話比真正吐露的還多，因此後來就被騙而說出真正的實情。

　　莨菪鹼是從茄科植物中發現的化合物，在微量的時候能夠治療嘔吐和動暈症（motion sickness，例如暈車）。莨菪鹼能干擾乙醯膽鹼（acetylcholine）的作用，後者本來就存在於身體中，和神經、腺體與肌肉的功能有關。其他的吐實血清還有安密妥鈉（sodium amytol）和硫噴妥鈉（sodium thiopental），這兩者都屬於巴比妥酸鹽（barbiturate），能當全身麻醉劑使用。

所有的曼陀羅屬（Datura）植物（例如圖中這種）在花和種子中，都含有莨菪鹼和癲茄鹼（atropine）這類生物鹼。在歷史中，曼陀羅一直被拿來當成毒藥和迷幻藥。

參照條目 毛地黃（西元 1785 年）、全身麻醉（西元 1842 年）、心理分析（西元 1899 年）、神經傳遞物（西元 1914 年）、電擊痙攣療法（西元 1938 年）、眼眶額葉切除術（西元 1946 年）、知情同意（西元 1947 年）、抗精神病藥物（西元 1950 年）及沙利竇邁災難（西元 1962 年）

人類腦電波圖

凱頓（**Richard Caton**，西元 1842 年～西元 1926 年）
伯格（**Hans Berger**，西元 1873 年～西元 1941 年）

　　在《神經科學：探索大腦》（*Neuroscience: Exploring the Brain*）一書中有這樣的敘述：「有的時候，一片森林會比許多樹木要有趣。同樣的，我們通常沒有那麼關心單一個神經細胞的活動，而比較想了解一大群神經元的活動。」腦電波圖（electroencephalogram, EEG）能讓我們瞥見大腦皮質（大腦的外層組織）的集體活動。

　　1875 年，英國生理學家凱頓把電極直接放在兔子和猴子的腦表面，然後以電流計（電流偵測器）測量腦的電活性。1924 年，德國的精神病醫生兼神經學家伯格利用敏銳的電流計，首次得到了人類的腦電波圖，並且發現人類在清醒和睡眠時的腦電波圖有所不同。病人閉上眼睛、處於放鬆狀態時的腦電波圖有著獨特的節奏模式，伯格稱之為 α 波。伯格是基於對於精神現象和心電感應的興趣而從事這項研究，因此早期階段的實驗是秘密進行的。1937 年，麻省綜合醫院成為美國第一個採用並且收費執行腦電波圖的醫療部門。

　　現在許多實驗都用到腦電波圖，包括睡眠模式的研究。腦電波圖也能夠用來偵測是否腦死，也有助於腫瘤和癲癇（一種會反覆引發痙攣的神經疾病）的診斷。腦電波圖也能夠用來研究誘發電位（evoked potential），這是由刺激（例如特定的聲音或是視覺圖樣）讓腦部產生的訊號。

　　在記錄腦電波時，一些電極會黏在頭顱的固定位置，同時取得許多讀數。讀取到的訊號是穿過數層組織和頭骨而來，因此得到的並不是單一神經元的電活動，而是許多神經元集體的活動，這些活動的訊息再由電路放大，成為腦電波圖。**功能性磁振造影**（functional magnetic resonance imaging, fMRI）這種特別的磁振造影能夠測量與神經活動相關的血液流動，有時可以提供更多局部活動的資料。皮質腦電波圖（electrocorticography）則是直接把電極放在腦上，以測量高頻率、低電壓的部位。

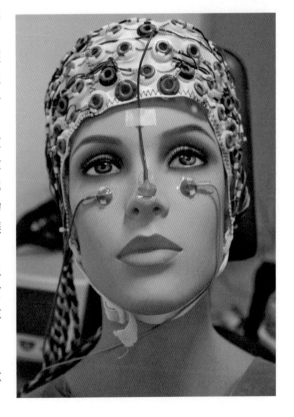

在進行腦電波圖描繪時，會把腦電波帽放在頭上，好讓電極固定。

參照條目　治療癲癇（西元 1857 年）、神經元學說（西元 1891 年）、心電圖（西元 1903 年）及磁振造影（西元 1977 年）

現代助產術

布雷金里吉（**Mary Breckinridge**，西元 1881 年～西元 1965 年）

助產士蘇利文（Nancy Sullivan）寫道：「在古代以及原始的社會中，助產士的工作具有技術操作的面向，同時也有魔法神秘的面向。因此，助產士有時候受到尊敬，有時候備受畏懼；有的時候被認為是社會的領導者，有的時候則遭受虐待和殺害。」醫院牧師韓森（Karen Hanson）寫道：「助產士在以往像是女巫一樣，是受到譴責和懷疑的女性，因為他們負責調解神秘的出生、疾病與死亡。」在中世紀末期和文藝復興時期，用到助產士的場合大幅減少，因為人們害怕巫術，而且醫生也越來越多了。

現代的助產士是專業的醫護人員，負責在女性懷孕和生產時提供醫護，並且提供哺乳和照顧嬰兒的教育。在美國，要同時接受護士教育和助產教育，才能成為合格的助產護士（nurse-midwife）。助產士可以在醫院或是家中執業，並且在孕婦需要額外的照護時，將孕婦轉診給婦產科醫生。

1925 年，美國助產護士布雷金里吉在英國接受助產士的訓練之後，將這項技能帶回美國，成立了肯塔基母親與嬰兒委員會（Kentucky Committee for Mothers and Babies），這個組織很快就轉型成邊區護理服務會（Frontier Nursing Service）。在這個服務會運作的頭幾年，肯塔基東部母親與嬰兒的死亡率比起美國其他地區明顯下降了。1939 年，布雷金里吉成立了美國第一所助產護士學校。

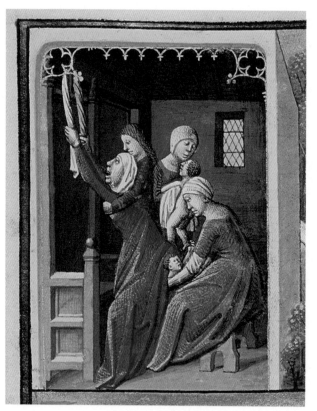

韓森寫道：「在美國，助產士和其他業餘醫療提供者的減少，主因是效果誇大的醫藥佔有優勢，以及醫生成為社區中正式的醫療人員。助產士像是鄰居一般提供服務，而醫生執業只是為了工作賺錢。在 1900 年，美國有一半的嬰兒是由助產士接生的，但是到了 1939 年，只剩下 15%。」

畫家馬特（Francois Maitre）繪製的〈以掃與雅各的誕生〉（約 1475 年）。

參照條目　瓦爾特醫生的火刑（西元 1522 年）、瑪麗・托夫特的兔子（西元 1726 年）、杭特的《妊娠子宮》（西元 1774 年）、女性醫學生（西元 1812 年）、護理照顧（西元 1854 年）及剖腹產（西元 1882 年）

西元 1926 年

肝臟療法

邁諾特（George Richards Minot，西元 1885 年～西元 1950 年）
惠爾普（George Hoyt Whipple，西元 1878 年～西元 1976 年）
墨菲（William Parry Murphy，西元 1892 年～西元 1987 年）
卡斯托（William Bosworth Castle，西元 1897 年～西元 1990 年）

在 1920 年代中期，美國每年約有六千人死於惡性貧血（pernicious anemia），這種疾病的症狀包括人格改變、動作蹣跚，最後可能會死亡。貧血有很多種，通常的起因是紅血球和其中含有的血紅素減少了。血紅素是一種含有鐵的分子，能夠攜帶氧氣給身體各組織利用。

1925 年，美國的醫生惠爾普指出，鐵在狗的貧血中佔有重要的地位（他把狗的血液抽出來造成貧血症狀）。他用肝臟餵狗，狗的貧血症狀便舒解了，後來他很快地發現肝臟中的鐵對治療貧血大有幫助。1926 年，美國的醫生邁諾特和墨菲指出，惡性貧血的病人吃下大量的生肝臟，症狀就會減輕。之後許多醫生就使用了「肝臟療法」（liver therapy）。有些惡性貧血的病人太衰弱了，必須把肝臟打碎，然後通過經由鼻孔插入的胃管餵食。

美國醫生卡斯托想要知道為何要那麼多的肝臟，才足以讓惡性貧血的病人有所起色，結果發現惡性貧血的病人的胃中也缺乏鹽酸（hydrochloric acid）。卡斯托把生的漢堡吃下去，然後再嘔吐出來，灌到惡性貧血病人的胃中，病人的症狀就會減輕。他因此認為，肝臟和胃液的某種「內在因子」（intrinsic factor）對於避免惡性貧血都很重要。

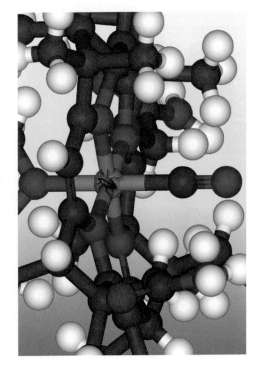

現在我們知道在肝臟中的因子是維生素 B12，製造血紅素的時候需要這個因子。除此之外，正常的胃壁細胞會分泌胃酸和內在因子（是一種蛋白質），有了後者，小腸才能吸收維生素 B12。惡性貧血是一種自體免疫疾病，患者的內在因子和胃壁細胞都被破壞了。就某方面來看，這是幸運的巧合：惠爾普的肝臟療法補充了缺鐵性貧血所缺的鐵質，因此治好了因缺乏維生素 B12 而造成的惡性貧血。

藝術家所描繪的維生素 B12 模型，這裡所要特別呈現的是維他命中央部位的金屬原子鈷（上面畫了一隻甲蟲）。所有的動物都要從飲食中取得少量的鈷。

 參照
條目　《論壞血病》（西元 1753 年）、以分析方法發現維生素（西元 1906 年）、治療佝僂病（西元 1922 年）、鐮狀細胞貧血症的病因（西元 1949 年）及自體免疫疾病（西元 1956 年）

強迫凱莉・巴克絕育

高爾頓（Francis Galton，西元 1822 年～西元 1911 年）
霍姆斯（Oliver Wendell Holmes Jr.，西元 1841 年～西元 1935 年）
巴克（Carrie Buck，西元 1906 年～西元 1983 年）

　　優生學實行的內容通常包括不允許有遺傳缺陷或不受歡迎性狀的人生育，好改善人類這個物種。古代的斯巴達人有一種優生學的行為：長老會議會把弱小或畸形的新生兒丟下深谷。英國的統計學家高爾頓曾經深思過，要「經由明智的安排婚姻來創造具有不凡天賦的種族」，並且在 1883 年創造了「優生學」（eugenics）這個詞。

　　在近代，美國是最先以強制節育的手腕來達成優生目的國家之一。其中最著名的案例是發生在維吉尼亞州的凱莉・巴克身上。她在 17 歲的時候被養母的外甥強暴了。1924 年，她的養父母將凱莉提交給維吉尼亞癲癇與弱智者收容所（Virginia Colony for Epileptics and Feeble-Minded），原因是她「弱智」和「亂交」，事實上是因為她被強暴而且懷孕，養父母覺得難堪才這樣做。因而凱莉被下令要絕育。

　　美國最高法院判定，維吉尼亞州的絕育法並沒有違反憲法，因此凱莉在 1927 年被絕育了。律師為了說服法官絕育是合情合理的，指出凱莉的母親與凱莉的女兒薇薇安（Vivian）都是弱智者。1927 年，最高法院法官霍姆斯寫道凱莉的狀況：「比起她的後代因為墮落犯罪而被處決，現在這樣比較好……社會能夠避免這些明顯的不適者留下後代。有三代的低能者就已經夠多了。」但是從各方面來看，薇薇安智力一如常人，在學成績好到可以領獎。凱莉的姊妹桃樂絲在未被告知手術詳情的情況下，也被執行了絕育手術，她結婚數年之後一直沒有小孩，許多年後才發現這件事情。凱莉熱衷於閱讀，在 1983 年去世。

　　從 1900 年代早期到 1970 年代，美國有六萬五千人被絕育。在第二次世界大戰結束前，德國有四十萬人被絕育。納粹的暴行是國際政治社群與科學社群大多不相信優生運動的原因之一。

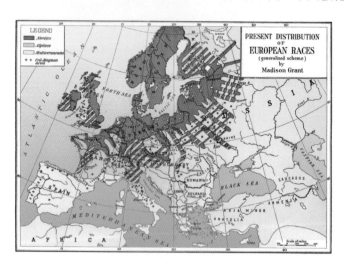

這是《偉大種族之旅》（*The Passing of the Great Race*）中的地圖。該書是美國的優生學家葛蘭特（Madison Grant，西元 1865 年～西元 1937 年）所撰。葛蘭特相信「北歐民族」要負責人類未來的發展，因此他建議那些「沒有價值的種族」應該被隔離，好讓他們的特徵從人類的基因庫中消失。

**參照
條目**　墮胎（西元 70 年）、輸卵管切除術（西元 1883 年）、監禁傷寒瑪麗（西元 1907 年）、吐實血清（西元 1922 年）、知情同意（西元 1947 年）、海拉細胞（西元 1951 年）及避孕藥（西元 1955 年）

「兔子死了」

阿許海姆（**Selmar Aschheim**，西元 1878 年～西元 1965 年）
榮戴克（**Bernhard Zondek**，西元 1891 年～西元 1966 年）

　　數千年來，女性就很想知道「我懷孕了嗎？」她們的家人和醫生也是如此。有許多經由檢查是否懷孕的方法是錯誤的，但是充滿創意。古代埃及女性會把尿液裝到含有小麥和大麥的袋子中。如果大麥發芽，就表示懷的是男生，小麥則是女生。如果兩個都沒發芽，就沒有懷孕。比較近代的時候，則是把女性的尿液注射到兔子體內，看看有無懷孕。而「兔子死了」就成為有身的婉轉說法。

　　現在，許多驗孕方式都是在檢查是否有絨毛膜促性腺素（chorionic gonadotropin），這是一種激素。受精卵在子宮著床後發育而成的早期胚胎（約在排卵之後六至十二天），會分泌絨毛膜促性腺素，後來胎盤也會分泌這種激素。1928 年，德國婦科學家阿許海姆和榮戴克發明了一種驗孕方法。他們將女性的尿液注射到尚未成熟的雌鼠體內，過一陣子後解剖。如果尿液中有絨毛膜促性腺素，雌鼠會出現排卵的跡象，那麼該位女性就會被告知懷孕了。後來是以兔子進行類似的檢測：兔子在注射過尿液之後幾天也會被解剖以檢查卵巢。所以要注意到「兔子死了」是錯誤的說法，因為不論有無懷孕，所有的兔子之前都已經被解剖以檢查卵巢。

後來這種檢驗用青蛙來做，雌蛙接觸到絨毛膜促性腺素後一天就會產卵。到了1970 年代，使用針對絨毛膜促性腺素的抗體來進行檢驗。這可以在家中以驗孕棒進行，如果出現彩色線條或是 + 記號，就表示懷孕了。

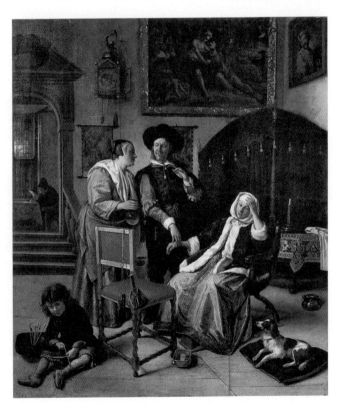

坐著的女性等待懷孕檢查的結果。這是由荷蘭畫家斯特恩（Jan Steen，西元 1626 年～西元 1679 年）在西元 1660 年左右繪製的。

參照條目　尿液分析（約西元前 4000 年）、墮胎（西元 70 年）、發現精子（西元 1678 年）、發現腎上腺素（西元 1893 年）、子宮避孕器（西元 1929 年）及避孕藥（西元 1955 年）

鐵肺

蕭（**Louis Agassiz Shaw**，西元 1886 年～西元 1940 年）
鈞克（**Philips Drinker**，西元 1894 年～西元 1972 年）

　　鐵肺（iron lung）是最早發明能夠用來取代人體功能的器具之一，也是早期生物醫學工程（將工程應用於醫學的學門）的範例之一。鐵肺能讓無法控制肌肉的人維持呼吸，它外型像個鋼桶，能包住病人，病人的頭從前端的橡膠項圈伸出來，幫浦會規律的改變圓桶內的氣壓，讓病人的肺部舒張和壓縮，這樣病人就可以經由嘴呼吸。壓力降低時，胸部會擴張，空氣就進入病人肺部。

　　鐵肺是在 1928 年由美國人蕭和鈞克所發明的。在 1940 至 1950 年，鐵肺用於治療小兒麻痺症患者，因為其中有些人因為麻痺而無法自行呼吸。雖然鐵肺能夠救命，不過醫生艾本（Robert Eiben）寫道：「幾乎沒有一個病人不害怕鐵肺的……許多病人認為將要進入……幾乎和死亡一樣的狀態，其他人則把鐵肺和棺材劃上等號。」雖然有些人能在鐵肺度過餘生，但是大部分小兒麻痺症的患者在症狀發作之後，一個月內就在鐵肺中去世了。有一個人靠著鐵肺活了 60 年，也有給嬰兒使用的小型鐵肺。

　　後來，正壓呼吸器（positive pressure ventilator，能夠經由管子把空氣打入病人肺臟中）取代的大部分的鐵肺，不過現在依然有些病人困在鐵肺中。作家迪加雷古（Ruth DeJauregui）寫到鐵肺和其他後來相關儀器的重要性：「呼吸器能幫助麻痺的病人呼吸、投送藉由空氣傳遞的藥品、讓工人避免有毒的氣體、讓早產兒在受控制的環境中有空氣能夠呼吸，因此在現代醫學中佔有一席之地。」

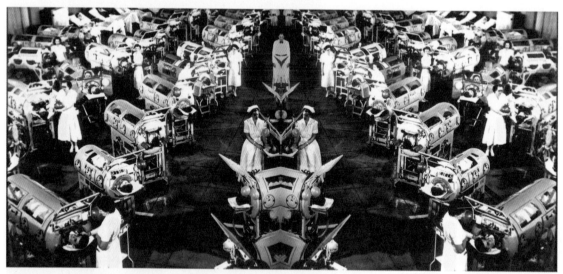

美國加州朋友牧場醫院（Rancho Los Amigos Hospital）著名的小兒麻痺鐵肺病房（照片製成左右對稱的形式）。這家醫院成立於 1888 年，當時洛杉磯郡立醫院（Los Angeles County Hospital）中貧窮的病人會轉院到這個當初暱稱為「貧窮農場」的醫院。

參照條目 肺活量測量法（西元 1846 年）、洗腎（西元 1943 年）、人工心肺機（西元 1953 年）、小兒麻痺疫苗（西元 1955 年）及肺臟移植（西元 1963 年）

子宮頸抹片檢查

帕帕尼可羅（Georgios Nicholas Papanikolaou，西元 1883 年～西元 1962 年）

　　在 1928 年抹片檢查問世以前，子宮頸癌是造成最多美國婦女死亡的癌症。這項檢查在 1950 年代普及之後，死亡率便大幅下降了，子宮頸抹片檢查也被認為是史上最成功、最普遍的癌症篩檢方式。在 19 世紀，就有醫師注意到子宮頸（子宮與陰道相接的狹窄部位）的癌症似乎會像性病一樣地傳染，而獨身的修女幾乎不會得到子宮頸癌。不過要到 1980 年代，科學家才在子宮頸癌組織中找到了人類乳突病毒（human papillomavirus），這種病毒幾乎和所有的子宮頸癌都有關連。

　　子宮頸抹片檢查（Pap smear test）檢查是為了紀念希臘病理學家帕帕尼可羅而命名的，醫生取得子宮頸的樣本，好檢查其中是否有癌細胞或是癌前細胞（precancerous cell）。方法是以押舌板取得樣本，有的時候可能還會用小刷子把子宮頸的空腔周圍刷一圈。取得的樣本抹到玻片上，染色之後以顯微鏡檢查。另一種作法是把細胞放到一小罐液體中保存起來，供稍後研究之用。如果醫生發現了可疑的細胞，可以進行陰道鏡檢查（colposcopy）：以燈照亮陰道，並用鏡頭放大檢查，同時採取樣本進一步檢驗。

　　子宮頸癌可用線圈電刀切除術（loop electrical excision procedure）：使用電線繞成的環罩住有癌細胞的子宮頸組織，通電後，環中的區域會被電流快速的切除。很後期的子宮頸癌可能需要切除整個子宮，同時輔以放射治療和化學治療。

　　現在女性可以接種人類乳突病毒疫苗，但是依然要進行子宮頸抹片檢查，因為疫苗無法完全對抗所有類型的人類乳突病毒，而且有人可能在接種之前就已經受到感染了。受到人類乳突病毒感染的女性，只有非常少的比例會產生癌症。

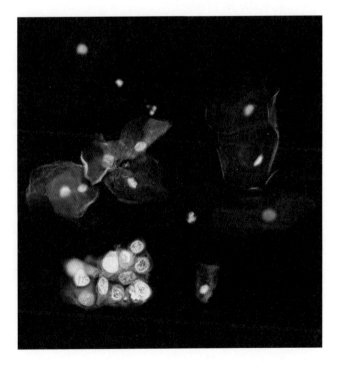

子宮頸抹片檢查結果的照片，左下角是異常的細胞，有可能會演變成入侵性的子宮頸癌。抹片會染色並且以暗視野的方式觀察，好讓細胞的特徵突顯出來。

參照條目　保險套（西元 1564 年）、《微物圖誌》（西元 1665 年）、癌症病因（西元 1761 年）、天花疫苗（西元 1798 年）、子宮切除術（西元 1813 年）、發現病毒（西元 1892 年）、乳房攝影（西元 1949 年）、海拉細胞（西元 1951 年）及反轉錄酶和愛滋病（西元 1970 年）

盤尼西林

丁鐸（John Tyndall，西元 1820 年～西元 1893 年）
弗萊明（Alexander Fleming，西元 1881 年～西元 1955 年）
弗洛理（Howard Walter Florey，西元 1898 年～西元 1968 年）
錢恩（Ernst Boris Chain，西元 1906 年～西元 1979 年）
希特利（Norman George Heatley，西元 1911 年～西元 2004 年）

　　蘇格蘭生物學家弗萊明在晚年重新思考他的發現時，回憶道：「當我在 1928 年 9 月 28 日早晨起床時，完全沒有想到會因為發現了抗生素這種殺死細菌的物質，而為醫學帶來革命。不過，我想我的確造成了革命。」

　　弗萊明放假後回到實驗室，注意到培養葡萄球菌（Staphylococcus）的培養基上長出黴菌，他也注意到黴菌周圍沒有細菌生長，因此認為黴菌釋放的某種物質抑制了細菌的生長。他很快地在液體培養基中培養了純的這種黴菌，確認了這種黴菌屬於青黴菌屬（Penicillium），並把培養基中能夠抑制細菌生長的物質稱為盤尼西林（penicillin，也稱為青黴素）。有趣的是，許多古代社會就注意到黴可以當作藥物。1875 年，愛爾蘭物理學家丁鐸就曾經指出青黴菌有對抗細菌的功效。不過，弗萊明可能是第一個指出黴菌會分泌抗菌物質並且加以純化的人。後人的研究發現，盤尼西林的抗菌功效來自於它可以削弱細菌的細胞壁。

　　1941 年，澳洲的藥理學家弗洛理、德國的生物化學家錢恩，和英國的生物化學家希特利一起在英國工作的時候，終於把盤尼西林改造成能夠使用的藥物，用以治療受到感染的小鼠和人類。美國和英國政府決定盡可能大量製造盤尼西林，以治療第二次世界大戰中的士兵。從美國伊利諾州皮奧里亞一個發霉的甜瓜上取得的青黴菌株，在 1994 年就製造了兩百多萬劑的盤尼西林。盤尼西林很快就用來治療各種重大的細菌疾病，例如敗血症、肺炎、白喉、猩紅熱、淋病和梅毒。但不幸地，抗藥性細菌接著就演化出來了，迫使我們需要找其他的抗生素。

　　不只有黴菌才會產生天然的抗生素，例如細菌中的鏈黴菌（Streptomyces）就能製造鏈黴素（streptomycin）和四環黴素（tetracycline）。盤尼西林和後續發現的各種抗生素，在人類對抗細菌的戰爭中引發了革命。

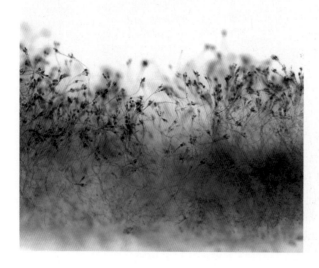

青黴菌的放大照片，這種真菌能製造盤尼西林。

參照條目　消毒劑（西元 1865 年）、艾利希的神奇子彈（西元 1910 年）、磺胺基藥物（西元 1935 年）及消化性潰瘍與細菌（西元 1984 年）

西元 1929 年

子宮避孕器

格雷芬伯格（**Ernst Grafenberg**，西元 1881 年～西元 1957 年）

1929 年，德國醫生格雷芬伯格發表了一篇關於子宮避孕器（intrauterine device, IUD）的報告。這個子宮避孕器是以絲製成的有彈性的環，可以放入女性的子宮中，以避免懷孕。一年後，他又報告了改進的子宮避孕器：包裹了銀絲的環避孕效果更好。不過格雷芬伯格並不知道，那是銀中含有的雜質銅使得效果增加了。

但是在 1933 年，納粹得勢，由於格雷芬伯格是猶太人，他被迫放棄布里茲－柏林（Britz-Berlin）市立醫院婦產科主任的職位。1937 年，他被關起來，但是他在美國支持者付了一大筆贖金，把他贖出來。後來他逃到了美國。

雖然科學家還在持續研究子宮避孕器發揮效用的機制，不過銅離子似乎可以殺死精子。同時單單把避孕器置入，就能刺激子宮內膜（endometrium）釋出前列腺素（prostaglandin，一種類似激素的物質）和白血球，這兩者對於精子和卵子並不友善。最著名的子宮避孕器可能是在 1970 年代生產的子宮盾（Dalkon Shield），它有幾個設計上的缺點，使用上並不安全：包括了由許多纖維組成的線，就好像是燈蕊一樣，讓細菌會進入子宮中，這可能會造成敗血症、流產，甚至死亡。

目前現代的子宮避孕器廣泛的用來當成可回復的避孕方式。許多種類型的子宮避孕器成為受歡迎的避孕方式，其中包括銅絲繞著塑膠骨架的 T型避孕器，T 型的上端放在子宮的頂部。其他還有 U 型的，或是有一串銅珠的。還有的子宮避孕器會釋放合成助孕素（progestogen）。子宮避孕器除了能夠藉由白血球和前列腺素的機制來避孕，同時也會讓排卵的頻率下降，並且使子宮頸黏膜增厚而阻礙精子，這些都有助於阻止懷孕。

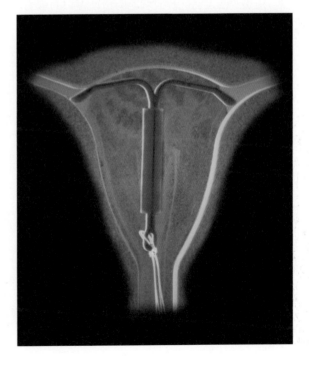

蜜蕊娜（Mirena）子宮避孕器在子宮中正確放置的位置。這種避孕器中間的小圓筒能夠釋放合成的助孕素。

參照條目 墮胎（西元 70 年）、保險套（西元 1564 年）、發現精子（西元 1678 年）、子宮切除術（西元 1813 年）、乳膠外科手套（西元 1890 年）、「兔子死了」（西元 1928 年）及避孕藥（西元 1955 年）

蛆蟲療法

查加利亞斯（**John Forney Zacharias**，西元 1837 年～西元 1901 年）
畢爾（**William Stevenson Baer**，西元 1872 年～西元 1931 年）

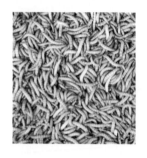

想像一下你去拜訪一位受傷許久都沒有癒癒的朋友，結果發現他的傷口上爬滿了蛆（蒼蠅的幼蟲）。醫生已經確定，這些天然的小醫生對於治療傷口有不可思議的力量。歡迎來到蛆蟲療法（maggot therapy, MT）的世界。

美國醫生畢爾是率先仔細研究應用蛆蟲來治療傷口的醫生之一。在第一次世界大戰期間，畢爾注意到，有一位滯留戰場多日的嚴重傷兵，被送回醫院，當除去這位士兵的衣服後，畢爾看到「成千上萬」隻蛆蟲在傷口上。出乎意料之外，這名士兵並沒有發燒，傷口的組織也呈現健康的粉紅色。這個經驗讓畢爾在 1929 年用蛆蟲來治療棘手的骨髓炎（osteomyelitis），他把蛆蟲放到病人的生病組織上，然後這些蛆蟲發揮小小的神奇力量。畢爾注意到傷口感染壞死的組織很外快被清除了，許多造成疾病的病原體減少了，味道沒有那麼臭，癒合的速度也加快了。事實上，古代就有人發現蛆蟲能夠促進傷口癒合。美國南北戰爭時期，醫生查加利亞斯就記錄：「蛆蟲在一天之內清理傷口的效果，遠遠好過我們手邊的任何東西……我確信我用牠們救活了許多人。」

蛆蟲療法現在已經證明能夠清理傷口的壞死組織。為了讓效果更好，必須要使用乾淨的卵，而且要找適當的蒼蠅，例如絲光銅綠蠅（Phaenicia sericata），牠們的蛆蟲會挑死組織吃而且避開健康的組織。蛆蟲還會吃掉感染傷口的細菌，並且分泌多種酵素讓組織液化及殺死細菌。

蛆蟲對傷口的處理比醫生還要精確，而且分泌出來的物質也會刺激傷患製造有利的組織生長因子。此外，蛆蟲的移動可能還會刺激健康組織的形成，並且清除身體的分泌物。

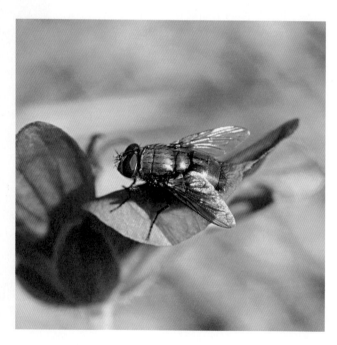

上圖：各種蛆蟲。右圖：絲光銅綠蠅的蛆蟲會挑死組織吃而且避開健康的組織。

參照
條目　組織移植（西元 1597 年）、身體中的動物園（西元 1683 年）、水蛭療法（西元 1825 年）、消毒劑（西元 1865 年）及 OK 繃（西元 1920 年）

西元 1929 年

在自己身上做醫學實驗

里德（**Walter Reed**，西元 1851 年～西元 1902 年）
福斯曼（**Werner Theodor Otto Forssmann**，西元 1904 年～西元 1979 年）
華倫（**John Robin Warren**，西元 1937 年生）
馬歇爾（**Barry James Marshall**，西元 1951 年生）

　　醫生在自己身上做實驗，由來已久，其中有些包括在下面的「參照條目」中。例如現在醫學界接受胃潰瘍是由細菌引起的，就是歸功於澳洲的科學家華倫和馬歇爾的先驅研究。在 1984 年，他們為了說服懷疑的同行，馬歇爾真的喝下了一個培養皿中的幽門螺旋桿菌（Helicobacter pylori），五天之後，他就得到了胃炎。

　　另一個在自己身上做實驗的著名例子是德國的醫生福斯曼，他認為把可以導管插到心臟，以投送藥物和照 X 光所需要的染料。不過沒有人知道這樣會不會死人，所以在 1929 年，他把插管插入自己的手臂，然後讓導管經由插管伸到自己的心臟。有趣的是，華倫、馬歇爾和他都得到諾貝爾獎。

　　另一個例子是從 1900 年開始的，美國陸軍軍醫里德手下的醫生讓蚊子叮咬自己，好證明黃熱病（yellow fever）是由蚊子傳染的，後來有一名醫生因此死亡。

　　現在，有些病人也會在自己身上做實驗，好了解自己的病況。這樣的實驗當然有風險，但是有病人認真地嘗試要減緩發炎性腸病（inflammatory bowel disease）的症狀，而小心地讓自己受到鞭蟲（whipworm）的感染，這種蠕蟲療法（helminthic therapy）可以調節免疫反應。比較沒有道理的是在1960 年代末期，有一群人在自己的頭骨上鑿洞，好確定自身意識的作用。

　　醫生佛里德（David J. Freed）振振有詞地解釋醫生為何在自己身上做實驗：「因為我們……比起 100 隻實驗室老鼠，更能夠代表人類；因為我們可能比起其他任何人更了解這些實驗的風險以及可能帶來的益處；因為我們不耐官僚作業的遲緩，並且急於想要知道答案；因為我們相信結果可能對人類有莫大的幫助。」

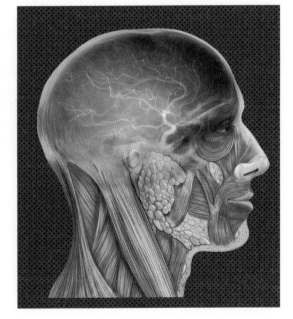

1929 年，福斯曼成功地把導管插到心臟，這項成就使得後來的人可以利用導管投送照 X 光所需要的染料，以研究其他的器官。照片中的是血管攝影，顯示出頭中的血管。

 參照條目　環鋸術（約西元前 6500 年）、身體中的動物園（西元 1683 年）、局部麻醉劑：古柯鹼（西元 1884 年）、黃熱病病因（西元 1937 年）、為自己動手術（西元 1961 年）及消化性潰瘍與細菌（西元 1984 年）

榮格的分析心理學

佛洛伊德（**Sigmund Freud**，西元 1856 年～西元 1939 年）
榮格（**Carl Gustav Jung**，西元 1875 年～西元 1961 年）

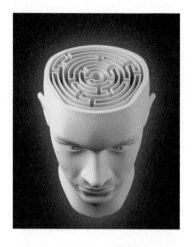

瑞士精神病醫師榮格曾經寫道：「在你看到自己的內心時，你的視野才會變得清晰。人在往外看的時候，如在夢中。看到內在時，才是清醒的。」這些話帶有奧地利醫生佛洛伊德的風格，他強調無意識（unconscious）的心智活動會塑造一個人的行為和情緒。榮格鼓勵病人討論幻想和夢，並且畫出在幻想和夢見的景象。事實上，在 1912 之前，榮格和佛洛伊德曾經密切合作過。後來佛洛伊德專注於以性心理來解釋人類的行為，榮格則從心靈和神話上面著手。

榮格假設，人的無意識有兩層，第一層是個人的無意識，這和佛洛伊德所指的無意識相近，包含了無法直接觀察到的個人生活，因為其中的內容已經被遺忘或是難以提取。第二層是集體無意識，這個領域中的記憶是繼承自祖先，並且由所有人類共享。他稱這些共同的印象和主題為跨文化原型（across cultures archetype），並且認為這些原型對於所有的人類有相同的意義。根據榮格的說法，這些原型經常會在夢中出現，並且以明顯的象徵符號，出現於一個文化中的神話、宗教、藝術和文學之中。在榮格的心理分析中，人如果能夠仔細思考這些出現在夢中的符號，就能夠更了解自己，並且過得更好。

雖然榮格許多不尋常的想法並沒有對醫療造成直接的衝擊，但是依然流傳至今。例如他首先提出人格有外向和內向之分，我們現在覺得這個想法很好用。此外，他也間接促成了匿名戒酒會（Alcoholics Anonymous）的成立，因為榮格指出酗酒者戒酒之後，會處於「自我選擇」這樣的宗教氛圍中。有些酗酒者無法用其他方法戒酒，但是這種心靈上的方式有時能夠產生正面的影響。榮格也建議病人畫畫，好減輕恐懼與焦慮。

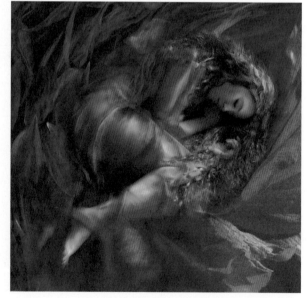

榮格經常建議病人把夢中的印象畫出來。根據榮格的說法，這些印象聚集在一起，就能形成一座「教堂」，人的靈魂能夠在這個寂靜的場所重新振作。

參照條目　《論巫術》（西元 1563 年）、心理分析（西元 1899 年）、找尋靈魂（西元 1907 年）、電擊痙攣療法（西元 1938 年）、眼眶額葉切除術（西元 1946 年）、抗精神病藥物（西元 1950 年）、認知行為療法（西元 1963 年）及瀕死經驗（西元 1975 年）

史丹利的病毒結晶

維勒（Friedrich Wohler，西元 1800 年～西元 1882 年）
史丹利（Wendell Meredith Stanley，西元 1904 年～西元 1971 年）

1935 年，美國生化學家史丹利製作出菸草鑲嵌病毒（tobacco mosaic virus）的結晶，使得科學界大受震撼，菸草鑲嵌病毒是第一個被發現的病毒。科學家很想知道為何有些東西能表現出生命現象，又能變成結晶。菸草鑲嵌病毒似乎就位於生物和非生物之間的鬼魅地帶。

現在我們知道病毒有很多種形狀，從正二十面體到長的螺旋狀。菸草鑲嵌病毒是棒狀的，外面是蛋白質外套，包著內部含有遺傳密碼的 RNA。菸草鑲嵌病毒一旦進入植物細胞中，RNA 就會複製，同時產生更多的外套蛋白，然後這些東西會自動組合成新的菸草鑲嵌病毒。

菸草鑲嵌病毒會讓菸草葉片出現褐色的班點，也會感染其他蔬菜，例如蕃茄。菸草鑲嵌病毒一如其他的病毒，無法使用光學顯微鏡觀察到，在〈西元 1892 年／發現病毒〉那一篇中描述了一些病毒引起的疾病。1918 年的西班牙流感就是由一種特別致命的病毒所引起，在爆發的頭六個月內，造成了兩千五百多萬人死亡。

有其他的歷史事件彰顯出有機世界和無機世界之間模糊的界線。例如，以前的科學家認為有機物具有某種「生命力」（vital force），科學家無法在實驗中合成有機物。不過在 1828 年，德國化學家維勒證明這個想法是錯誤的：他在實驗室中以無機化合物合成了通常是由肝臟製造的有機物尿素（urea）。

科學史家克里格（Angela Creager）寫道：「菸草鑲嵌病毒是討論生命起源時的主角，是研究生物巨分子的關鍵工具，是在科學的商品目錄中不顯眼的主角。在 20 世紀中期對抗小兒麻痺症和癌症的行動中，從菸草鑲嵌病毒得到的知識，證明大規模找尋新病毒的研究是合理的，也成為探索人類病原體的實際指南。」

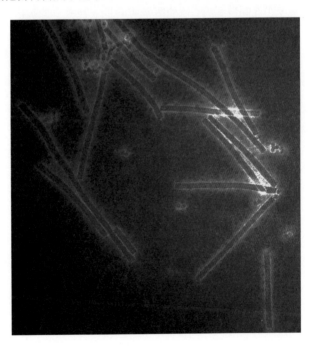

菸草鑲嵌病毒顆粒（桿狀）以重金屬染色，以便用穿透式電子顯微鏡觀察。影像經過處理，以提高病毒的對比。

參照條目 天花疫苗（西元 1798 年）、發現病毒（西元 1892 年）、尋常性感冒（西元 1914 年）、小兒麻痺疫苗（西元 1955 年）、反轉錄酶和愛滋病（西元 1970 年）及致癌基因（西元 1976 年）

磺胺基藥物

多馬克（Gerhard Johannes Paul Domagk，西元 1895 年～西元 1964 年）
博偉（Daniel Bovet，西元 1907 年～西元 1992 年）

　　作家格魯德曼（Ekkehard Grundmann）寫道：「一個足以留名醫學史上的時代，藉由多馬克的成就而展開了，之前沒有人夢想能夠克服傳染病。當時的改變是現在的人無法想像的。在磺胺基藥物（sulfonamide）使用之前，腦膜炎的病人有三成會死亡，肺炎和扁桃腺炎的患者也是。有七分之一的女性因為產後敗血症而去世。從 1935 年起，這一切都改變了。」

　　磺胺基藥物是一群化合物，其中有些具有殺菌的特質。在 1932 年，德國細菌學家多馬克測試了一種由染劑改造而來的磺胺基藥物普隆托西（Prontosil），首度發現能夠用在人類、對抗全身性細菌感染（包括由鏈球菌）的藥物。他當時正急於找出藥物好治療他女兒的手臂感染，以免於截肢，很幸運在手邊大部分的藥物都還沒測試完之前就找到了，女兒也康復了。臨床實驗成功的報告在 1935 年發表。有趣的是，普隆托西在試管內並沒有表現出對抗細菌的性質。大約在 1936 年，瑞士出生的藥理學家博偉發現身體中的化學反應會把磺胺基藥物切成兩個部分：沒有活性的染料部分，以及無色但有活性的部位，後者稱為對胺氨苯磺醯胺（sulfanilamide）。

　　1940 年代，科學家發現對胺氨苯磺醯胺能夠抑制細菌合成葉酸的過程，這使得細菌無法繁殖，這樣身體中的免疫系統就可以趁機對抗感染。在盤尼西林用於治療之前，磺胺基藥物是唯一有效的抗生素，在從問世到第二次世界大戰時期，挽救了無數生命。雖然現在比較常使用其他的抗生素，但是磺胺基藥物依然能夠派上用場，例如在細菌對其他抗生素產生抗藥性的時候。

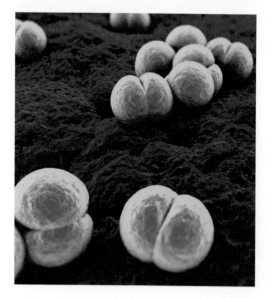

　　1939 年，多馬克因為這項發現了磺胺基藥物普隆托西而獲頒諾貝爾獎，但是納粹當局阻止他前去領獎，原因是一位在 1935 年的得主是和平主義者，並且批評了納粹政權。

在磺胺基藥物使用之前，腦膜炎的病人有三成會死亡，腦脊髓膜炎雙球菌（圖中的綠色圓球）會感染包圍中央神經系統的膜。

參照條目　塞麥爾維斯的洗手建議（西元 1847 年）、艾利希的神奇子彈（西元 1910 年）及盤尼西林（西元 1928 年）

抗組織胺

戴爾（Henry Hallett Dale，西元 1875 年～西元 1968 年）
巴格（George Barger，西元 1878 年～西元 1939 年）
博偉（Daniel Bovet，西元 1907 年～西元 1992 年）
史陶（Anne-Marie Staub，西元 1914 年～西元 2012 年）

醫生希利（David Healy）寫道：「就技術面來看，抗組織胺的發展是藥物發展的分水嶺。」科學家對於這一類簡單化合物的研究，使他們讓抗組織胺除了能夠對抗過敏之外，還進入了其他領域，例如抗精神病和治療胃潰瘍。

在許多植物和昆蟲毒液中可以發現組織胺，人體大部分的組織也有。白血球中儲存的組織胺參與了免疫反應（包括過敏與發炎反應），特別是白血球中的肥大細胞和嗜鹼性球。組織胺可以增加微血管的通透性，使得白血球容易穿過去對抗外來的入侵者，體液也容易從微血管滲出，使得發炎的部位漲紅，鼻涕也是因為這樣而增加的。有些神經元也把組織胺當作神經傳遞物。在胃部，分泌組織胺的細胞會刺激胃酸的製造。

1910 年，英國的化學家巴格和戴爾從長在植物上真菌麥角菌上，首度純化出組織胺。蕁麻之類植物被觸碰到時，表面上的刺毛會向針頭一樣刺入皮膚，注入組織胺。在人體的細胞表面上，有四種組織胺的受體與組織胺結合之後，會發生作用。其中最有名的兩種受體是 H_1 和 H_2，前者位於平滑肌細胞、血管壁內裡細胞和中央神經系統中，後者位於胃壁細胞。

1937 年，瑞士藥理學家博偉和他的學生史陶製造了第一種抗組織胺，不過對人類的毒性太強了。博偉和同事堅持不懈，終於在 1944 年製造了能夠用在人類身上的吡拉明（pyrilamine），也稱為新安替根（Neo-Antergan）。這種第一代的抗組織胺藥物能夠和 H_1 受體結合，能用在治療鼻子過敏和蚊蟲叮咬上，但是也會引起睏意。後來的抗組織胺因為不會通過血腦障壁（blood-brain barrier），因此不會有鎮靜效果。抗精神病藥物氯普麻（chlorpromazine）的結構和抗組織胺普敏呔啶（promethazine）很相近，一些神經疾病（例如阿茲海默症和多發性硬化症）和腦部組織胺系統的重大改變有關。

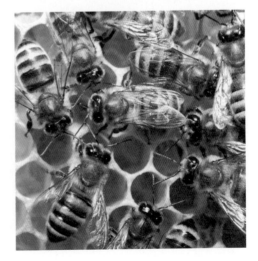

蜜蜂的毒液中含有蜂毒素（melittin），這種組織胺和其他物質能夠引起疼痛與搔癢。

參照
條目　吞噬作用理論（西元 1882 年）、過敏（西元 1906 年）、阿茲海默症（西元 1906 年）、可體松（西元 1948 年）及抗精神病藥物（西元 1950 年）

黃熱病病因

芬萊（**Carlos Juan Finlay**，西元 1833 年～西元 1915 年）
里德（**Walter Reed**，西元 1851 年～西元 1902 年）
泰雷爾（**Max Theiler**，西元 1899 年～西元 1972 年）

科學作家克勞斯比（Mary Crosby）這樣描述黃熱病（yellow fever）：「病毒攻擊每個器官，病人的精神則日漸錯亂。身體……出血，眼睛、鼻子和嘴都有血流出來。嘔吐出來的東西中拌著血而變成黑色。然後，發燒持續不退，皮膚和眼白轉變成明亮的黃色，使得這個病有著狼籍的名稱：黃熱病。」

數種蚊子會傳遞黃熱病毒，包括埃及斑蚊（Aedes aegypti）的雌蚊，主要流行的區域是南美洲和非洲。大部分的病患會發熱和嘔吐，不會死亡。但是有 15% 的患者會進入發病的第二階段，產生黃疸（肝臟受損而使得皮膚變黃），並且有出血的現象，可能會死亡。1881 年，古巴醫生芬萊首度提出黃熱病是由蚊子傳染的。1900 年，美國陸軍軍醫里德開始在人類身上試驗這個假設，使得黃熱病成為第一個被發現由蚊子傳染的疾病。1937 年，南非出生的病毒學家泰雷爾反覆在雞蛋中培養黃熱病毒，最後終於找到了致病力弱的活病毒，這種病毒不會造成傷害，但是依然有複製能力，因此在人接種之後，免疫系統就能抵抗黃熱病毒。1951 年，泰雷爾成為首位因發明疫苗而獲得諾貝爾獎的人。

黃熱病對於美國歷史有重大的影響。例如在 1793 年，當時合眾國的首都費城爆發黃熱病大流行，華盛頓和美國政府被迫遷移。1802 年，拿破崙在加勒比地區的軍隊，有數千人因為黃熱病而死亡，使他放棄宣稱擁有紐奧良和其他位於合眾國中的領土，並且以便宜的價格賣給傑佛遜。法國人在開闢巴拿馬運河時，也因為瘧疾和黃熱病而受挫。

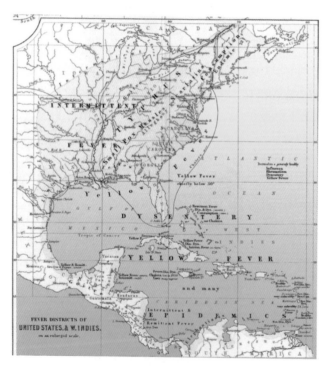

1856 年，美國與西印度群島中有黃熱病流行的地區，以深黃色表示。

參照
條目　天花疫苗（西元 1798 年）、發現病毒（西元 1892 年）、瘧疾成因（西元 1897 年）、洛磯山斑疹熱的成因（西元 1906 年）、在自己身上做醫學實驗（西元 1929 年）及史丹利的病毒結晶（西元 1935 年）

西元 1938 年

電擊痙攣療法

色雷提（**Ugo Cerletti**，西元 1877 年～西元 1963 年）
比尼（**Lucio Bini**，西元 1908 年～西元 1964 年）

　　律師哈特曼（Curtis Hartmann）曾接受電擊痙攣療法（electroconvulsive therapy, ECT）。在這項療程中，會用電引發腦部癲癇發作，以抑制憂鬱。他描述治療時的經驗：「20 分鐘之後我醒來了，地獄般的憂鬱幾乎消失無蹤……這個病完全侵佔了我的生活，就像是把我處決之後又強迫我看著自己的屍體……感謝電擊痙攣療法擋住了這個怪物般的疾病，我又重拾希望了。」

　　1938 年，義大利醫學研究者色雷提和比尼發展人類的電擊痙攣療法，其靈感來自於色雷提在羅馬的屠宰場看到了電宰豬的過程。早期的電擊痙攣療法中，病人並不如現在的療程中會使用麻醉劑或是肌肉鬆弛劑，因此有的時候癲癇發作太嚴重而導致骨折。

　　現在，電擊痙攣療法用來治療藥石罔效的嚴重沮喪和其他疾病，整個療程分數次進行，也不會造成疼痛。現在通常認為電擊痙攣療法能提供暫時的「療癒」，之後通常會再進行一般的藥物治療，並且規律地使用電擊痙攣療法。電擊痙攣療法的副作用之一，是實施之前或之後短暫時間內的記憶會流失。早期使用的是正弦波電流，現在使用的是短暫的衝擊電流，可以減輕這種副作用。在大鼠上，電擊痙攣療法能夠增加生長因子，促進新的突觸形成。

　　雖然電擊痙攣療法可以挽救生命，但是有些接受這種療法的人指出還有其他嚴重的副作用，這在執行電擊痙攣療法的人經驗不足時特別容易發生。護士寇第（Barbara Cody）描述她在 1980 年代接受電擊痙攣療法的經歷：「我生命中十五到二十年的歲月就這麼輕易地被抹殺了，只留下一些簡短的片段。我同時還有嚴重的認知缺陷（cognitive deficit）。電擊『療法』帶走了我的過去、我的大學教育、我的音樂能力，我也不記得我的孩子，這就等於奪走我的孩子。我會把電擊痙攣療法稱為對靈魂的暴行。」

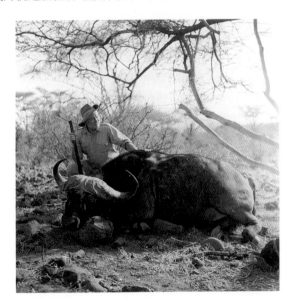

美國作家海明威在 1953 年於非洲的草原上留影。根據傳記作家梅爾斯（Jeffrey Meyers）的說法，海明威在 1960 年 12 月接受了十五次之多的電擊痙攣療法，好「從毀滅中解脫」。1961 年，海明威用自己的獵槍自殺。

**參照
條目**　釋放精神病患（西元 1793 年）、治療癲癇（西元 1857 年）、吐實血清（西元 1922 年）、人類腦電波圖（西元 1924 年）、眼眶額葉切除術（西元 1946 年）及知情同意（西元 1947 年）

「自閉障礙」

肯納（**Leo Kanner**，西元 1894 年～西元 1981 年）
貝特漢（**Bruno Bettelheim**，西元 1903 年～西元 1990 年）
亞斯伯格（**Hans Asperger**，西元 1906 年～西元 1980 年）

　　1943 年，奧地利的精神科醫生肯納在一篇名為〈感情接觸的自閉障礙〉（*Autistic Disturbances of Affective Contact*）的論文中有如下的描述：「他不懂微笑的意義，手指重複著刻板的動作……他的頭左右搖動……他進入房間的時候，不理會其他的人，直接走向物品。」這樣的和其他的描述，讓這篇論文成為自閉症研究史上的里程碑，也是首次以現代的意義使用「自閉症」（autism）這個詞。肯納描述了 11 位孩童的大部分症狀，包括語言障礙、30 個月大前渴望相同的事物，這些到目前依然都是泛自閉症障礙（autistic spectrum disorder）中的症狀。

　　自閉症這個行為異常疾病的特徵是社會互動與溝通技巧有障礙，屬於泛自閉症障礙的一種。這類疾病還包括了亞斯伯格症候群，德國小兒科醫生亞斯伯格在 1944 年描述了這種疾病的特徵。罹患亞斯伯格症候群的兒童有類似自閉症的行為，但是語言和認知技巧比較好。

　　1980 年代以來，診斷出有自閉症的人數大增，原因包括了診斷方式的改變，同時大眾也更注意這種疾病。自閉症兒童通常也會出現重複的行為，興趣有限，並且有反常的飲食。在 1960 年代末期，奧地利出生的兒童心理學家貝特漢推廣了一個錯誤的觀念：自閉症是因為雙親冷漠、缺乏照顧所造成的，尤其是「像冰箱一樣冷漠的母親」（refrigerator mother）。還有其他許多原因被提出來，例如幼年時接種的疫苗，但是這點並沒有證明。現在我們知道自閉症是一種複雜的神經疾病，和遺傳有很密切的關連，可能是神經系統發育的時序受到混淆所造成的。男孩的得病率比女孩高。有些自閉症兒童在幼年時接受密集的行為治療，與人接觸和互動的技巧能有所提升，有些人則完全無法與人溝通。少數自閉症患者會出現「學者症候群」（savant syndrome），而在記憶、藝術或計算上有令人驚嘆的能力。

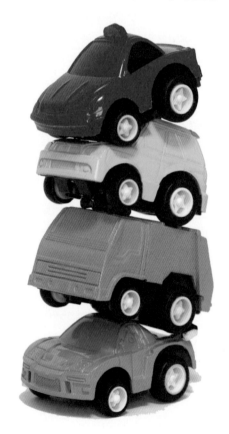

自閉症者有的時候會出現需要堆疊或排列物品的行為，例如他們可能會花數個小時把玩具個汽車以特殊的方式排列起來，而不會用比較普通的方式來玩。

參照
條目　心理分析（西元 1899 年）、面容失認症（西元 1947 年）及認知行為療法（西元 1963 年）

西元 1943 年

洗腎

哈斯（Georg Haas，西元 1886 年～西元 1971 年）
科爾夫（Willem Johan Kolff，西元 1911 年～西元 2009 年）
史克利納（Belding Hibbard Scribner，西元 1921 年～西元 2003 年）

腎臟有許多功能，包括分泌激素，並且將廢棄物轉移到膀胱中。如果疾病導致腎衰竭（例如糖尿病），失去的腎臟功能，就要由透析機器來取代，機器中有人造膜可以過濾血液。在這個稱為血液透析（hemodialysis）的過程中，血液中的紅血球和大的蛋白質等比較大的物質，會和血液一起保留在膜的一邊，血液中的毒素和多餘的水份則會擴散通過膜，進入透析液中，然後丟棄。純化的血液則送回病人體內。

大約在 1924 年，德國醫生哈斯率先為病人洗腎，但是他的機器無法挽救病人的生命。荷蘭醫生科爾夫被認為是洗腎醫療之父，他在 1943 年打造了第一台全功能的洗腎機，最初以香腸皮當作半透膜，整台機器由許多分開的零件組成。科爾夫用洗腎機救活的第一個病人是一位罹患急性腎臟衰竭的婦人，時間是 1945 年，當時病人已經陷入昏迷，他用機器洗腎十一個小時，她才恢復意識，醒來之後她說的第一句話是：「我要離婚。」

直到 1960 年代早期，醫生史克利納發明了鐵氟龍動靜脈分流器之後，凝血的狀況才減少了。安裝了這些連接器材，才使得洗腎機有用武之地，能夠重複使用而不傷害病人的血管。不過在此同時，洗腎機有限，因此哪些病人能夠使用並活下來，得由匿名的委員會決定。

醫生馬爾（John Maher）寫道：「洗腎病人的存活率幾乎和腎臟健康的控制組病人一樣，這代表著極為傑出的技術成就……不過相較於腎臟天生就具備的能力，洗腎機只是個有缺陷的替代品而已。洗腎昂貴且費時，同時也無法如腎臟般能夠分泌激素與進行代謝活動。」

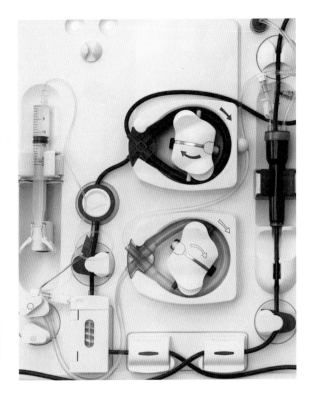

含有旋轉幫浦的洗腎機，可給等待腎臟移植的病人使用。要說明的是，在洗腎的時候，透析液中的重碳酸鹽和其他物質會進入血液中。病患通常一個星期洗腎三次，每次四個小時。

參照條目　尿液分析（約西元前 4000 年）、鐵肺（西元 1928 年）、人工心肺機（西元 1953 年）及腎臟移植（西元 1954 年）

道希葛－布雷拉克分流術

道希葛（**Helen Brooke Taussig**，西元 1898 年～西元 1986 年）
布雷拉克（**Alfred Blalock**，西元 1899 年～西元 1964 年）
湯瑪斯（**Theodore Thomas**，西元 1910 年～西元 1985 年）

　　醫生努蘭（Sherwin Nuland）曾經描述過，1930 年代外科手術療法問世之前，在美國約翰霍普金斯醫院中面對藍嬰症（Blue Baby Syndrome）的絕望感：「就算是最禁欲克己的醫生，要在小兒心臟門診部門待上一個下午，也是個考驗。有許多發育不完全的嬰兒被送進來，他們因為呼吸困難而失去意識，身體也幾乎無法掙扎。他們的鼻子、耳朵、指端，有時甚至是整個身體都因為血液缺氧而泛出藍紫色。他們蜷伏在地上或是靜靜躺在檢查桌上，好讓缺氧的狀況不再惡化。」

　　法洛氏四重症（Tetralogy of Fallot）是造成藍嬰症的病因之一，此症的嬰兒心臟中，在隔開左心室和右心室之間的壁上有個洞，因此左心室中含氧血和缺氧血混合在一起了，使得血液中的含氧量下降。另外靠近肺動脈瓣的地方血管窄縮，使得從心臟經由肺動脈輸往肺臟的血液減少。

　　美國的心臟學家道希葛找上美國醫生布雷拉克和他的技術人員兼助理湯瑪斯商議，看看是否可能讓藍嬰體內的血流改道，讓心臟中有更多血液能流到肺臟中吸收氧氣。在 1944 年，手術在一名 15 個月大的藍嬰症小女孩身上施行，自此之後，有許多嬰兒因此獲救。手術中，布拉雷克將鎖骨下動脈接到肺動脈上（現代的手術則可能使用人工血管）。湯瑪斯再執行這項手術之前，先在 200 多隻狗上執行了這項手術。

　　這項道希葛－布雷拉克分流術標示著現代心臟手術時代的開始。在現代開心手術出現了之後，這項分流術執行的機會就少了，因為醫生能夠直接打開心臟、修補缺陷，例如把用 Gore-Tex 把心臟內壁上的洞補起來。

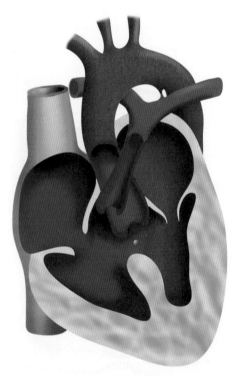

心室中隔缺損（ventricular septal defect）的示意圖，心臟的左邊和右邊之間有洞相通（在黃點的位置），這是法洛氏四重症的病徵之一。

參照條目　納菲斯發現肺循環（西元 1242 年）、毛地黃（西元 1785 年）、腹主動脈結紮（西元 1817 年）、人工心臟瓣膜（西元 1952 年）、人工心肺機（西元 1953 年）

西元 **1946** 年

癌症化療

法柏（**Sidney Farber**，西元 1903 年～西元 1973 年）
古德曼（**Louis S. Goodman**，西元 1906 年～西元 2000 年）
吉爾曼（**Alfred Gilman**，西元 1908 年～西元 1984 年）

　　許多**癌症化療**（cancer chemotherapy）的原理是殺死快速分裂的細胞。癌細胞分裂得很快，但是這種療法同時也會摧毀身體其他快速分裂的細胞，例如毛囊細胞、腸道細胞和骨髓細胞。首度有效的抗癌藥物是在第二次世界大戰時，美國藥理學家吉爾曼和古德曼進行秘密工作時發現的。當時有一千多人意外接觸到美國製造的芥子氣炸彈。他們發現這種化學武器會摧毀快速生長的白血球，因此推論芥子氣或許能夠用來治療淋巴瘤（某些白血球的癌症）。1943 年，一位非何杰金氏淋巴瘤（non-Hodgkin lymphoma）病人接受了類似芥子氣的含氮化合物之後，腫瘤快速但暫時地縮小了。1946 年，政府允許吉爾曼和古德曼公開這些發現。

　　1948 年，美國病理學家法柏發現甲胺蝶呤（methotrexate）能緩解兒童身上急性淋巴性白血病（acute lymphoblastic leukemia）的症狀。甲胺蝶呤能夠抑制需要維生素葉酸才能執行功能的酵素。1951 年，化學家合成出了 6 －甲巰嘌呤（6-mercaptopurine, 6-MP），這種藥物能夠抑制 DNA 的合成，因此能夠用來治療兒童的白血病。1956 年，甲胺蝶呤有效治療了一位身上有絨毛膜癌（chorioncarcioma）的女性，這是第一個化療成功的實心腫瘤（solid tumor）。1965 年，研究者發現抗癌藥物以各種方式混用，也有效果。1969 年，有報告指出，以白金為基礎的藥物能夠讓細胞中的 DNA 互連，引發細胞凋亡（apoptosis，計畫性的細胞死亡）。

　　以干擾細胞分裂和 DNA 複製的化療藥物有好幾類：烷化劑（alkylating agent）能接在 DNA 上以阻止 DNA 複製；抗代謝物（antimetabolite）能夠阻止 DNA 的原料組合成為 DNA；植物鹼（plant alkaloid）能夠抑制細胞分裂所需的微管（microtubule）的功用；拓樸異構酶（topoisomerase）抑制劑能夠破壞 DNA 的正常扭曲模式；抗腫瘤抗生素（antitumor antibiotic）能阻礙 DNA 和 RNA 的正常功能。標靶療法（targeted therapy）會用到單株抗體，這種抗體能夠與目標物精確的相連，另外也會使用到一些激酶（kinase）的抑制劑。以往許多會致命的癌症，現在通常可以治療得好了。

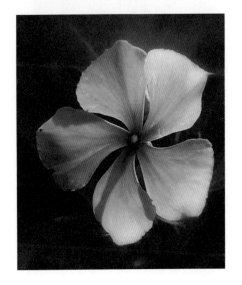

從日日春（Catharanthus roseus，也叫長春花）粹取出來的長春鹼（vinblastine）和長春新鹼（vincristine）能夠當成癌症化療藥物，治療白血症和其他癌症。從這種植物粹取出的其他物質能引起幻覺。

參照
條目　癌症病因（西元 1761 年）、細胞分裂（西元 1855 年）、放射療法（西元 1903 年）、艾利希的神奇子彈（西元 1910 年）、DNA 結構（西元 1953 年）、致癌基因（西元 1976 年）及端粒酶（西元 1984 年）

眼眶額葉切除術

莫尼茲（**Egas Moniz**，西元 1874 年～西元 1955 年）
弗里曼（**Walter Jackson Freeman II**，西元 1895 年～西元 1972 年）
華茲（**James Winston Watts**，西元 1904 年～西元 1994 年）
羅絲瑪麗・甘迺迪（**Rosemary Kennedy**，西元 1918 年～西元 2005 年）

　　科學家在 19 世紀中期就已經知道腦中個別的區域特化負責不同的功能，因此藉由腦部手術來控制精神錯亂並非牽強，不過在 20 世紀執行的腦葉切除術（lobotomy），就現代的觀點來看，是相當粗糙的。這種手術會將前額葉皮質（prefrontal cortex）發送與接收訊息的管道全部切除，而這個位於腦部前端的皮質負責控制人格表現、決策決定、社會抑制和其他工作。

　　在執行眼眶額葉切除術（transorbital lobotomy）或腦葉切除術時，會在顱骨上鑿洞，之後用線圈或是刀片切。葡萄牙的神經學家莫尼茲以早期的額葉白質切除術（leukotomy），得到了諾貝爾獎。到了 1936 年，美國神經外科醫生華茲和醫生弗里曼執行了美國首次的額葉白質切除術，不過弗里曼希望能有更快的方法，於是他在 1946 年開始執行眼眶額葉切除術：把冰錐般的工具從眼眶下、眼球上的眼皮刺入腦中，然後用槌子把錐子敲入腦中，接著讓錐子左右移動來切斷神經纖維。

　　醫學史家安那森（Ole Enersen）寫道，弗里曼執行腦葉切除術「輕率魯莽，近乎瘋狂。他像是個

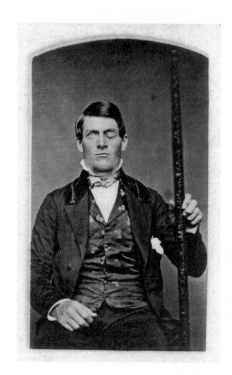

旅行傳教士一般走遍全國……在 1948 至 1957 年之間，他一個人就切除了 2400 位病人的腦葉，大部分的時候只是隨便地把病人的腦葉破壞，並沒有保證能夠治療好。」腦葉切除術的目的本來是要「治療」諸如強迫症、精神分裂、憂鬱症等疾病，但是結果通常還會造成情感麻木，同時患者也喪失了計畫的能力。在 1940 和 1950 年代，在美國約有四萬人動了腦葉切除術，在氯普麻之類的抗精神病藥物發明之後，腦葉切除術就逐漸少用了。

　　腦葉切除術最有名的失敗案例之一是美國總統甘迺迪的妹妹羅絲瑪麗。由於她喜怒無常、行為失控，因此在 23 歲的時候被父親命令去做腦葉切除術，之後她變得情感麻木、無法自制、缺乏條理，只能在收容所中度過餘生。

在刻意進行的眼眶額葉切除術出現之前，蓋吉（Phineas Gage，西元 1823 年～西元 1860 年）的案例非常出名。在一次意外事件中，一根大鐵棒穿過了他的頭，他左邊的額葉受到嚴重的損毀。他沒有死，但是性情大變。照片中的他握著曾經穿過他大腦的鐵棒。

參照條目 釋放精神病患（西元 1793 年）、顱相學（西元 1796 年）、大腦功能分區（西元 1861 年）、吐實血清（西元 1922 年）、電擊痙攣療法（西元 1938 年）及抗精神病藥物（西元 1950 年）

西元 1947 年

知情同意

在希波克拉底斯的**醫學誓言**中提到，醫生要一直想著不要讓病人受到傷害，不過在誓言中從來沒有提及人體實驗，也沒說明需要知情同意（informed consent）。接受手術或是試驗的病人，必須先被告知，而且對其中的風險必須適當地解釋。事實上，在**醫學發展史**中大部分的時間，醫生都覺得小心地欺瞞病人比較適合。

在醫學研究中需要試驗對象的知情同意，是在第二次世界大戰之後才開始凸顯出來。在戰後，德國納粹醫生在紐倫堡大審的過程中，透露了可怕的人體實驗，研究的對象往往是猶太人或是囚犯，實驗內容包括讓人赤身在冰中冷卻，在雙胞胎的眼睛中注射化學物質以讓眼睛的顏色改變，以及為了製造**連體嬰**而把雙胞胎鋸開再接起來。

1947 年，紐倫堡醫學倫理公約出現，其中強調要取得受試驗者的自願與同意，並且要了解實驗的內容，同時醫學實驗的內容必須要有益社會，而且實驗方式必須避免所有不必要的生理與心理折磨，受試者能夠隨時自由地終止實驗。紐倫堡公約和提出倫理指南的赫爾辛基宣言（1964 年），兩者都成為美國聯邦政府資助研究法規的基礎。

在接受試驗者要給予知情同意時，必須要有合適的說明人員在場。通常兒童被認為「沒有能力」給與同意，這時則由法定監護人代為執行。對於缺乏意識而沒有能力同意的病人，通常允許醫生進行緊急治療。

缺乏知情同意的著名例子是 1932 至 1972 年之間在美國阿拉巴馬州進行的塔斯基吉梅毒實驗。在實驗中罹患梅毒的男性並沒有被告知得病，同時也沒有受到適當的治療，這樣美國的研究者才能研究梅毒的發展過程。有些男性因此而死亡，他們的妻子通常也因此染病。

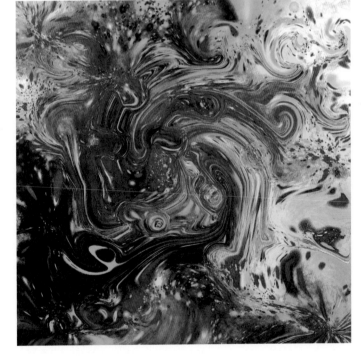

美國中央情報局在 1953 年的 MK-ULTRA 計畫中，在沒有知情同意的情況下，就讓人服用了迷幻藥 LSD，好研究 LSD 的效果。LSD 可能會讓使用者看到炫麗的色彩，波動或爬動的幾何圖案，並且其他感官也會受到扭曲。

參照條目　醫師誓言（約西元前 400 年）、猶太醫生受到迫害（西元 1161 年）、連體嬰分割手術（西元 1689 年）、吐實血清（西元 1922 年）、強迫凱莉‧巴克絕育（西元 1927 年）、隨機控制試驗（西元 1948 年）、安慰劑效應（西元 1955 年）、安寧照護（西元 1967 年）及拒絕心肺復甦術（西元 1991 年）

面容失認症

包德瑪（Joachim Bodamer，西元 1910 年～西元 1985 年）

想像一下，你看著自己的配偶、孩子，或是自己在鏡中的影像，竟然覺得像是陌生人！罹患嚴重面容失認症（prosopagnosia）的人，就會出現這樣的症狀，使得一般的社會互動變得極為困難。

面容失認症起先被認為是突然的腦部損傷造成的，例如意外或是中風，不過後來也發現了先天性面容失認症患者。1947 年，德國神經學家包德瑪發明了「面容失認症」這個詞，他當時在研究一名頭部被子彈擊中的年輕男子，患者認不出家人和自己的臉。位於大腦皮質下部的梭狀迴（fusiform gyrus）通常和這個疾病有關。許多病患能夠辨識出和人類面孔無關的一般物體。有一個著名的病患是個農夫，他看羊的面孔區分自家羊的能力，比區分人類面孔的能力還高。

面容失認症在醫學史上很重要，除了這個疾病有助於我們了解臉孔的認知之外，也讓我們看見知覺表徵（perceptual representation）在腦中組織與儲存的方式。面容失認症促使我們持續質疑對知覺方式、熟悉感與知識的基本見解，以及這些觀念在腦中處理的方式。還有，面容失認症代表了許多腦部異常的疾病。例如卡波格拉斯症候群（Capgras syndrome），該症的患者會把朋友、配偶、甚至鏡子中的自己，看成是外貌相似的冒充者。佛列哥利症候群（Fregoli syndrome）的患者則堅持自己認識事實上不熟的人。科塔爾症候群（Cotard's syndrome）的患者則相信自己的器官已經喪失了，或是認為自己是行屍走肉。雙重人症候群（syndrome of subjective doubles）的患者相信有另一個外貌相同的自己，過著另一個不同的人生。

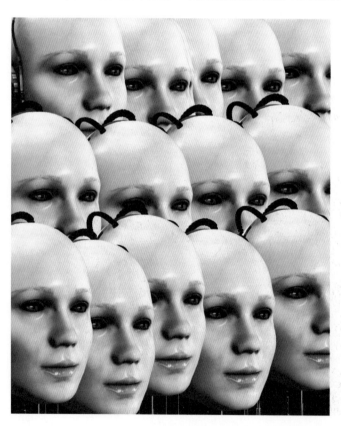

面容失認症的患者無法辨認和區分出臉孔，即使是親人或好友的也是如此。

參照條目　大腦功能分區（西元 1861 年）、阿茲海默症（西元 1906 年）、找尋靈魂（西元 1907 年）、「自閉障礙」（西元 1943 年）及臉部移植（西元 2005 年）

西元 1948 年

可體松

肯德爾（**Edward Calvin Kendall**，西元 1886 年～西元 1972 年）
亨奇（**Philips Showalter Hench**，西元 1896 年～西元 1965 年）
賴希斯坦（**Tadeusz Reichstein**，西元 1897 年～西元 1996 年）
賽雷特（**Lewis Hastings Sarett**，西元 1917 年～西元 1999 年）

1948 年，美國醫生亨奇和他的同事把可體松（cortisone）這種類固醇激素（steriod hormone），注射到罹患類風溼性關節炎（rheumatoid arthritis）的病人體內。這種關節炎是一種慢性發炎疾病，特徵是關節會疼痛、腫大與損毀。這位佳娜小姐 29 歲，不良於行，只能依靠輪椅行動，看起來有實際年齡的一倍大，五年來沒有人幫助就無法下床。在注射了類固醇之後三天，她就恢復到能夠跛著腳走路；再一天後，她就能到紐約州的羅徹斯特市瘋狂血拼三個小時。這就像醫學奇蹟發生了一樣。

可體松能夠引發「奇蹟」，是因為它能夠抑制免疫系統和減緩發炎症狀。位於腎臟頂端的腎上腺會以膽固醇為原料，製造可體松和皮質醇（cortisol），後者也稱為氫化可體松（hydrocortisone）。身體中的酵素能夠讓可體松和氫化可體松互相變化。氫化可體松的活性比可體松和皮質醇更高，對於細胞和組織造成的效果也更大。

可體松的治療範圍非常廣，例如減少發炎症狀、抑制對於移植器官的排斥作用，和治療氣喘等。1960 年，甘迺迪在競選美國總統時，注射了大量的氫化可體松以治療愛迪生氏症（Addison's disease），這個疾病是腎上腺無法製造可體松所造成的。在自體免疫疾病中，身體會攻擊自己的細胞和組織，許多自體免疫疾病的症狀可以由可體松之類的藥物減緩。但是很不幸，長期使用可體松或氫化可體松會有嚴重的副作用，包括高血壓。

其他對於可體松的發現、純化、測試和化學合成有貢獻的研究人員，還包括波蘭出生的瑞士化學家賴希斯坦、美國化學家賽雷特和肯德爾。在 1950 年，可體松的產量還大受限制：一噸的牛腎上腺只能提煉出 25 公克的純可體松。強體松（prednisone）的分子結構和天然的可體松很類似，也能夠用來治療發炎疾病。

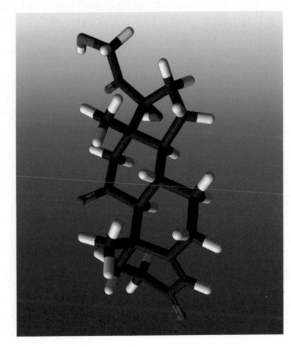

可體松分子中有五個氧原子（紅色）和四個環狀結構。

參照條目 發現腎上腺素（西元 1893 年）、過敏（西元 1906 年）、抗組織胺（西元 1937 年）、自體免疫疾病（西元 1956 年）及史達汀（西元 1973 年）

神經生長因子

貝克（**Elmer Daniel Bueker**，西元 1903 年～西元 1996 年）
李維蒙塔希妮（**Rita Levi-Montalcini**，西元 1909 年～西元 2012 年）
科恩（**Stanley Cohen**，西元 1922 年生）

　　義大利神經學家李維蒙塔希妮曾說道，自己比較像是藝術家而非科學家，因為她利用直覺來幫助她思考神經系統的行為，並且發現了神經生長因子（nerve growth factor）。義大利法西斯黨領導者墨索里尼頒布法令，剝奪猶太人的學術工作，因此她早期的一些研究是在臥室中進行的。李維蒙塔希妮是第一位活過百歲的諾貝爾獎得主。

　　神經生長因子是一種由細胞分泌的小蛋白質，能夠影響某些目標神經元的生長與生存。1948 年，美國科學家貝克把一個小鼠的腫瘤移植到雞胚胎的身體外壁上，接著他發現這個作法使得許多神經纖維從感覺神經節（sensory ganglia，神經節由許多神經元細胞本體組成）長出來。李維蒙塔希妮和同事接著發現，雞胚胎的感覺神經纖維和交感神經纖維都伸入了老鼠腫瘤中，與腫瘤隔了段距離的交感神經節同時也長大了。交感神經屬於自主神經系統，這個系統和身體準備應對壓力狀況的關係非常密切。這項結果意味著腫瘤分泌的神經生長因子會進入雞胚胎的血液中。美國生物化學家科恩和李維蒙塔希妮也發現，如果把會和神經生長因子結合的抗體注射到新生的大鼠體內，讓神經生長因子失去作用，大鼠的交感神經系統便無法適當的發育。

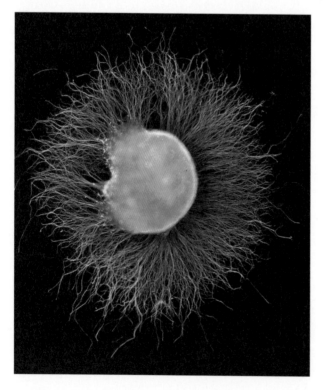

　　有趣的是，如果戀愛了，人體內的神經生長因子濃度會增加。神經生長因子還能延長小鼠心臟病發之後存活的時間，減緩帕金森氏症大鼠的運動障礙。1983 年，李維蒙塔希妮和同事確定了神經生長因子能影響腦和脊髓中的神經。科恩還發現了表皮生長因子（epidermal growth factor），這個因子會引發新生動物眼睛張開和牙齒萌發的過程。現在我們知道有許多因子會影響細胞的增生與分化成身體中各種不同的細胞。

雞胚胎放入含有神經生長因子的培養基數個小時後，背根神經節（一團神經細胞本體）長出許多軸突，在圖片中以暗紅色呈現。

參照條目　神經元學說（西元 1891 年）、阿茲海默症（西元 1906 年）、神經傳遞物（西元 1914 年）及帕金森氏症藥：左旋多巴（西元 1957 年）

隨機控制試驗

希爾（**Austin Bradford Hill**，西元 1897 年～西元 1991 年）

有許多原因都會讓判定藥物療效的實驗設計困難到不可思議。舉例來說，醫生和試驗對象對於結果可能會帶有偏見、無法客觀。療效可能非常細微，病人出現預期的好轉可能只是安慰劑效應造成的而已，這是病人在服用了假的藥物（例如裡面包糖的藥丸）之後，「相信」這個藥丸有療效而使得病況好轉。

目前，要研究某個醫學療法的效果，最可靠的方法是進行隨機控制試驗，治療的內容都是隨機選擇，所以每個病人接收到某種療法的機率都相同。例如每位參與試驗者的人會隨機分入兩群中的一群，其中一群接受甲藥物，另一群則接受乙藥物。隨機控制試驗可能還以雙盲的方式進行，這是指基層研究人員和病人都不知道哪位病人屬於治療組（接受新的藥物）、哪位病人屬於控制組（接受一般標準的藥物）。基於倫理，隨機控制試驗通常是研究人員和醫生真的都無法確定哪一種療法比較好時才會進行。

早期使用隨機控制試驗的臨床研究中，最有名的是英國統計學家希爾於 1948 年發表於《英國醫學期刊》（*British Medical Journal*）的「鏈黴素治療肺結核」（Streptomycin Treatment of Pulmonary Tuberculosis）。在這項研究中，病患會隨機拿到一個密封的信封，裡面有一張卡片，如果上面標示著 S，是要病人服用鏈黴素和臥床休息，如果卡片上的字母是 C，代表控制組，只需要臥床休息。研究結果明顯指出鏈黴素有療效。

臨床流行病學家恩金（Murray Enkin）寫道，這項實驗「被正確地認為是建立醫學新紀元的里程碑。成千上萬類似的實驗，成為現在『實證醫學』的基礎。對於臨床決策的過程，隨機控制試驗的概念確實造成了典範轉移。」

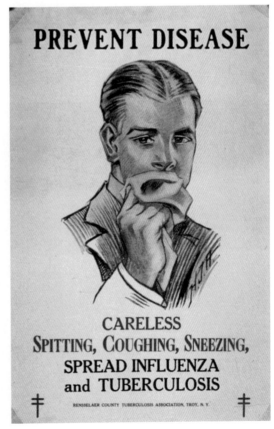

這張公共衛生運動的海報，要宣導的是阻止結核病的傳播。1948 年，希爾發表了利用隨機控制實驗，證明鏈黴素能治療結核病。

 參照條目　阿維森納的《醫典》（西元 1025 年）、《論壞血病》（西元 1753 年）、另類醫療（西元 1796 年）、柯霍的結核病演講（西元 1882 年）、知情同意（西元 1947 年）及安慰劑效應（西元 1955 年）

鐮狀細胞貧血症的病因

赫里克（James Bryan Herrick，西元 1861 年～西元 1954 年）
艾恩（Ernest Edward Irons，西元 1877 年～西元 1959 年）
鮑林（Linus Carl Pauling，西元 1901 年～西元 1994 年）

鐮狀細胞貧血症（sickle-cell anemia, SCA）是一種痛苦的血液疾病，患病的兒童通常會死亡，非洲不同的部落對於這個疾病有不同的名稱。其中一個西非的部落把罹病的兒童稱為 ogbanjes，意思是「來了又去了的小孩」。有些傳說是這些小孩死了能夠讓家人免於惡魔的侵害。

鐮狀細胞貧血症之所以重要，在於它是第一個被發現由某個特定蛋白質的異常所造成的疾病，也是第一個分子基礎完全闡明的遺傳疾病。鐮狀細胞貧血症患者紅血球中的血紅素有缺陷。血紅素的正常功能是攜帶氧氣，經由血液輸送到各組織中。兒童如果從雙親遺傳到缺陷血紅素的基因，就會發病。如果從雙親之一遺傳到一個缺陷基因，從另一個雙親遺傳到正常基因，則具有鐮型細胞特質（sickle-cell trait），通常不會出現症狀。在瘧疾流行的地區，鐮刀型貧血特質具有演化優勢，因為有這種特質的人能夠抵抗瘧疾的感染。

鐮狀細胞貧血症患者的紅血球會呈現固定的鐮刀狀，在微血管中阻塞而影響血流，產生的症狀包括疼痛、肺動脈的血壓升高、中風和腎衰竭。貧血（紅血球數量減少）則是因為胰臟會破壞鐮狀細胞。不過，如果瘧原蟲侵入帶有鐮刀型貧血特質人體內的紅血球，這樣的紅血球會比正常人的還要快破裂，使得瘧原蟲不容易繁殖。

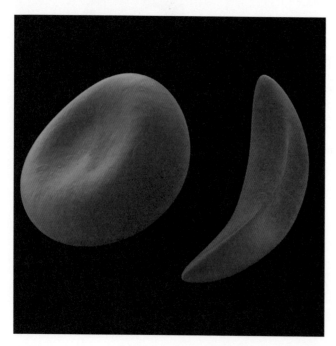

1910 年，美國醫生赫里克和他的實習生艾恩報告了在一名病人體內發現了鐮狀的血球細胞。1949 年，美國化學家鮑林和同事指出，鐮狀細胞貧血症是由於血紅素有缺陷而造成的。鐮狀細胞貧血症可由輸血、骨髓移植和羥基尿素（hydroxyurea）來治療，後者能夠使正常又有功能的胎兒血紅素（fetal hemoglobin）重新製造出來。

正常的紅血球（左）和鐮刀狀的紅血球。

參照條目　輸血（西元 1829 年）、孟德爾遺傳學（西元 1865 年）、瘧疾成因（西元 1897 年）、先天性代謝異常（西元 1902 年）、肝臟療法（西元 1926 年）、羊膜穿刺（西元 1952 年）及基因療法（西元 1990 年）

乳房攝影

沙羅門（**Albert Salomon**，西元 1883 年～西元 1976 年）
李伯納（**Raul Leborgne**，西元 1907 年～西元 1986 年）
艾根（**Robert I. Egan**，西元 1920 年～西元 2001 年）

1913 年，德國醫生沙羅門首先說明了 X 光在研究乳癌上的用處。在他傑出的科學生涯中，他研究了數千個乳房切除下的樣本，並且比較 X 光影像和癌組織在顯微鏡底下的構造，首度觀察到在 X 光影像中的顯微鈣化（microcalcification）和惡性腫瘤有關。顯微鈣化是由鈣組成的小汗點，可能是良性囊腫，也可能是早期的乳癌腫瘤。

1949 年，烏拉圭的醫生李伯納強調，乳房組織需要壓在乳房攝影機器的感光版之間，這樣才容易取得清晰的影像。這樣的擠壓還能夠減少組織的厚度，使得需要穿透組織的 X 光劑量可以降低。1960 年，美國的放射學家艾根利用適當的電壓和底片，得到了清晰而且可以重複攝得的乳房攝影影像，因而得享大名。

現在，全域數位式乳房攝影術（full-field digital mammography）以數位電子感應器取代了傳統的底片匣，攝得的數位影像很容易就可以增強、放大與儲存。超音波、磁振造影和正子斷層掃描也可以用以輔助乳房攝影。有些癌症用乳房攝影拍不到，特別是年輕女性的組織比年長婦女要密，可能會遮住癌組織。醫師可以利用電腦輔助診斷（computer-aided diagnosis）幫助找出可能看漏的癌症。

如果乳房攝影找到可能有癌症的跡象，就可能要進行組織切片檢查，病理學家會察看乳房特定部位的組織。很不幸地，乳房攝影有的時候會把沒有癌症看成有的，導致不必要的組織切片檢查。

如果細胞發生突變而無法停止分裂，就有可能會造成癌症。女性罹患乳癌的機率隨著年齡增加而提高。另外，如果女性遺傳到有缺陷的 BRCA1 或 BRCA2 基因，那麼罹患乳癌和卵巢癌的機率也會提高。乳癌的療法包括手術、化學治療、單株抗體和放射治療。抑制雌激素（estrogen）之類激素的作用，有的時候可以治療某些癌症。

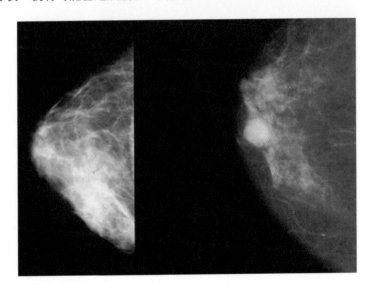

乳房攝影影像，左邊是正常乳房，右邊是有癌症的乳房。

參照條目　癌症病因（西元 1761 年）、孟德爾遺傳學（西元 1865 年）、X 光（西元 1895 年）、放射療法（西元 1903 年）、子宮頸抹片檢查（西元 1928 年）、癌症化療（西元 1946 年）、醫療用超音波（西元 1957 年）、正子造影術（西元 1973 年）及磁振造影（西元 1977 年）

抗精神病藥物

迪雷（Jean Delay，西元 1907 年～西元 1987 年）
拉伯（Henri Laborit，西元 1914 年～西元 1995 年）
丹尼克（Pierre Deniker，西元 1917 年～西元 1998 年）

根據英國精神病醫生透納（Trevor Turner）的說法，抗精神病藥物氯普麻（chlorpromazine）應該被認為是醫學最大的突破之一。他寫道：「如果沒有發現氯普麻，我們可能依然需要精神病院來監禁病人，照護者則有如動物照顧者……因此氯普麻很難不被視為『精神病的盤尼西林』，讓病人和照護者能夠彼此溝通。」

抗精神病藥物能夠治療具有精神疾病的人，他們異常的思考過程可能包括了妄想和幻覺，這種狀況會發生在精神分裂，或是雙極疾患（bipolar disorder，以前稱為躁鬱症）的極端躁期。第一個抗精神病藥物氯普麻幾乎是在意外中發現的。法國的化學家夏邦泰（Paul Charpentier）在 1950 年合成出氯普麻，法國醫生拉伯把它當成麻醉劑來測試，卻發現它有助於減緩手術病人的焦慮。拉伯的這項發現引起法國精神病醫生迪雷和丹尼克的注意，他們把氯普麻用在一些激動而難以控制的病人身上，許多病人的妄想和幻覺狀況有驚人的改善。1954 年，氯普麻（商品名 Thorazine）在美國核准使用。到了 1964 年，全世界約有五千萬人服用過這種藥物，被關在精神病院的人則開始大幅減少。以往用來治療精神分裂的方法，例如胰島素休克治療（insulin shock）和**電擊痙攣療法**使用的頻率也降低了。但很不幸，有些使用氯普麻的人會出現運動失調的狀況，例如肌肉顫動。氯氮平（clozapine）是比較新的抗精神病藥物，能夠減少運動失調的風險，但是可能讓白血球的數量降低到危險的程度。所有的抗精神病藥物作用的機制，都是阻礙中央神經系統的受體與多巴胺結合。多巴胺是一種**神經傳遞物**，與動機和和自主運動有關。

醫學作家葛雷登夫婦（Joe and Teresa Graedon）寫道：「數百年前，罹患精神疾病的人可能被綁在柱子上燒死……在 20 世紀初，有些精神分裂患者會被用冰錐動腦葉切除術……就在這種野蠻的背景之下，第一個抗精神病藥物發展出來了。」

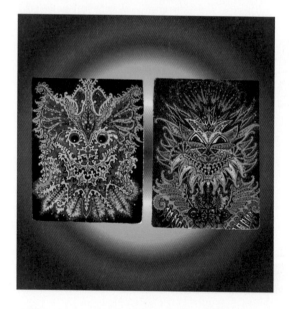

英國畫家韋恩（Louis Wain，西元 1860 年～西元 1939 年）所繪製的貓。有些心理學家認為韋恩的精神分裂症使他畫出這些狂野的貓咪。

參照條目　釋放精神病患（西元 1793 年）、心理分析（西元 1899 年）、阿茲海默症（西元 1906 年）、神經傳遞物（西元 1914 年）、吐實血清（西元 1922 年）、抗組織胺（西元 1937 年）、電擊痙攣療法（西元 1938 年）、眼眶額葉切除術（西元 1946 年）及認知行為療法（西元 1963 年）

海拉細胞

蓋伊（**George Otto Gey**，西元 1899 年～西元 1970 年）
拉克斯（**Henrietta Lacks**，西元 1920 年～西元 1951 年）

　　醫學研究者在實驗室中培養人體細胞，以便研究細胞的功能並且發展治療疾病的方式。這些細胞能夠冷凍起來，並且分送給其他研究人員。不過大部分的細胞在分裂了一定的次數之後就會死亡。在 1951 年有一個重大的突破出現了，美國生物學家蓋伊從某一個子宮頸腫瘤移植出來一些細胞，從中培養出不死的細胞株，這個稱為海拉細胞（HeLa Cell）的細胞株，是以那位不知情的病患拉克斯（Henrietta Lacks）為名的。只要有科學家需要，蓋伊都免費分享這個細胞株，現在有六萬多篇科學論文和一萬一千多項專利，和用這株細胞從事的研究有關。

　　作家史克魯特（Rebecca Skloot）寫道：「如果你把所有曾經培養出來的海拉細胞放到秤上，測出的重量會超過五千萬公噸，和一百棟帝國大廈一樣重。海拉細胞對於**小兒麻痺疫苗**的發展極為重要，也參與了解開**癌症**與病毒秘密和原子彈效應的工作，協助成就體外受精、**基因選殖**與基因圖譜製作等重大的進展，當然銷售的數量也以億計。」

　　海拉細胞擁有活躍的**端粒酶**（telomerase），這種酵素能夠修補染色體的末端。一般細胞分裂時，染色體的末端會逐漸受損，因此分裂一定次數之後就無法繼續增殖了。海拉細胞的遺傳組成超乎尋常，含有人類乳突病毒 18（human papillomavirus 18）的基因，染色體也多了幾條出來。海拉細胞的繁殖力強，能附著在空氣中的小顆粒上傳播，因此在實驗室中會汙染到其他的培養細胞。

　　拉克斯 31 歲時因為癌症轉移而去世，她的家人數十年後才知道她以這樣的方式「不朽」。海拉細胞曾被送上太空，以測試低重力環境對於細胞的影響。從愛滋病研究到毒物測試等各種領域，都會用到海拉細胞。

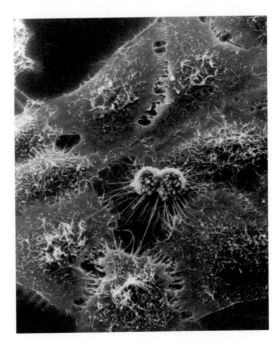

掃描式電子顯微鏡圖，其中的海拉細胞正在分裂。

參照條目　癌症病因（西元 1761 年）、強迫凱莉‧巴克絕育（西元 1927 年）、子宮頸抹片檢查（西元 1928 年）、小兒麻痺疫苗（西元 1955 年）、反轉錄酶和愛滋病（西元 1970 年）、致癌基因（西元 1976 年）、端粒酶（西元 1984 年）及複製人（西元 2008 年）

抽菸與癌症

希爾（Austin Bradford Hill，西元 1897 年～西元 1991 年）
多爾（William Richard Shaboe Doll，西元 1912 年～西元 2005 年）
麥克勞德（Iain Norman Macleod，西元 1913 年～西元 1970 年）

　　16 世紀初，菸草離開了土生土長的新大陸，抵達歐洲。當時菸草被攜帶到歐洲，是為了多種治療疾病，範圍從淋病到槍傷等。到了 16 世紀晚期，菸草才變成消遣用藥品。現在，有些美洲原住民會為了儀式種植菸草，因為他們相信焚燒菸草產生的煙，能夠把他們的祈禱傳給上天。

　　抽菸與肺癌相關性的早期研究中，其中有一項重要成果是由英國的醫生多爾和統計學家希爾在1951 年發表的。在研究中，他們訪談了倫敦 20 家醫院中約七百名病人，發現「經常抽菸的人罹患肺癌的機會是沒有抽菸的人 50 倍。」多爾本來有抽菸，但是這個研究做到一半時，這個關連性實在太恐怖，他自己就戒菸了。他們後續的研究集中調查三萬多名醫生，確認了這項關連性。1954 年，英國的衛生部長麥克勞德在一次記者會中宣布：「抽菸和肺癌的關係已經很明顯了。」他在說的時候，菸還是一根接著一根。

　　在目前所有可以預防的單一死亡成因中，抽菸是最嚴重的。抽菸會提高多種癌症的風險，例如肺癌、腎臟癌、喉癌、頸癌、乳癌、膀胱癌、食道癌、胰臟癌和胃癌等。同時抽菸也會增加心臟病、中風、慢性阻塞性肺臟疾病（例如肺氣腫和慢性支氣管炎造成的呼吸困難）、流產、早產、動脈粥狀硬化和高血壓。光是在 20 世紀，菸草就造成了大約一億人死亡。

　　菸草的煙包括了數種致癌物質，能夠與細胞的遺傳物質 DNA 結合而造成突變。突變可能會抑制計畫性的細胞死亡，使得細胞癌化。菸草同時也含有尼古丁，人在吸菸時，這種成癮性藥物會讓腦中依核（nucleus accumben）所分泌的神經傳遞物多巴胺增加。依核的功能與愉悅感、成癮和多種情緒有關。

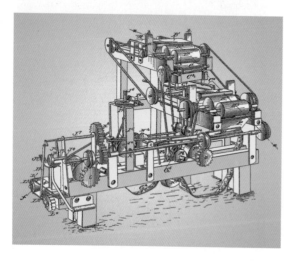

捲菸機的專利圖。彭賽克（James Bonsack，西元 1859年～西元 1924 年）在 1881 年申請了捲菸機的專利，能夠加速菸的製造。這個革命性的複雜機器，十個小時就可以製作 12 萬支菸。

參照條目 癌症病因（西元 1761 年）、《英國勞工人口的衛生狀況》（西元 1842 年）、肺活量測量法（西元 1846 年）、神經傳遞物（西元 1914 年）、史丹利的病毒結晶（西元 1935 年）及 DNA 結構（西元 1953 年）

羊膜穿刺

畢維斯（**Douglas Charles Aitchison Bevis**，西元 1919 年～西元 1994 年）

作家馬吉爾（Frank N. Magill）寫道：「數千年來，婦產科中就有一個大問題：無法看到或觸摸到子宮中的胎兒，進而診斷人類後代的心理與生理健康。不過在 1952 年 2 月 23 日，這個問題首次有了初步的解答。在這一天發行的醫學期刊《刺絡針》（*The Lancet*）上刊載了一篇名為〈產前預測新生兒的溶血性疾病〉（*The Antenatal Prediction of a Hemolytic Disease of the Newborn*）的論文，英國婦產科醫生畢維斯在這篇論文中，描述利用羊膜穿刺（amniocentesis）來判斷胎兒是否有一種致命的血液疾病，這是由母親和胎兒的一種血液因子不協調所造成的。」

羊膜穿刺這項醫學檢查通常在孕期第十四至二十週時進行，醫生會檢查少量包圍著胎兒的羊水。羊水中含有胎兒的蛋白質和皮膚細胞（胎兒發育時皮膚細胞會一直脫落下來）。胎兒的染色體和 DNA 可以用來檢查是否有遺傳異常，例如唐氏症（Down syndrome，第 21 條染色體整條或一部分多了出來）。在進行羊膜穿刺時，醫生同時還會使用**超音波影像**，好看到長長的針穿過孕婦的肚皮、子宮和羊膜，以收集羊水。有些神經管缺損（neural tube defect）所造成的疾病，例如脊椎裂（spina bifida，胚胎的神經管沒有完全接合），則可以計量羊水中的甲型胎兒蛋白（alpha-fetoprotein）來判定。

遺傳疾病風險高的婦女（例如家族病史中親人曾有先天性疾病），或是 34 歲以上的孕婦，可能就需要進行羊膜穿刺。羊膜穿刺也可以用來檢查**鐮狀細胞貧血症、囊腫纖維症、肌肉萎縮症**（muscular dystrophy）和戴薩克斯病，另外也可檢查胎兒的肺部是否足夠成熟。另一種胎兒檢查是絨毛膜取樣（chorionic villus sampling）：從連接母親與胎兒的胎盤上取一小片組織來檢查。

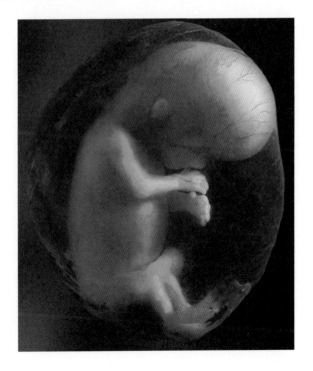

包在羊膜中的人類胚胎。

參照條目 墮胎（西元 70 年）、遺傳的染色體理論（西元 1902 年）、先天性代謝異常（西元 1902 年）、鐮狀細胞貧血症的病因（西元 1949 年）、乳房攝影（西元 1949 年）、DNA 結構（西元 1953 年）、胎兒監測（西元 1957 年）、醫療用超音波（西元 1957 年）及胎兒手術（西元 1981 年）

人工心臟瓣膜

愛德華斯（**Miles Lowell Edwards**，西元 1898 年～西元 1982 年）
哈納格（**Charles A. Hufnagel**，西元 1916 年～西元 1989 年）
史塔爾（**Albert Starr**，西元 1926 年生）

　　人類的心臟中有四個單方向開口的瓣膜，控制心臟中血液流動的方向。這四個瓣膜運作正常時，血液只會朝一個方向流動而不會逆流。二尖瓣（mitral valve）和三尖瓣（tricuspid valve）位於心房和心室之間，主動脈瓣（aortic valve）和肺動脈瓣（pulmonary valve）位於連接到心臟的動脈中。瓣膜會因為膜兩側的壓力差異而打開或關閉。

　　當這些瓣膜無法正常運作，例如二尖瓣因為風濕熱（rheumatic fever）的併發症而變得肥厚，就得以人工瓣膜替換。狹窄症（stenosis）是瓣膜的開口太窄而阻礙血液往前流動，逆流症（regurgitation）則是血液倒流。現代的機械瓣膜可以終身裝在身體中，但是這會破壞紅血球和血小板，造成血栓，因此病人必須服用抗凝血劑（anticoagulant）。用豬或牛的心包囊這類動物組織製造的人工瓣膜比較不容易造成這種破壞，但是比較不耐用，久了可能需要替換。

　　最初的人工瓣膜是在金屬籠子中放置一個矽樹脂球，球會隨著血壓變化來回移動，功用和單方面開口的瓣膜相同。1952 年，美國醫生哈納格為一位動脈瓣受損的病人，植入了這種籠球式人工瓣膜。美國醫生史塔爾和工程師愛德華斯也發明了類似的人工瓣膜，在 1960 年首度移植。後來的瓣膜以傾斜的圓盤或是半圓形的小瓣取代圓球，材料也改成能夠減少血栓的熱解碳（pyrolytic carbon）。如果瓣膜是用生物組織製造，那麼上面該生物的特殊標記會移除，以減少組織排斥。

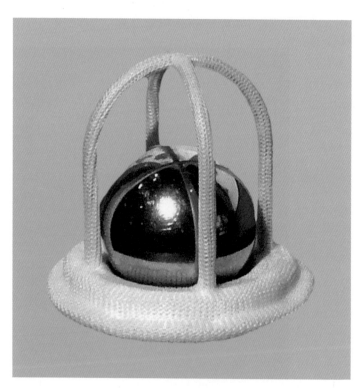

史塔爾和愛德華斯發明的籠球式人工瓣膜。

參照條目 循環系統（西元 1628 年）、莫爾加尼：「受苦器官的呼叫聲」（西元 1761 年）、毛地黃（西元 1785 年）、道希葛－布雷拉克分流術（西元 1944 年）、人工心肺機（西元 1953 年）、心臟移植（西元 1967 年）及胎兒手術（西元 1981 年）

DNA 結構

威金斯（**Maurice Hugh Frederick Wilkins**，西元 1916 年～西元 2004 年）
克里克（**Francis Harry Compton Crick**，西元 1916 年～西元 2004 年）
弗蘭克林（**Rosalind Elsie Franklin**，西元 1920 年～西元 1958 年）
華生（**James Dewey Watson**，西元 1928 年生）

英國記者瑞德利（Matt Ridley）寫道：「DNA 的雙螺旋結構帶來的新領會之多，令人震驚，包括對於身體和心靈、過去與未來、犯罪與疾病。」DNA（去氧核糖核酸）分子可以想成是包含了遺傳資訊的「藍圖」。DNA 也控制了蛋白質的製造以及受精卵發育的複雜過程。建築藍圖中如果有一個錯誤，可能會讓房子崩垮或是漏水，DNA 序列上由突變劑造成的一個錯誤，也可能導致疾病。因此，了解 DNA 中的訊息，有助於找到疾病的療法，包括發展新的藥物。

在分子的層面上，DNA 的結構像是扭曲的梯子，梯子上的橫桿是鹼基，記錄了合成蛋白質的密碼。DNA 可以有條理的折疊成染色體，人類的基因組中大約有三十億對 DNA 鹼基，在每個精子或卵子細胞中有 23 條染色體。用一般的說法來解釋，一個基因是 DNA 上的一段序列，其中含有一「份」遺傳資訊，具有特殊的功能，例如合成某種特殊的蛋白質。

1953 年，分子生物學家華生和克里克參考從其他科學家，例如威金斯和弗蘭克林等得來的 X 光和其他資料，以組合分子模型的方式，發現了 DNA 的雙螺旋結構。現在藉由重組 DNA 的技術，科學家可以把新的 DNA 片段插入其他生物的基因組中，得到遺傳改造生物，這樣的生物可以製造我們想要的物質，例如胰島素。鑑識科學家能夠解析刑案現場留下的 DNA，找到嫌犯。

在 1961 年 12 月，美國《紐約時報》報導在了解 DNA 上遺傳密碼有重大突破時，是這樣說的：「生命科學進入了全新的領域……這項變革可能比原子彈或和氫彈還重要。」

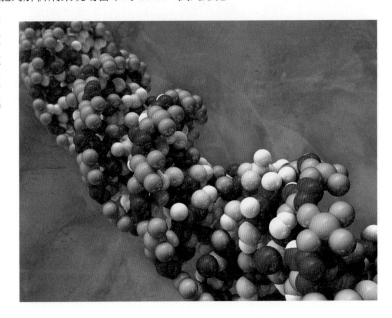

長鏈 DNA 分子一部分的模型。

參照條目　孟德爾遺傳學（西元 1865 年）、遺傳的染色體理論（西元 1902 年）、先天性代謝異常（西元 1902 年）、基因與性別決定（西元 1905 年）、胰島素商品化（西元 1922 年）、表觀遺傳學（西元 1983 年）、聚合酶連鎖反應（西元 1983 年）、端粒酶（西元 1984 年）、RNA 干擾（西元 1998 年）及人類基因組計畫（西元 2003 年）

人工心肺機

吉本（John Heysham Gibbon Jr.，西元 1903 年～西元 1973 年）

在動手術修補心臟瓣膜或是心臟內壁上的洞時，人工心肺機能讓血液流動並且使其中的氧氣含量維持在適當的程度。這個過程稱為體外循環（cardiopulmonary bypass），血液不會流到心臟和肺臟中，然後使用化學藥物讓心臟暫時停止跳動，這時醫生就可以在比較沒有血和不跳動的心臟上動手術了。肝素能夠降低血在體外流動時的凝結，而且血液可能降溫，使得身體的代謝速度減緩，這樣需要的氧氣比較少。

1953 年，美國醫生吉本成為第一位成功使用人工心肺機動手術的人，他當時為一位 18 歲的女性修補心臟內壁上的洞。在手術過程中，她的心臟和肺臟停止運作了 27 分鐘。

使用人工幫浦來推動血液會讓紅血球受損，有一些創新的方式來降低這種風險。例如，科學家利用滾動式幫浦慢慢推動管子中的血液，或是用離心式幫浦讓血液旋轉而產生推力。比代替心跳更難的事情是暫時取代肺臟的功能：把氧氣加到血液中。歷史上採用了各種方式，例如把氧氣泡泡打入血中（之後再過濾泡泡），或使用薄膜。人的肺臟中有複雜的表面，好讓氧氣和二氧化碳交換，其面積有如半個網球場那麼大！在吉本最初的人工心肺機設計中使用裝上金屬網的滾筒，讓血液產生紊流而充氧。

有些病人在使用人工心肺機之後有智力下降的現象，但是有心血管疾病的人也有類似的風險，因此不能確定這種現象真的是由人工心肺機造成的。作家史丹利（Autumn Stanley）寫道人工心肺機是「近代醫學史中最重要的新發明之一，使得開心手術得以實現，並且讓手術過程得以延長，更不用說讓心臟和心肺移植能夠完成。」

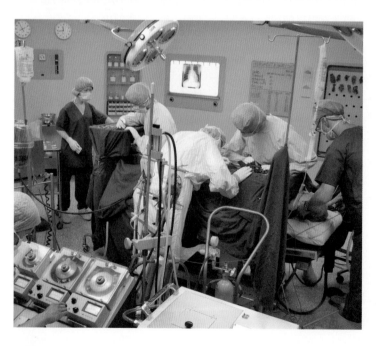

實物大小的 1980 年代開心手術室模型，在最前方的就是人工心肺機。這組模型位於英國倫敦科學博物館（Science Museum）的威爾康展廳（Lower Wellcome Gallery）。

參照條目　納菲斯發現肺循環（西元 1242 年）、循環系統（西元 1628 年）、肝素（西元 1916 年）、鐵肺（西元 1928 年）、洗腎（西元 1943 年）、道希葛—布雷拉克分流術（西元 1944 年）、心肺復甦術（西元 1956 年）、肺臟移植（西元 1963 年）及心臟移植（西元 1967 年）

西元 1954 年

內視鏡

波契尼（**Philipp Bozzini**，西元 1773 年～西元 1809 年）
霍普金斯（**Harold Horace Hopkins**，西元 1918 年～西元 1994 年）
賀許維茲（**Basil Isaac Hirschowitz**，西元 1925 年生）

　　內視鏡是一種管狀的器具，醫生可以用來窺見人體內部。內視鏡具有光纖，能夠用燈照亮要看的組織，並且把影像傳回來。內視鏡中可能還有另一條管子，好讓醫生可以用其他的醫學工具切取組織樣本回來，或是用燒灼工具來止血。

　　現在有許多種不同的內視鏡，包括直腸鏡（用來檢視大腸）、支氣管鏡（用來檢查呼吸道下半部）、膀胱鏡（用來檢查尿道）。有的時候，內視鏡會經由小的切口伸入體內，例如**腹腔鏡術**（laparoscopy）或是關節鏡術（arthroscopy，檢查關節用）。

　　大約在 1806 年，德國醫生波契尼使用管子、鏡子和蠟燭，製造出能把光線導入身體的「管道與腔室」（例如口腔和直腸），同時光線也能反射到觀察者的眼睛。維也納醫學會很快就責罵他「好奇過了頭」。到了 1954 年，英國物理學家霍普金斯利用一組柔軟的玻璃纖維傳遞光線，設計出光纖內視鏡。南非的醫生賀許維茲和合作者寇提斯（Larry Curtiss）改進了這種內視鏡的照明和影像品質，他回憶道：「我看著這條柔軟而粗的管子，心生畏懼，然後兩手拿起它，提起勇氣，毫不情願地把它吞入我沒有麻醉喉嚨中。」幾天後，他第一次把這種內視鏡插入一個病人體內，檢查十二指腸潰瘍。醫生雷法諾（James Le Fanu）寫道：「霍普金斯的光纖內視鏡使得醫學工作大為改觀……醫生可以藉此深入體內從來沒有觸及的領域。」

　　電子內視鏡（videoscope）前端裝了數位攝影機（配備有電荷耦合元件），能將組織的影像傳到電視螢幕上。照亮組織的光是由光纖傳遞，影像訊號則是由電線傳遞。膠囊內視鏡是無線傳訊的，可以吞到身體中。內視鏡超音波（endoscopic ultrasonography）使用**超音波**顯示組織的結構。

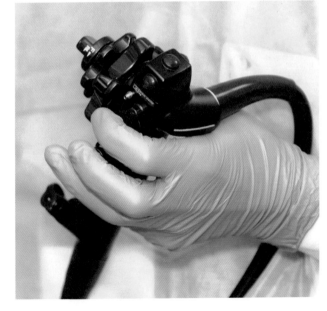

這是一個典型的內視鏡，一端有機器，能夠負責抽吸，並且讓內視鏡前端移動、灌入空氣和水等。

 **參照
條目** 醫療用超音波（西元 1957 年）、血管擴張術（西元 1964 年）、胎兒手術（西元 1981 年）、內視鏡手術（西元 1981 年）、機器人手術（西元 2000 年）及遠距手術（西元 2001 年）

腎臟移植

卡雷爾（Alexis Carrel，西元 1873 年～西元 1944 年）
梅達華（Peter Brian Medawar，西元 1915 年～西元 1987 年）
莫瑞（Joseph Edward Murray，西元 1919 年生）

從古代，人們就對腎臟充滿敬畏。在猶太人的《塔木德經》（*Talmud*）中寫道：「人有兩個腎臟，一個促人為善、一個誘人為惡。」（福頌 61a）。在《聖經》〈未利記第 3 章第 4 節〉提到，動物的腎臟要焚燒奉獻給上帝。

1954 年，美國醫生莫瑞和同事執行了首次真正成功的腎臟移植手術，捐贈者和接受者是一對雙胞胎。在手術之前，有人和莫瑞說腎臟移植「不可能成功」，他是在「玩弄上帝，不該如此。」1990 年，莫瑞因為腎臟移植的成就而獲得諾貝爾獎。

這項在 1950 年代的器官移植重大突破，建立在前人的研究工作之上：法國的醫生卡雷爾改進了

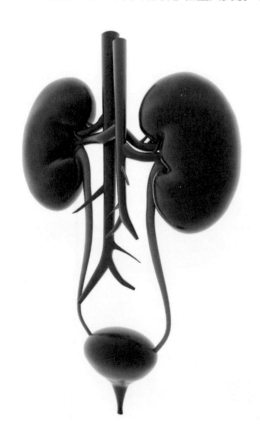

血管縫合術，英國的醫生梅達華研究了皮膚移植時的免疫排斥反應。以往無血緣的人之間的器官移植並不安全，後來出現了抑制免疫系統的藥物，使得接受者的免疫系統不會排斥外來器官中的組織。免疫抑制劑咪唑硫嘌呤（azathioprine）在 1962 年發現，環孢靈（cyclosporine）則在 1972 年發現。

腎臟衰竭的原因很多，包括高血壓和糖尿病。洗腎可以代替腎臟的功能，但是換腎的病患可以活得比較久。在移植的時候，原來衰弱的腎臟會原處保留，新的腎臟會和接收者的髂動脈（iliac artery）和靜脈連結，輸尿管則會接到膀胱上。

腎臟的功能是把廢棄物製作成尿液，排到膀胱，同時也調節血液中的電解質濃度。此外，腎臟也能分泌紅血球生成素（erythropoietin，能刺激骨髓製造紅血球）、腎素（renin，能夠調節血壓）、鈣化三醇（calcitriol，有活性的維生素 D，能夠維持鈣濃度）。

在移植的時候，原來衰弱的腎臟會原處保留，新的腎臟會放在比較低的位置上，來自捐贈者的輸尿管（圖中黃色）則會接到膀胱上。

參照條目　組織移植（西元 1597 年）、血管縫合術（西元 1902 年）、眼角膜移植（西元 1905 年）、洗腎（西元 1943 年）、骨髓移植（西元 1956 年）、肝臟移植（西元 1963 年）、肺臟移植（西元 1963 年）、手的移植（西元 1964 年）、胰臟移植（西元 1966 年）、心臟移植（西元 1967 年）、環孢靈（西元 1972 年）、小腸移植（西元 1987 年）、臉部移植（西元 2005 年）及長出新的器官（西元 2006 年）

西元 1955 年

避孕藥

桑格（**Margaret Higgins Sanger Slee**，西元 **1879** 年～西元 **1966** 年）
教宗保祿六世（**Pope Paul VI**，**Giovanni Montini**，西元 **1897** 年～西元 **1978** 年）
平克斯（**Gregory Pincus**，西元 **1903** 年～西元 **1967** 年）
柯爾頓（**Frank Benjamin Colton**，西元 **1923** 年～西元 **2003** 年）
翟若適（**Carl Djerassi**，西元 **1923** 年生）

避孕藥是 20 世紀對社會造成最大衝擊的醫學進展之一。使用了避孕藥就能輕鬆有效地避免懷孕，使得更多女性能夠從大學畢業、進入職場。在 1930 年代，研究者就發現高濃度的黃體酮（progesterone，通常在孕期產生）可以讓身體以為懷孕了，因此就不會每個月釋出卵子。在 1950 年代早期，美國化學家翟若適和柯爾頓各自發現了模仿天然黃體酮效果的化合物製造法。美國生物學家平克斯則證實了給哺乳動物注射黃體酮可以阻止卵巢排卵。

著名的節育推動者桑格為平克斯籌募必須的研究經費，以發展人類用的激素型避孕藥。平克斯選用柯爾頓的配方來試驗。1955 他和同事宣布臨床試驗的結果，確定有避孕效果。避孕藥除了能夠抑制排卵，還能夠改變子宮頸的黏膜，阻止精子進入子宮，同時改變的還有子宮內膜，使得卵子無法著床。美國政府在 1960 年核准避孕藥的使用，藥廠 Searle 將之命名為安撫任（Envoid）。

在最原始的避孕藥配方中還包含了動情素（estrogen），造成了不良的副作用。不過現代的配方中，各種激素的含量已經大幅減少，以降低卵巢癌、子宮內膜癌和結腸癌的風險。一般來說，女性如果抽菸，服用避孕藥會增加心臟病和中風的風險。現在有各種的激素配方避孕藥，有的只含有黃體素（progestin，一種黃體酮），有的劑量相同，有的則每週變化。

1968 年，教宗保祿六世譴責人工的避孕方式，包括避孕藥。雖然美國很快就接受了避孕藥，但是在 1972 年之前，在康乃狄克州散布避孕藥給未婚女性依然是違法的！

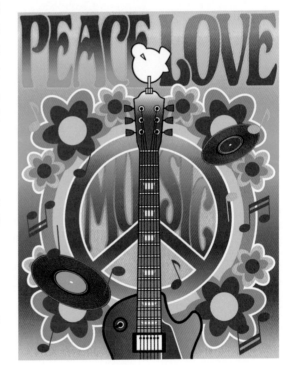

這幅迷幻圖是「避孕藥問世後的天堂」：一個女性的新時代。在 1960 年代，許多女性掌控了讓自己避孕的權力，促成了性革命。

 參照條目　墮胎（西元70年）、保險套（西元1564年）、發現精子（西元1678年）、輸卵管切除術（西元1883年）、強迫凱莉．巴克絕育（西元1927年）、「兔子死了」（西元1928年）、子宮避孕器（西元1929年）及羊膜穿刺（西元1952年）

安慰劑效應

畢卻（Henry Knowles Beecher，西元 1904 年～西元 1976 年）

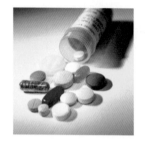

醫學專家夏匹洛夫婦（Arthur & Elaine Shapiro）寫道：「從古至今的各種療法變化，讓我們深信，醫療史中除了近代的部分，就是安慰劑效應的歷史……例如在 17 世紀頭三版的《倫敦藥典》（*London Pharmacopoeia*）中就收錄了些無用的藥物，例如鬍鬚地衣（usnea，從因暴力而死者的頭顱上長出的苔蘚）和維戈藥膏（Vigo's plaster，含有毒蛇的肉、活青蛙和蟲）。」

現在，「安慰劑」通常指的是假的藥物（例如成份是糖的藥丸），或是假的手術（只切開皮膚，沒有深入治療），這些過程都不會產生能夠察覺到或實際的療效，但是接受的病人相信這些醫療過程有用，使得要治療的症狀有所改善。安慰劑效應點出了病人預期心理的重要性，以及腦對於生理健康的重要性，特別是一些主觀的結果，例如疼痛的程度。

1955 年，美國醫生畢卻整理了第二次世界大戰時期著名的病例：在缺乏嗎啡的情況下，生理食鹽水被假裝成嗎啡注射到受傷的士兵中，也減輕了許多疼痛。安慰劑效應可能的機制之一是內源性類鴉片物質（endogenous opioid），這是腦中自然產生的止痛劑，同時神經傳遞物多巴胺的活動可能也參與其中。

在一項實驗中，科學家把免疫抑制劑和甜味化合物同時餵給小鼠一段時間，讓小鼠產生制約。然後只給小鼠甜味劑，小鼠體內的免疫活動就下降了。這樣來看，制約作用可能和人類的安慰劑效應有關。如果謊稱安慰劑是刺激性藥物，會使得服用者血壓升高；如果謊稱是酒精，則會引起暈醉。藥丸的顏色和大小對於自覺反應效能（perceived effectiveness）往往能造成很大的差異。在不同社會與國家，安慰劑效應的影響力也會不同。反安慰劑效應（nocebo response）指的是對安慰劑出現負面的反應，例如病人相信吃下的藥物會產生不快的副作用時，則感覺疼痛。

由於病人的預期心理會影響安慰劑效應，藥丸的顏色、大小和形狀都會產生安慰劑效應。紅色的藥物比較適合當刺激品，而「冷」色的藥物比較適合當鎮定劑，膠囊則通常被認為能夠提供特殊的功能。

小兒麻痺疫苗

沙賓（**Albert Bruce Sabin**，西元 1906 年～西元 1993 年）
沙克（**Jonas E. Salk**，西元 1914 年～西元 1955 年）

　　小兒麻痺症是一種病毒造成的疾病，會使人肌肉麻痺而不良於行。在 1952 年，美國將近有五萬八千件病例報告，其中 3145 人死亡，21269 人有中度或造成殘障的麻痺。在此同時，美國人排名在小兒麻痺症之前的惡夢只有原子彈。根據醫生奧菲特（Paul Offit）的說法，當 1955 年 4 月 12 日的廣播宣布有一種注射型的小兒麻痺疫苗出現的時候，「全國的教堂響起慶祝的鐘聲，工廠陷入沉寂，猶太教堂和天主教堂集會祈禱，父母和教師流下了眼淚。」

　　小兒麻痺症在史前時代就開始侵襲人類，古代埃及的壁畫上就描繪著肢體萎縮的兒童柱著枴杖走路。有三種小兒麻痺病毒會引起麻痺，病毒藉由食物或水散播，會在腸胃道中增殖，然後散播到中央神經系統。入侵的神經不同，使得小兒麻痺患者可能只有腿部麻痺，或是全身麻痺，後者就需要機器的協助才能呼吸（見〈西元 1928 年／鐵肺〉）。

　　目前用來對抗小兒麻痺症的疫苗有兩種，一種是由美國醫學研究者沙克在 1952 年所發展出來，是失去活性的病毒。沙克用猴子的腎臟組織培養病毒，再用化學藥劑福馬林讓病毒失去活性。把三種失去活性的小兒麻痺病毒注射到體內，身體會產生對抗這三種活病毒的抗體。在沙克疫苗出現後，美國醫學研究者沙賓接著發明了口服小兒麻痺疫苗，這是由同樣三種病毒降低致命能力之後製成的。口服疫苗中的三種病毒只能在腸道中繁殖，但是在神經系統中不行，也能產生類似的免疫作用。由於口服疫苗中的減毒病毒疫苗在非常罕見的狀況下，會回復成造成麻痺的病毒，因此現代工業國家都使用注射型疫苗。西方世界普遍接種疫苗，使得這些國家中小兒麻痺非常罕見。

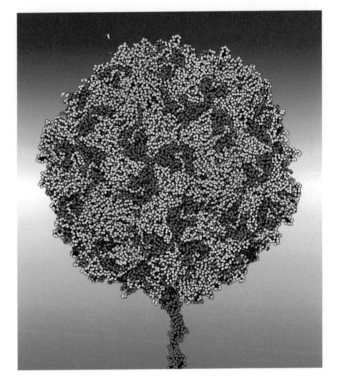

小兒麻痺病毒的分子模型。病毒下面連接著插在細胞膜上受體蛋白 CD155（下方紫色）。

參照條目 天花疫苗（西元 1798 年）、發現病毒（西元 1892 年）、鐵肺（西元 1928 年）、史丹利的病毒結晶（西元 1935 年）、海拉細胞（西元 1951 年）及抗體的結構（西元 1959 年）

自體免疫疾病

橋本策（Hashimoto Hakaru，西元 1881 年～西元 1934 年）
維特斯基（Ernest Witebsky，西元 1901 年～西元 1969 年）
多尼亞赫（Doborah Doniach，西元 1912 年～西元 2004 年）
坎貝爾（Peter Campbell，西元 1921 年～西元 2005 年）
羅伊特（Ivan Maurice Roitt，西元 1927 年生）
羅斯（Noel Richard Rose，西元 1927 年生）

　　當免疫系統好像不認識同在身體內的健康細胞和組織而加以攻擊的時候，會產生自體免疫疾病（autoimmune disease）。1956 年，橋本氏甲狀腺炎（Hashimoto's thyroiditis）成為第一個確認由自體免疫造成的腺體疾病。在這一年，英國的研究者羅伊特、多尼亞赫和坎貝爾發現橋本氏甲狀腺炎的病患體內，具有針對甲狀腺球蛋白（thyroglobulin，一種甲狀腺中的蛋白質）的抗體。

　　幾乎在同時，兩名在美國共事的科學家維特斯基和羅斯，找到了引發兔子甲狀腺炎的方式。他們把兔子甲狀腺的一部分和細菌混合在一起，注射到兔子的腳上，然後發現到兔子得了甲狀腺炎，並且也找到了針對甲狀腺球蛋白的抗體。羅斯看到這個結果，「心中混雜著敬畏與恐懼」，因為他知道這樣驚人的結果難以說服其他研究人員。許多年來，研究人員一直不認為會有自體免疫造成的疾病，不

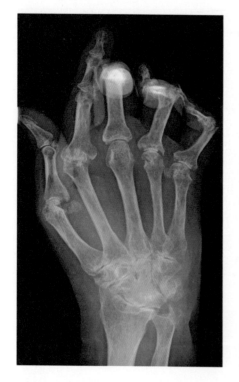

過早在 1904 年，多納斯（Julius Donath）和藍施泰納就發現陣發性受寒血紅素尿（paroxysmal cold hemoglobinuria，一種紅血球遭到破壞所造成的疾病）牽涉到自體免疫。

　　自體免疫疾病通常由遺傳體質造成，是目前美國最多人罹患的疾病之一，患者中有 75% 是女性。自體免疫疾病和與自體免疫相關的疾病有數百種，包括了類風濕性關節炎（關節發炎和受到侵蝕）、全身性紅斑性狼瘡（systemic lupus erythematosus，會發炎並且有許多器官遭到破壞），以及多發性硬化症（multiple sclerosis，包圍神經纖維的髓鞘受到損毀）。這些疾病的治療方式包括使用藥物，諸如皮質類固醇（corticosteroid，控制發炎的激素）和其他免疫抑制劑。有的時候外來的感染也會造成自體免疫疾病，這是因為免疫系統開始攻擊身體中的組織所造成的。

類風濕性關節炎患者手部的 X 光照片，這種疾病經常會摧毀關節的軟骨，造成關節扭曲。

參照條目：組織移植（西元 1597 年）、甲狀腺手術（西元 1872 年）、吞噬作用理論（西元 1882 年）、過敏（西元 1906 年）、肝臟療法（西元 1926 年）、可體松（西元 1948 年）、抗體的結構（西元 1959 年）、環孢靈（西元 1972 年）及基因療法（西元 1990 年）

骨髓移植

湯馬士（Edward Donnall Thomas，西元 1920 年～西元 2012 年）

造血幹細胞（hematopoietic stem cell）是一種「不成熟」的細胞，能夠發育成多種血球細胞。大部分的造血幹細胞位於骨髓（骨骼中海綿狀的組織），不過有的也會隨著血液周遊全身。

幹細胞能夠經由細胞分裂，產生和自己相同的細胞以及其他特化的細胞。全能幹細胞（totipotent stem cell，例如受精卵）能夠分裂並且產生一個生物體中所有的已分化細胞。多潛能幹細胞（pluripotent stem cell）也能產生胎兒和成人中的任何一種細胞，但是無法發育成為胎兒或是成人，因為這種細胞無法產生胎盤之類的胚胎外組織。多能性幹細胞（multipotent stem cell）只能產生有限的細胞類型。例如造血幹細胞這種多能性幹細胞能夠形成白血球（抵抗感染的細胞）、紅血球（攜帶氧氣的細胞），以及血小板（促進凝血以讓傷口癒合）。各種器官中（例如肝臟）也有休眠中的幹細胞，當組織受傷而需要新的細胞時，它們就會恢復活動。

罹患白血症（一種血液或骨髓的癌症）的病患，會製造過多的異常白血球。在骨髓移植（也稱為幹細胞移植）時，醫生會以化學藥物或是放射線，先將病人的異常的骨髓摧毀，然後把健康捐贈者的造血幹細胞注射到病人的血液中，以「重設」病人的骨髓。進入血液的造血幹細胞能自行抵達病人的骨髓中。有的時候可以使用病人還有的健康幹細胞。不過如果幹細胞來自另一位捐贈者，就必須尋找適合的抗原配對者，以避免移植物抗宿主疾病（graft-versus-host disease）：捐贈者的細胞攻擊接受移植者的組織。1956 年，美國的醫生湯馬士完成了第一件成功的骨髓移植手術：一位白血病患者接受了同卵雙胞胎的健康骨髓。移植的骨髓產生了健康的血液細胞和免疫細胞，治好了白血病。

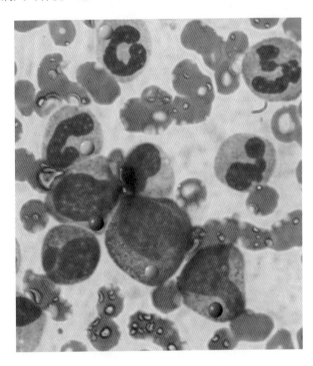

顯微鏡下染色的骨髓細胞。綠點位置的是桿狀核嗜中性球（band neutrophil），黃點位置的是前髓細胞（promyelocyte），紅點的是後髓細胞（metamyelocyte）。

參照條目 組織移植（西元 1597 年）、淋巴系統（西元 1652 年）、放射療法（西元 1903 年）、眼角膜移植（西元 1905 年）、腎臟移植（西元 1954 年）、胸腺（西元 1961 年）、肝臟移植（西元 1963 年）、肺臟移植（西元 1963 年）、手的移植（西元 1964 年）、胰臟移植（西元 1966 年）、心臟移植（西元 1967 年）、環孢靈（西元 1972 年）、小腸移植（西元 1987 年）、臉部移植（西元 2005 年）及複製人（西元 2008 年）

心肺復甦術

艾藍（James Otis Elam，西元 1918 年～西元 1995 年）
薩法（Peter Safar，西元 1924 年～西元 2003 年）

　　心肺復甦術（Cardiopulmonary resuscitation, CPR）是在有人心臟突然停止、呼吸微弱或停止時，緊急進行的保命措施，通常會執行到其他的醫療救援抵達現場之時。執行心肺復甦術時，通常會反覆壓迫胸腔，以促進血液循環。也會進行口對口人工呼吸，或是以其他器具把空氣灌入肺中。有的時候還會使用電擊刺激心臟恢復正常的跳動。現在在許多急救的場合中，強調壓迫心臟勝於人工呼吸，特別是執行者並沒有受過訓練之時。

　　1956 年，奧地利的醫生薩法開始進行人體試驗，好看看口對口人工呼吸復甦術是否能供應足夠的氧氣，讓患者存活下來。他讓 31 位自願者服下會使呼吸肌肉麻痺的箭毒（curare），接下來幾個小時，他把人呼出的氣體灌入自願者的肺中，並觀察自願者血液中的氧氣和二氧化碳濃度，如此他發現呼出的氣體中有足夠的氧氣，使得口對口人工呼吸復甦術的確有效果。根據這項結果，再加上其他醫生（例如艾藍）的研究，薩法慫恿一家挪威的娃娃製造商生產用來訓練心肺復甦術的假人「復甦安妮」（Resusci Anne）。薩法在 1957 年的著作《復甦術基礎》（*ABC of Resuscitation*）中，建議一種結合多項措施的復甦術，施救者要檢查患者的喉嚨、協助呼吸，並且要壓迫患者的胸腔。這本書後來成為全世界心肺復甦術訓練的基礎。

　　在《聖經·列王紀下》中記載，先知以利沙（Elisha）把自己的嘴對著一個小孩的嘴，讓他活了起來。在 1767 年，荷蘭人道協會（Dutch Humane Society）出版的指南中，建議師就者保持患者溫暖、執行口對口人工呼吸，並且把「菸草的煙噴入患者直腸」。其他衍伸出來的方法有的時候有用，例如讓患者趴在大木桶上，前後來回滾動。另一種方法是讓患者趴在馬背上，讓馬小步跑動。

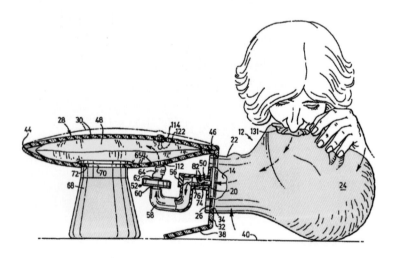

這是 1996 年美國專利第 5580255 號中所描述，用來練習心肺復甦術中人工呼吸用的假人。這個機器會模擬人類胸部的起伏。

參照
條目　循環系統（西元 1628 年）、救護車（西元 1792 年）、心臟去顫器（西元 1899 年）、人工心臟節律器（西元 1958 年）及拒絕心肺復甦術（西元 1991 年）

帕金森氏症藥──左旋多巴

帕金森（James Parkinson，西元 1755 年～西元 1824 年）
拜克梅爾（Walther Birkmayer，西元 1910 年～西元 1996 年）
卡爾森（Arvid Carlsson，西元 1923 年生）
荷尼柯維茲（Oleh Hornykiewicz，西元 1926 年生）
薩克斯（Oliver Wolf Sacks，西元 1933 年生）

　　1961 年，奧地利的研究者荷尼柯維茲和拜克梅爾報告了一種近乎奇蹟的帕金森氏症療法。帕金森氏症（Parkinson's disease）是一種中樞神經系統的疾病，會破壞患者的運動控制和腦部功能。「長年臥病在床的病人無法坐著，能坐著的病人無法站立，能站著的病人無法步行，但是在注射了左旋多巴（L-dopa）之後，症狀煙消雲散⋯⋯他們能跑能跳，無聲的語言變得清晰有力。」

　　罹患帕金森氏症的人，肌肉會震顫、僵硬，動作變得遲緩。帕金森氏症是因為多巴胺產量不足所致，這種神經傳遞物通常是由中腦（midbrain）中的某些神經元所製造。英國的藥劑商帕金森在 1817 年中一篇關於「震顫麻痺」的論文中，詳細地描述了帕金森氏症的症狀。1957 年，瑞典的科學家卡爾森在大腦控制動作的重要區域中發現了多巴胺。他也發現降低動物體內多巴胺的濃度，能夠造成類似帕金森氏症的症狀，而在給予左旋多巴（一種精神藥物）之後，症狀就會好轉。

　　左旋多巴能夠通過血腦障壁，進入腦中，然後由某些神經元轉換成多巴胺。左旋多巴在腦以外的地方代謝，會造成噁心、身體抽動等副作用，一併服用其他藥物可以抑制這樣的代謝作用。當藥物無法再發揮作用時，可以用電刺激腦部深處來治療。目前科學家還在研究將幹細胞移植到腦中的療法。神經科學家薩克斯用左旋多巴治療多年無法運動或是說話的嗜睡性腦炎（encephalitis lethargica）患者。

　　帕金森氏症也和 α 共核蛋白（alpha-synuclein）的異常累積所形成了路易氏體（Lewy body，由蛋白質堆積而成）有關。路易氏體會造成腦細胞死亡。許多遺傳突變會造成帕金森氏症。

一幅著名的帕金森氏症患者圖。取自英國神經學家葛羅爾（William Richard Grower）在 1886 年出版的《神經系統疾病手冊》（*A Manual of Disease of the Nervous System*）。

參照條目 神經元學說（西元 1891 年）、阿茲海默症（西元 1906 年）、神經傳遞物（西元 1914 年）、骨髓移植（西元 1956 年）、粒線體疾病（西元 1962 年）、基因療法（西元 1990 年）及複製人（西元 2008 年）

胎兒監測

海斯（**Orvan Walter Hess**，西元 1906 年～西元 2002 年）
洪恩（**Edward Hon**，西元 1917 年～西元 2001 年）

　　出生過程是人類所能忍受的最沉重壓力之一。雖然嬰兒具有驚人的適應能力，能面對這個巨大的挑戰，不過這個過程也有可能會出狀況，因此需要醫護專業人員小心注意嬰兒壓力狀況的訊息。在胎兒的電子監測技術發明之前，醫生除了把**聽診器**放在孕婦的肚子上、聆聽胎兒的心臟之外，幾乎沒有其他方法檢查胎兒的健康狀況。不過在母親子宮收縮時，胎兒受到的壓力增加，可能就無法聽到心臟了。

　　1957 年，美國醫生海斯和同事洪恩發明了胎兒心臟監視器，這個兩公尺高的機器能夠持續監測胎兒的心臟電信號。現在胎心音監測（cardiotocography, CTG）會同時記錄胎兒的心跳和子宮的收縮情況。外部的測量方式則利用**超音波**觀察胎兒的心跳。感測壓力的儀器同時也會測量腹部的張力，這是間接測量子宮壓力的方式。

　　內部的測量方式是讓電極穿過子宮頸，通常可以接觸到胎兒的頭部，得到胎兒心臟活動的詳細電

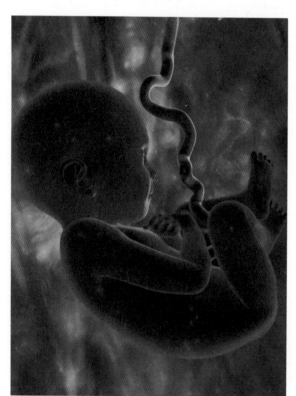

訊號。此外，測量子宮壓力的檢測器也可以直接伸入子宮中。

　　胎心音監聽時，會持續監測子宮收縮的頻率、維持時間和強度。通常胎兒的心跳約每分鐘 110 至 160 下。胎兒的健康取決於能夠經由臍帶與胎盤吸收到足夠的氧氣，並且將廢物排出。如果胎盤位置不正常，母親抽菸，或是有氣喘、糖尿病、肺炎、血壓異常、貧血，這時胎兒可能會受到影響。胎兒監控可以預期到胎兒即將發生氧氣不足，這樣醫生就可以採取行動，增加子宮和胎盤的血液流動，避免新生兒受到傷害。

　　醫生也持續爭論在什麼狀況下，精密的胎兒監控能夠發揮最大價值，以及誤判了胎兒受到窘迫所造成非必要的**剖腹生產**和**醫療**成本。

胎心音監測使高風險的孕婦在懷孕時，受到更完善的照護，也能用來診斷臍帶壓迫。

參照條目 聽診器（西元 1816 年）、剖腹產（西元 1882 年）、羊膜穿刺（西元 1952 年）、醫療用超音波（西元 1957 年）及胎兒手術（西元 1981 年）

西元 1957 年

醫療用超音波

朗之華（**Paul Langevin**，西元 1872 年～西元 1946 年）
唐諾（**Ian Donald**，西元 1910 年～西元 1987 年）

　　醫生庫拉納（Ashok Khurana）寫道：「對於現在的婦產科醫生來說，超音波是不可或缺的設備，幾乎就像是手指檢查的延伸。不過，在第一次世界大戰時期為法國和英國海軍發展超音波的朗之華教授，可沒有預料會有這麼一天。當初他發展超音波是為了對抗潛水艇的威脅。」

　　超音波是指頻率超過人耳所能聽到的音波，利用適當的音波產生與偵測儀器，受過訓練的人員可以從隱藏物體所反射出的聲波得到資訊。超音波機器能夠發出高頻的聲波，然後偵測器官反射回來的震動，就像是從山谷傳來的回音。蘇格蘭的醫生唐諾推測，子宮中的胎兒也可以掃描，就如同戰艦掃描海中的敵方潛水艇或是測定海床形狀。1957 年，他利用超音波檢查一位被認為癌症太嚴重而無法開刀的婦女，結果發現她的卵巢有一個很容易就可以切除的囊腫，而救了她的性命。1959 年唐諾發現，胎兒的頭能夠產生清楚的超音波掃描影像，其他醫生馬上了解到超音波的價值：可用以判定胎兒的發育是否正常，以及子宮中有幾個胎兒。胎兒的年紀、心臟的缺陷、出生時的胎位等也可以由超音波看出來，而且比 X 光安全。

　　在 1960 年代中期，超音波掃描器開始商業販售，電腦對於影像的產生也越發重要。現在的超音波掃描也用來檢查肌肉、肌腱、器官和腫瘤，同時能夠產生立體的影像。超音波也能用來產生顯示心臟結構的超音波心電圖（echocardiogram），都卜勒超音波能夠用來研究血管中血液的流動。在進行碎石術（lithotripsy）時，強烈的超音波脈衝能夠震破膽結石和腎結石。

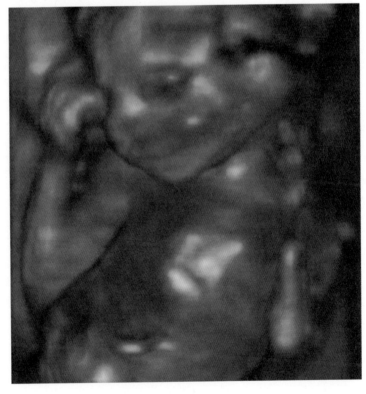

立體超音波能夠提供子宮中胎兒活生生的影像。

參照條目　X 光（西元 1895 年）、乳房攝影（西元 1949 年）、羊膜穿刺（西元 1952 年）、內視鏡（西元 1954 年）、胎兒監測（西元 1957 年）、沙利竇邁災難（西元 1962 年）、電腦斷層掃描（西元 1967 年）及胎兒手術（西元 1981 年）

人工心臟節律器

艾姆達斯特（**Rune Elmqvist**，西元 **1906** 年～西元 **1996** 年）
佐爾（**Paul Maurice Zoll**，西元 **1911** 年～西元 **1999** 年）
葛瑞特巴契（**Wilson Greatbatch**，西元 **1919** 年～西元 **2011** 年）

　　人工心臟節律器（artificial pacemaker for heart）能用電脈衝用來促進心臟正常的心跳。健康的心臟有自己的電訊號系統來控制心臟的韻律，每次心跳時，都有電訊號從心臟的上方往下傳播，使得心臟收縮、壓出血液。這個訊號是由一群細胞組成的竇房結所發出的，它位於右心房。這個電訊號系統如果出了問題，會造成心律不整（arrhythmias），這時心跳可能會太快（心搏過速）、太慢（心搏過緩），或沒有規律。

　　人工節律器起初大而無當，現代的節律器則能夠植入體內，由小而且耐久的電池驅動，這個演進的過程中，許多人貢獻卓著。例如在 1952 年，美國的心臟學家佐爾打造了一個體外節律器，會用電脈衝衝擊胸部，不過相當疼痛。大約在 1958 年，美國的發明家葛瑞特巴契和瑞典人艾姆達斯特利用電晶體，發明了可植入身體內的節律器。一旦醫生能把電極縫到心臟壁上，就能夠使用以電池驅動的低電壓系統。在 1960 年代中期，電極會從血管伸到心臟，放在心房。到了 1970 年代，有了鋰電池和低電流的迴路之後，使得節律器能夠使用多年。

　　現代的節律器有偵測功能，在需要的時候才發出電脈衝以維持適當心跳時。雙室節律器（dual chamber pacemaker）中，主控的節律器控制心房，另一個有線連接的節律器控制心室。動態節律器

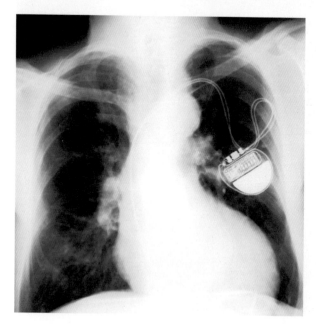

（dynamic pacemaker）發出電脈衝的頻率能夠自動配合身體的需要（節律器會偵測身體劇烈運動、體溫變化或血液溶氧量）。節律器同時還能夠偵測並儲存心臟活動的資訊，在身體檢查的時候供醫生參考。

心臟節律器的 X 光照片，可以看到電線。

參照條目　毛地黃（西元 1785 年）、心臟去顫器（西元 1899 年）、心電圖（西元 1903 年）及 β-阻斷劑（西元 1964 年）

西元 1958 年

人工髖關節置換術

奇昂里（**Sir John Charnley**，西元 1911 年～西元 1982 年）

根據醫學史家尼利（Francis Neary）的說法：「人工全髖關節置換手術是 20 世紀外科手術的里程碑，也是目前全世界非必要手術中最常執行的。這項手術在 1960 年代初期出現以來，讓數百萬名關節炎患者免於疼痛，並且重拾行走能力……它的發展牽涉到材料、工具和手術程序上的新發明，其中許多發明還應用到治療其他關節，並且延伸到其他的手術專門領域中。」

人工全髖關節置換手術會把整個髖臼（acetabulum，骨盆上杯狀的關節窩）都換掉，大腿骨的頂部也是，這兩者都由以人工材料製作成的球－窩型關節取代。1958 年，英國的骨科醫生奇昂里協助製造了第一個現代的人工髖關節，腿骨和球狀部分是由不鏽鋼製成，髖臼窩型構造的材料則是鐵氟龍。這兩個構造都以丙烯酸骨水泥（acrylic bone cement）固定在骨頭上。1962 年，他以更耐用的聚乙烯塑膠取代鐵氟龍。奇昂里還做了一件有趣的事情，他問病人去世之後可不可以把髖關節和周圍的組織捐給他，這樣他就可以觀察關節持續使用後的狀況。大多數的病人都欣然同意。

現在已經不再使用骨水泥了。目前的人工組件上面會塗佈有孔的材料，使得與骨骼的接合不平整，這樣骨骼會長入小孔中，使得接合處得更緊密。正常的髖關節周圍會有強力的韌帶把腿骨的頭部拉入髖臼中。由電腦輔助的骨科手術現在越來越精密，讓有些醫生更能掌控手術的過程。

人工髖關節置換術出現之前，對於髖骨骨折能做的治療很少，許多超過 60 歲的人死於這種骨折造成的各種併發症。

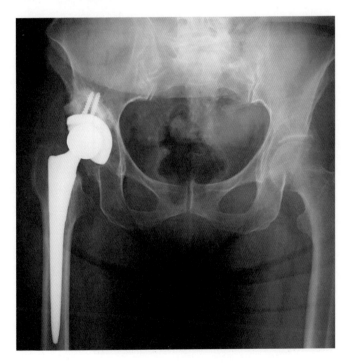

人工全髖關節置換手術會把整個髖臼都換掉，大腿骨的頂部也是，這兩者都由以人工材料製作成的球－窩型關節取代。

參照條目 以熟石膏固定骨折（西元 1851 年）、人工心臟瓣膜（西元 1952 年）、骨髓移植（西元 1956 年）及電子耳植入術（西元 1977 年）

松果體

笛卡兒（Rene Descartes，西元 1596 年～西元 1650 年）
胡納（Johann Otto Leonhard Heubner，西元 1843 年～西元 1926 年）
霍姆葛蘭（Nils Frithiof Holmgren，西元 1877 年～西元 1954 年）
萊納（Aaron Bunsen Lerner，西元 1920 年～西元 2007 年）
史特拉斯曼（Rick Strassman，西元 1952 年生）

許多年來，松果體（pineal body）的功能一直籠罩在迷霧之中。1640 年，法國哲學家笛卡兒推測這個小腺體是靈魂所在之處，是心智和身體之間的媒介。笛卡兒注意到，大腦許多部位都有可以區分成兩個明顯分開而且對稱的半葉，唯獨松果體只有一個，而且位於左右半球之間的中央部位，因此他認為必定特別重要。

不過要到了 1898 年，才有松果體能夠分泌激素的科學證據。在這一年，德國的小兒科醫生胡納指出，松果體的腫瘤會讓男孩提早進入青春期。1918 年，瑞典的解剖學家霍姆葛蘭發現，蛙類和角鯊的松果體中具有類似眼睛視網膜上感覺顏色的光受體細胞，因此松果體的功能可能是當作「第三隻眼睛」（不過哺乳動物的松果體中沒有這樣的細胞）。1958 年，美國醫生萊納和同事從牛的松果體中萃取出褪黑激素（melatonin）。

現在我們知道，人類米粒大的松果體也會製造褪黑激素，這種激素和黑暗有關，因為黑暗會刺激這種激素的分泌，而光線則會抑制。比較特別的是當進入眼睛的光線，會刺激位於腦中視神經上一群稱為視上交叉核（suprachiasmatic nucleus, SCN）的神經細胞，視上交叉核則會抑制松果體製造褪黑激素。

松果體能夠幫助調整生理時鐘（circadian rhythm），例如睡眠和清醒的時間。兒童製造的褪黑激素比成人多。褪黑激素可能也調節了性發育和免疫系統的功能。2001 年，美國醫生史特拉斯曼提出了一個頗富創意的想法。由於松果體會分泌少量有迷幻效果的二甲基色胺（dimethyltryptamine），因此他認為松果體可能和「深層的冥想、精神變態、瀕死經驗有關。當我們死亡時，生命的力量經由松果體離開，同時也釋放出大量的這種迷幻分子。」

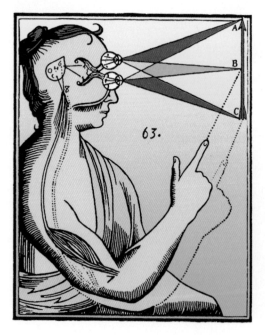

笛卡兒描繪的松果體（淚滴狀）。他寫道：「我認為這個腺體是靈魂主要的所在，我們所有的思想都在這裡成形。」

參照條目　大腦功能分區（西元 1861 年）、發現腎上腺素（西元 1893 年）、找尋靈魂（西元 1907 年）、人類生長激素（西元 1921 年）及瀕死經驗（西元 1975 年）

奈米醫學

費曼（**Richard Phillips Peynman**，西元 1918 年～西元 1988 年）
康瑟斯（**John S. Kanzius**，西元 1944 年～西元 2009 年）
德雷斯勒（**Kim Eric Drexler**，西元 1955 年生）

在醫學的歷史中，研究者持續發展出越來越完善的工具，能夠更仔細地研究和醫療身體。例如古代埃及人利用亞麻布和動物的肌腱來修補傷口，現在則使用有黏性的液體和比頭髮還要細的縫線。在這個趨勢中，走得更遠的是奈米科技，這種科技研究的是如何控制 1 ～ 100 奈米之間的結構。人的頭髮直徑約為一萬奈米，而 DNA 的寬度約為兩奈米。

奈米科技的靈感來自於美國物理學家費曼，他在 1959 的一場名為「下面的空間還大著哪！」的演講中，提出對未來的想法：能夠操控原子和分子的工具真的出現了！美國工程師德雷斯勒在他 1986 年出版的書《創造的引擎》（*Engines of Creation*）也讓大眾注意到奈米科技巨大的潛能。

奈米醫學這種應用奈米科技的醫學，目前還在起步階段，其中一個比較活躍的領域是藥物投送，這是利用奈米等級的顆粒攜帶藥物，投送到特定的細胞。奈米顆粒也能有助於產生高對比的影像，並且讓腫瘤發光。美國發明家康瑟斯發明了康瑟斯射頻療法（Kanzius radio-frequency therapy），於 2005 年在美國匹茲堡大學醫學中心試驗。在這項療法中，金屬顆粒會附著在癌細胞上，然後以無線電波照射，金屬顆粒的溫度會上升而殺死癌細胞。美國的生物工程師魏斯特（Jennifer West）和同事則研究鍍金的「奈米殼」（nanoshell），上面連接著抗體，能夠和特定的癌細胞結合，讓內紅外線雷射使金的溫度升高而殺死癌細胞。黃金奈米殼也被想過用來在手術中「焊接」纖細的組織。美國醫生貝克（James Baker）曾用樹枝狀聚合物（dendrimer，上面具有數百個勾子）做實驗，他把抗癌藥物掛在樹枝狀聚合物上，有些勾子上掛了維他命葉酸，當作誘餌。具有葉酸受體的癌細胞會把樹枝狀聚合物拉進細胞中，同時也吸收到了藥物。幫助神經再生的分子骨架也在持續研究製造中。

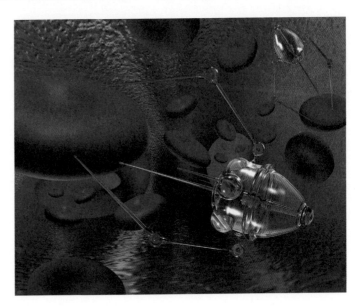

在未來，小的分子「機械」可能用來修補組織和對抗疾病。這是藝術家想像奈米機器人正在修補血球的場景。

參照條目　縫合術（約西元前 3000 年）、DNA 結構（西元 1953 年）、抗體的結構（西元 1959 年）、人工冬眠術（西元 1962 年）、基因療法（西元 1990 年）、RNA 干擾（西元 1998 年）及長出新的器官（西元 2006 年）

放射性免疫測定法

伯森（Solomon Aaron Berson，西元 1918 年～西元 1972 年）
雅洛（Rosalin Sussman Yalow，西元 1921 年～西元 2011 年）

　　美國的醫學物理學家雅洛發明了放射性免疫測定法（radioimmunoassay）。1977 年，諾貝爾獎委員會指出，「放射性免疫測定法為生物學和醫學帶來的革命，比 X 光還重要。」科學家用比喻來說明這個方法的精確度：在 100 公里長、100 公里寬、9 公尺深的湖中，有半顆方糖溶解了，都能夠偵測得出來。

　　放射性免疫測定法最初是由雅洛和她的同事伯森首先發現的，能夠用來測量微量的胰島素和其他激素、毒素、病毒、神經傳遞物、某些癌症，以及非法藥物。許多公司利用放射性免疫測定法，篩檢捐贈血液中的 B 型肝炎病毒。

　　科學家使用放射性免疫測定法的時候，會用到抗體這種會被免疫系統認出的分子。首先利用放射性物質製造已知量的抗原，在試管中和一定份量的抗體混合，這時抗原和抗體彼此會結合。之後將含有少量抗原的無放射性待檢測物質放到混合物溶液中，檢測物中有些抗原會取代原來和抗體結合的放射性抗原，與抗體結合，這時科學家可以測量釋放出來的放射性抗原量，再反推待測物質中抗原的量。

　　現在，還有酵素結合免疫吸附分析法（enzyme linked immunosorbent assay, ELISA）這類利用抗體結合的方法，用來檢測非常微量的物質，而以顯色的方式呈現結果。這些方法不需要用到放射性元素。

　　如果想到對於女性在科學中受到的阻礙（以及猶太人常遇到的偏見），雅洛能在 1945 年就得到核子物理學博士，是非常能夠激勵人心的。她是第二位得到諾貝爾生理醫學獎的女性。第一位是美國的生物化學家科里（Gerty Theresa Cori），她也是猶太人。雅洛和伯森都拒絕為放射性免疫測定法申請專利，而放棄了賺大錢的機會，因為他們希望人們能夠容易的從這項技術中獲益。

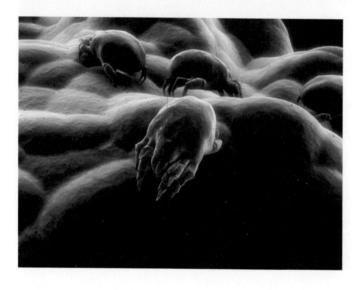

在枕頭纖維上爬動的塵蟎。放射性過敏原吸附試驗（radioallergosorbent test, RAST）這種利用放射性免疫測定法的血液測試，能夠偵測到能和潛在抗原（例如塵蟎的蛋白質）結合的抗體。

參照條目 發現病毒（西元 1892 年）、神經傳遞物（西元 1914 年）、胰島素商品化（西元 1922 年）、抗體的結構（西元 1959 年）及正子造影術（西元 1973 年）

抗體的結構

艾利希（**Paul Ehrlich**，西元 1854 年～西元 1915 年）
波特（**Rodney Robert Porter**，西元 1917 年～西元 1985 年）
艾爾德曼（**Gerald Maurice Edelman**，西元 1929 年生）

　　疾病的菌源說指出，微生物會引起許多疾病，這個學說在 19 世紀中期提出之後，人們就想知道身體是如何對抗這些入侵者的。現在我們知道抗體（也稱為免疫球蛋白）具有保護功用，會在身體中循環，找出稱為抗原（antigen）外來的物質，與之結合以其消除功用。抗原包括了細菌、病毒、寄生蟲、移植的外來組織和毒液。抗體是由白血球中的 B 細胞所製造，每個抗體都由兩條重鏈（heavy chain）和兩條輕鏈（light chain）組成，這四條由胺基酸構成的鏈接在一起，組成 Y 字型的抗體分子。Y 字型的兩個頂端是變異區（variable region），能和抗原結合，這樣抗原就像是被做上記號，免疫系統的其他成員就會將之摧毀。身體中有數百萬種抗體，每一種的頂端結構都稍有不同。抗體和抗原直接結合也可以中和抗原的作用，例如避免病原體進入或傷害細胞。

　　抗體在身體中循環，對於免疫系統的作用極為重要。免疫系統中的吞噬細胞（phagecyte）能夠如同單細胞動物一般的活動，吞下小顆粒並且加以摧毀。抗體接在入侵者上，等於是標定了入侵者，這樣吞噬細胞就把入侵者消化調。

　　檢查一些特殊的抗體是否存在，可以讓醫生懷疑（或是排除）某些疾病（例如萊姆病）。自體免疫疾病也可能是抗體和身體中健康細胞結合所引發的。把抗原注射到動物的身體中，然後從動物中取出含有抗體的血清（稱為抗血清），可供人類使用。

　　艾利希在 1891 年發明了「抗體」（antibody）這個詞，並且提出了一個機制：細胞上的受體能夠如同鑰匙和鎖一樣，緊緊連結毒素，而引發身體製造抗體。英國生物化學家波特和美國生物學家艾爾德曼各自在 1959 年開始研究並且釐清的抗體的 Y 型構造，同時也確定了輕鏈和重鏈，兩人在 1972 年同獲諾貝爾獎。

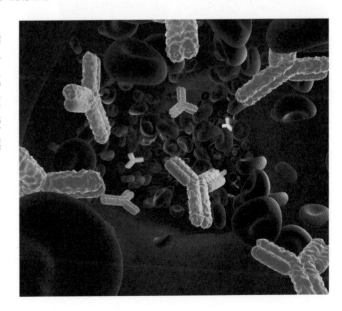

藝術家筆下在血液中流動的抗體。

參照條目 淋巴系統（西元 1652 年）、天花疫苗（西元 1798 年）、疾病的「菌源說」（西元 1862 年）、吞噬作用理論（西元 1882 年）、抗毒素（西元 1890 年）、過敏（西元 1906 年）、自體免疫疾病（西元 1956 年）、奈米醫學（西元 1959 年）、放射性免疫測定法（西元 1959 年）及胸腺（西元 1961 年）

雷射

愛因斯坦（**Albert Einstein**，西元 1978 年～西元 1955 年）
高德曼（**Leon Goldman**，西元 1905 年～西元 1997 年）
湯斯（**Charles Hard Townes**，西元 1915 年生）
梅曼（**Theodore Harold "Ted" Maiman**，西元 1927 年～西元 2007 年）

雷射專家海特（Jeff Hecht）寫道：「雷射在許多實際的應用領域中佔有重要地位，包括醫學、消費性電子產品、通訊到軍事科技……已經有 18 位科學家因為雷射的相關研究得到諾貝爾獎。」

雷射（laser）是「受激輻射式光波放大」（light amplification by stimulated emission of radiation）的縮寫，其中「受激輻射」（stimulated emission）這個次原子過程是愛因斯坦在 1917 年首先提出來的。在受激輻射的過程中，帶有適當能量的光子會使得電子掉落到比較低的能階上而放出另一個光子，這個光子的相位（phase）、頻率、偏振（polarization）和前進方向，都和第一個光子相同。如果這些光子被反射而在相同的一群原子中來回穿梭，光就會被放大，這群原子會發出一道非常強烈的光。雷射是被製造出來的，因此可以有不同的波長。

1953 年，物理學家湯斯和學生製造了第一個雷射，波長如微波，稱為邁射（maser），不過這道雷射無法持續發出。1960 年，梅曼以脈衝操作（pulsed operation）的方式，產生了第一個能夠實際運作

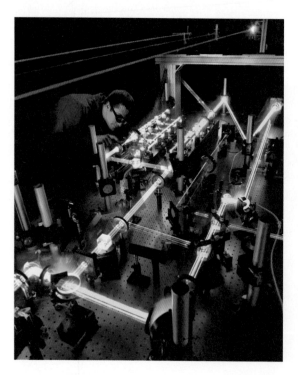

的雷射。1961 年，皮膚科專家高德曼首先採用雷射治療黑色素瘤（melanoma）這種皮膚癌。後來運用類似的方法，雷射也能夠清除胎記和刺青，留下的疤痕極為微小。由於雷射手術快又精準，因此已經應用在眼科、牙科和其他許多領域。在 LASIK 眼睛手術中，會用雷射調整眼角膜的形狀，以矯正近視或遠視。在攝護腺手術中，雷射可以把腫瘤蒸發。血紅素會吸收綠色的雷射光，因此這種雷射可以用來讓血管止血。手術用雷射的熱光在沿著組織移動時，能夠燒灼被切開的血管而止血。

雷射曾被研發成武器，好對抗彈道飛彈的攻擊，照片中的光學工程師正在研究數道雷射之間的交互作用，看是否能裝到載具上。美國「定向能量委員會」（Directed Energy Directorate）負責統籌控制光束的科技。

參照條目　縫合術（約西元前 3000 年）、眼科手術（約西元前 600 年）、眼鏡（西元 1284 年）、霍斯德的手術（西元 1904 年）及眼角膜移植（西元 1905 年）

為自己動手術

肯恩（Evan O'Neil Kane，西元 1861 年～西元 1932 年）
羅哥佐夫（Leonid Ivanovich Rogozov，西元 1934 年～西元 2000 年）
尼爾森（Jerri Lin Nielsen，西元 1952 年～西元 2009 年）
裴瑞茲（Ines Ramirez Perez，西元 1960 年生）

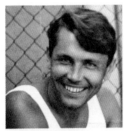

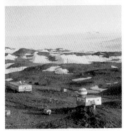

醫學史上幾個重要的里程碑和自己為自己開刀有關，這些狀況下病人自己就是醫生。特別引人興趣的是，這些英勇的醫生是在必需品缺乏的極端狀況下給自己動手術的。例如在 1961 年 4 月 30 日，俄羅斯的全科醫生羅哥佐夫在南極的蘇維埃新拉扎列夫研究站（Soviet Novolazarevskaya Research Station），動手術切除了自己受到感染的盲腸。這可能是首次在缺乏醫院設備、沒有外界協助、也沒有醫療人員在旁的情況下，自己執行的盲腸切除手術。羅哥佐夫在日記中記錄著：「我整晚都沒有睡，痛到不行。暴風雪像是幾百頭豺狼同時呼叫著，打在心上……我得仔細思考唯一可能的做法：自己動手術……這幾乎不可能，但是我不能這樣舉手投降。」

在動手術之前，羅哥佐夫給自己在切口附近注射了局部麻醉藥普魯卡因（procaine），然後利用鏡子看手術的過程，「鏡子有用，但是也有害，因為鏡中的影像左右相反。」這場手術耗時兩個小時，他後來完全康復了。

另一個給自己開刀的著名例子是美國的醫生凱恩，切的也是盲腸，不過他佔優勢的地方是更了解局部麻醉劑的功效，並且有助手幫忙完成手術。

1999 年，美國醫生尼爾森在南極阿蒙森－史考特研究站（Amundsen-Scott）工作時，發現自己的胸部出現可疑的腫塊，她被迫自己做組織切片檢查，發現這個腫瘤是惡性的，於是便服用了化療藥物。

2000 年，拉米雷茲這位沒有經過醫學訓練的婦女，用廚房的刀子為自己進行了剖腹產。她在痛了十二個小時之後，害怕胎兒有危險。上次她懷孕的時候，胎兒在生產的過程中死亡了。手術後，母親和小孩都完全康復。

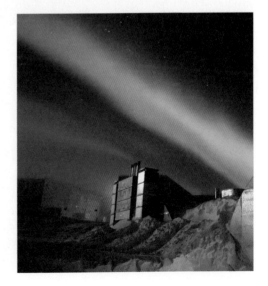

上圖：為自己切除盲腸的羅哥佐夫。下圖：南極新拉扎列夫研究站一景。右圖：南極阿蒙森－史考特研究站。

參照條目　盲腸切除術（西元 1848 年）、剖腹產（西元 1882 年）及在自己身上做醫學實驗（西元 1929 年）

胸腺

蓋倫（**Galen of Pergamon**，西元 129 年～西元 199 年）
米勒（**Jacques Francis Albert Pierre Miller**，西元 1931 年生）

　　雖然羅馬時代的希臘醫生蓋倫就已經注意到，胸腺這個位於胸骨之後的腺體在成人體內大小會隨時間而變化。不過，胸腺的功能要到 1960 年代才揭曉。胸腺功能成謎，但是並沒有阻礙人們大嚼小牛胸腺。《猶太食物百科全書》（*Encyclopedia of Jewish Food*）的作者馬克斯（Gil Marks）寫道：「毫無疑問，沒有人比長居德國和東歐的猶太人更喜歡吃小牛胸腺了，對他們來說，胸腺是受歡迎程度僅次於肝臟的內臟。」

　　1961 年，法國科學家米勒將出生三天後小鼠的胸腺切除了，接著觀察到牠們有些種類的淋巴球（白血球）不足。由於這些細胞來自胸腺（thymus），因此後來就稱為 T 細胞。米勒也觀察到這些切除了胸腺的小鼠不但很容易受到感染，同時也不會排斥從其他小鼠移植過來的皮膚。免疫功能正常的小鼠，應該會產生排斥作用。

　　現在我們知道胸腺可以分成兩個部分，在外圍的皮質和內部的髓質。T 細胞的前驅細胞從骨髓中產生，順著血流抵達胸腺，先進入皮質。在皮質中，這些細胞會經歷一連串的分子變化，使得細胞能夠辨認出某些抗原。抗原會刺激抗體的產生，抗體則會摧毀入侵者。在這個成熟的過程中，會和身體組織成份反應的不適當細胞會被消除。存活下來的細胞會進入髓質，最後流入血液，開始對抗可能造成傷害的物質，保護身體。T 細胞成熟的過程，受到胸腺中多種激素的調控。

　　胸腺具有兩個瓣，在青春期長到最大，然後開始大幅縮小。人到了七十五歲，胸腺就會變硬，難以和周圍的脂肪組織區分出來。在年輕的時候失去胸腺會使得 T 細胞也減少，造成嚴重的免疫不全症，受到感染的機率也會大增。

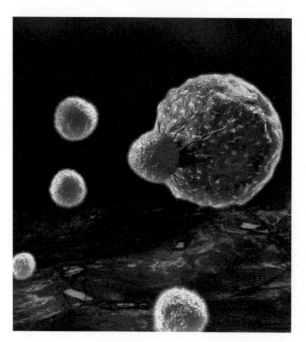

藝術家筆下正在攻擊癌細胞的 T 細胞。T 細胞這種白血球能夠對抗感染，也能殺死癌細胞和一些受到病毒感染的細胞。T 細胞需要在胸腺中發育成熟，因而得名。

參照條目 組織移植（西元 1597 年）、淋巴系統（西元 1652 年）、吞噬作用理論（西元 1882 年）、自體免疫疾病（西元 1956 年）、抗體的結構（西元 1959 年）及反轉錄酶和愛滋病（西元 1970 年）

人工冬眠術

艾丁格（**Robert Chester Wilson Ettinger**，西元 **1918** 年～西元 **2011** 年）

1773 年，美國的政治家富蘭克林對於他所在的時代感到遺憾：「缺乏進步，科學也才剛起步」，讓他無法保存自己的身體留待以後再復甦，好滿足自己「熱切的期望，想要看到數百年後的美國。」富蘭克林在現代或許可以使用人工冬眠術（Cryonics，人體冷凍技術）設施：人在法律上宣告死亡之後，將體內的血液換成有保護功能的液體，然後讓體溫降低以長時間保存。水冷凍後形成的結晶會傷害組織，這種冷藏保護劑能減少冰晶的形成。人工冬眠術專家希望未來的科技能夠進步到一定的程度，讓冬眠者復甦並且治好他們的病。如果人類的思想完全是由腦的構造所決定，那麼由其他物質構成的腦或是由電腦程式模擬的腦，一樣也能夠思考。

如果從人工冬眠中復活看起來異想天開，那麼想想看，現在讓冷凍的胚胎發育成健康的兒童已經是家常便飯。作家艾丁格在 1962 年出版的書《永生的期盼》（*The Prospect of Immortality*）中討論了保存人體的可能性，刺激了現代人工冬眠術的展開。現在 -196℃的液態氮能夠用來保存身體。如果你有信仰，可以想想看：如果科學家把你的腦拿出來冷凍，過了百年之後再讓你復甦，在這段沒有腦部活動的期間，你會進入來世嗎？

2006 年，醫生阿藍（Hasan Alam）讓豬進入「生命暫停」（suspended animation）的狀態，這些冷藏的豬沒有心跳、沒有血液、腦中沒有電活動，身體中的組織也沒有消耗氧氣。數個小時之後，阿藍把溫暖的血液注入豬的身體中，這些豬又恢復了生命。阿藍說：「當心臟開始跳動、血液開始流動，瞧！你就把動物從那一頭喚回來了……技術上，用人類也可以這樣做。」

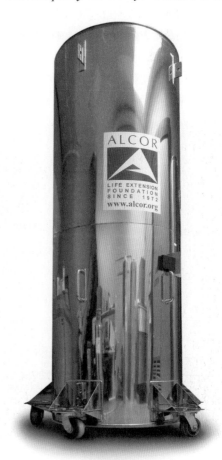

這個真空隔熱筒可以放四個身體和六個腦，然後灌滿 -196℃的液態氮。這種隔熱容器不需消耗電力。

參照條目 驗屍（西元 1761 年）、找尋靈魂（西元 1907 年）、奈米醫學（西元 1959 年）、安寧照護（西元 1967 年）、瀕死經驗（西元 1975 年）及第一個試管嬰兒（西元 1978 年）

粒線體疾病

路福特（**Rolf Luft**，西元 1914 年～西元 2007 年）

人體大部分的細胞中都有古代細菌的遺跡，那是十億多年前進入細胞的細菌所留下來的，這個過程促成了人類這樣複雜的動物誕生，這個遺跡是細胞中的迷你發電廠粒線體（mitocondria），細胞中所需的能量 ATP（adenosine triphosphate）大部分都是由粒線體產生的。粒線體的功能不只是製造能量，它還參與了老化過程，不同位置的細胞中，粒線體也有各自特化的功能。粒線體也參與了解毒，並且參與合成一些重要的生物分子，其中。一個細胞中可能有數百個粒線體，每個粒線體都有一些自己的環狀雙股DNA，每條DNA中有37個粒線體基因。粒線體有點像是微生物，在細胞中能夠各自獨立分裂。

粒線體如果功能失調，會造成粒線體疾病，這可能是粒線體DNA突變所造成，也有可能是因為宿主細胞中和粒線體結構和功能有關的基因突變了。粒線體疾病有非常多種類，不過症狀大多是肌肉失去功能、視覺和聽覺問題、心智衰退、眼盲和生長不良。粒線體疾病也會影響引發細胞凋亡（apoptosis，計畫性的細胞死亡）以及造成「老化疾病」，例如癡呆症、第二型糖尿病、帕金森氏症、**癌症**和心臟疾病。由於粒線體自己能夠在細胞中複製，因此不同器官的細胞在不同的時間點，異常粒線體的數量可能會有變化。細胞中有缺陷的粒線體如果數量超過某個臨界值，就會造成臨床上觀察得到的粒線體疾病。人類許多遺傳疾病的成因可能是來自母親或父親的基因有缺陷，不過粒線體DNA只會來自於卵，因此粒線體疾病往往遺傳自母親。

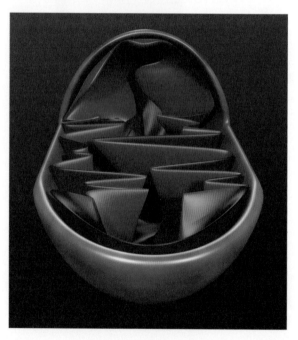

1962 年，瑞典的內分泌學家路福特和同事在研究了一位粒線體功能失常的女性之後，闡述了粒線體疾病的本質。這位女性的粒線體製造的能量都以熱散失了，她體重減輕、肌肉無力、持續流汗，而且總是覺得熱。

藝術家筆下的粒線體，可以看到把內部分隔的嵴（cristae），那是粒線體內膜（紅色）折疊而形成的，許多製造ATP的酵素（圖中沒有畫出來）散布在嵴上。ATP 是細胞中攜帶能量的分子。

參照條目　癌症病因（西元 1761 年）、拉瓦節發現呼吸作用（西元 1784 年）、孟德爾遺傳學（西元 1865 年）、遺傳的染色體理論（西元 1902 年）、先天性代謝異常（西元 1902 年）、「自閉障礙」（西元 1943 年）、DNA 結構（西元 1953 年）及帕金森氏症藥：左旋多巴（西元 1957 年）

西元 1962 年

沙利竇邁災難

凱西（**Frances Kathleen Oldham Kelsey**，西元 1914 年生）
蘭茲（**Widukind Lenz**，西元 1919 年～西元 1995 年）
麥克布萊德（**William Griffith McBride**，西元 1927 年生）

1962 年，人們對新生兒短肢畸形（phocomelia，也稱為海豹肢畸形，四肢如鰭狀）持續增加的恐懼，可以從當年 8 月 10 日出刊的《時代》雜誌中一篇報導中看出來：「駭人的報告不斷湧入，到目前為止……已經超過了八千個小寶貝一出生身體就有畸形，因為他們的母親曾經使用了沙利竇邁這種能當作安眠藥的鎮定劑，造成了醫學史上最嚴重的處方藥災難。」嬰兒手臂的骨骼無法長長，有的甚至從肩膀長出手指。

1957 年，德國製藥公司格蘭泰（Grunenthal）把沙利竇邁以鎮定劑、止痛藥和安眠藥的名義販售，也用來治療嘔吐。孕婦用沙利竇邁來緩解晨吐。不過到了 1961 年，奧地利婦產科醫生麥克布萊德和德國小兒科醫生蘭茲研究了嬰兒海豹肢畸形的現象，並提出警告：沙利竇邁是成因。

雖然沙利竇邁在世界各地都有使用，不過美國人比較幸運，因為食品及藥物管理局的醫生凱西認為沙利竇邁還沒有在孕婦身上進行過完善的測試，也沒有證明有效，因而數度拒絕沙利竇邁在美國上市的許可申請。由於沙利竇邁造成的嚴重災難，使得美國立法要求所有藥物在核准上市之前，都必須測試對於孕婦的安全性。

雖然沙利竇邁很可怕，但是研究人員發現這個藥物還是有用，現在這個藥物所治療的疾病完全不同了。**麻瘋病患**如果有嚴重的皮膚發炎，服用沙利竇邁通常可以使得疼痛大幅減輕。除此之外，沙利竇邁也可以用來治療多發性骨髓瘤（multiple myeloma）這種和白血球有關的癌症。目前在美國使用沙利竇邁的女性，必須定期驗孕並且要預防懷孕。由於沙利竇邁具有抗發炎以及抑制血管新生的功能，因此許多疾病都可能用沙利竇邁來治療。

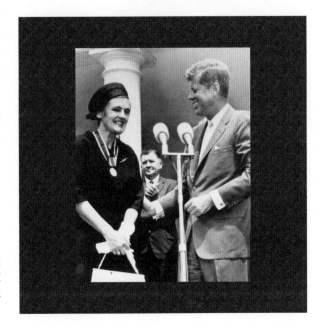

美國食品及藥物管理局的督察員凱西博士，從甘迺迪總統手中接獲「傑出聯邦公民服務獎」。她在 1962 年阻止沙利竇邁在美國銷售。研究人員發現沙利竇邁會引起嚴重的畸胎。

参照
條目
墮胎（西元 70 年）、連體嬰分割手術（西元 1689 年）、麻瘋病因（西元 1873 年）、羊膜穿刺（西元 1952 年）、胎兒監測（西元 1957 年）、醫療用超音波（西元 1957 年）及胎兒手術（西元 1981 年）

認知行為療法

愛比克泰德（Epictetus，西元 55 年～西元 135 年）
艾利斯（Albert Ellis，西元 1913 年～西元 2007 年）
貝克（Aaron Temkin Beck，西元 1921 年生）

　　認知行為療法（cognitive behavioral therapy, CBT）強調錯誤的思考會產生負面的情緒。這種療法歷史久遠，希臘斯多噶學派的哲學家愛比克泰德在《手冊》（Enchiridion）一書中提到：「人不是受到事物的影響，而是受到看事物角度的影響。」在認知行為療法中，心理治療師會幫助病人用新的方式看待各種情況和環境，以改變病人的反應和感覺。如果病人能夠指出不適當或不合理的想法，那麼這種想法就可以改變。這種結果讓行為也跟著改善，如此可以教育病人，讓他們加深正面思考。病人通常要寫日記，記錄每天發生的事情，相關的感覺和想法也要寫下。

　　1950 年代，美國心理分析學家艾利斯設計了行為認知療法，原因之一是他不喜歡看起來無效又間接的古典心理分析。艾利斯希望治療師能夠更深入幫助病人，改變他們思考模式中的絕望。在 1960 年代，美國心理治療師兼分析師貝克成為現代認知行為療法最大的推手。

　　認知行為療法很多時候對於憂鬱、失眠、焦慮、強迫症、創傷後精神壓力障礙（post-traumatic stress disorder）、飲食失調、慢性疼痛和精神分裂症有效。治療師在看病人時，會要求病人改變想法，理論上這些想法是能夠測試的，這樣病人就能「遠離」本來堅信的念頭，比較能夠客觀並且從另一個角度看待事物。例如，憂鬱的病人可能凡事都一概而論，一次面試失敗就覺得永遠也找不到工作。對於恐懼症和強迫症的患者而言，慢慢的接觸可怕的刺激，有的時候能夠讓症狀減輕。治療師有時會要求沮喪的人安排一些小確幸的活動（例如和朋友喝杯咖啡），這個方法不但能夠改變行為，也能用來測試「沒有人喜歡和我在一起」之類的想法和假設。認知行為療法搭配藥物，可以用來治療一些非常嚴重的心理疾病。

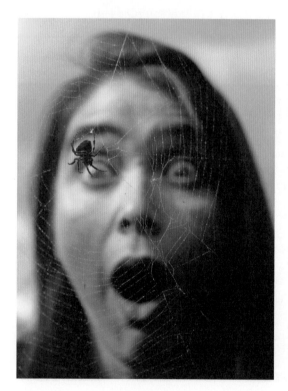

治療師利用認知行為療法，讓病人在受控制的環境中慢慢接近蜘蛛，通常能夠治療恐蛛症（arachnophobia）。功能性磁振造影的研究指出，認知行為療法能多方面改善大腦。

參照條目　《論巫術》（西元 1563 年）、心理分析（西元 1899 年）、榮格的分析心理學（西元 1933 年）、電擊痙攣療法（西元 1938 年）、眼眶額葉切除術（西元 1946 年）及抗精神病藥物（西元 1950 年）

肝臟移植

史達策（**Thomas E. Starzl**，西元 1926 年生）

　　在古希臘神話中，受到處罰的普羅米修斯被綁在一塊大岩石上，老鷹會來吃他的肝。每天肝會再生，老鷹也就每天來吃。古代巴比倫人利用動物肝臟的特徵來預測未來。現在我們知道肝的確有強大的再生能力，就算被切除了一半以上，還是能夠長回原來的大小。

　　如果肝臟受損，可能需要新的肝臟。例如，在成人中，由病毒或毒素引起的慢性肝炎或肝硬化是常見的肝臟損傷；在兒童中，膽道閉鎖（biliary atresia，總膽管阻塞而使得肝臟受損）是需要移植肝臟最常見的原因。接受者的肝臟會切除，然後植入來自死者捐獻的肝臟，不過活的人也可以把肝臟的一部分捐出。

　　美國醫生史達策在 1963 年進行了第一次人類肝臟移植手術。到了 1980 年代，**環孢靈**（cyclosporine）這類的免疫抑制藥物開始使用之後，人體對於外來組織的排斥作用能夠減緩，器官移植的成功率才能提升而變得更為普遍。在移植手術時，許多血管要連接到肝臟上，包括下腔靜脈（inferior vena cava，經由肝靜脈接收來自肝臟的血液）、肝門靜脈（portal vein，將來自消化道和脾臟，將富含養份的血液輸送到肝），以及肝動脈（hepatic artery，將富含氧的血液送到肝臟）。總膽管也要接上。

　　肝臟的功能很多，包括去除血液中的毒素、合成與分解蛋白質、製造消化食物用的膽汁、製造與生長和調節血壓有關的激素、代謝藥物，還有穩定血糖的濃度（把葡萄糖轉換成肝醣加以儲存，或是在需要的時候將肝醣轉換成葡萄糖釋放到血液中）。肝臟還能儲存多種維生素，並把氨轉換成尿素（再溶入尿液排出），還會製造幫助凝血的血纖維蛋白原（fibrinogen）。

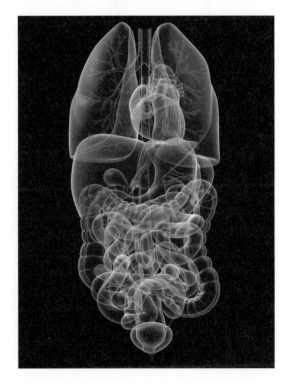

肝臟和其他主要內臟的相對位置；靠近肝臟的淚滴形器官是膽囊。

 參照條目 組織移植（西元 1597 年）、血管縫合術（西元 1902 年）、眼角膜移植（西元 1905 年）、腎臟移植（西元 1954 年）、骨髓移植（西元 1956 年）、肺臟移植（西元 1963 年）、手的移植（西元 1964 年）、胰臟移植（西元 1966 年）、心臟移植（西元 1967 年）、環孢靈（西元 1972 年）、小腸移植（西元 1987 年）、臉部移植（西元 2005 年）、長出新的器官（西元 2006 年）及複製人（西元 2008 年）

肺臟移植

哈代（James D. Hardy，西元 1918 年～西元 2003 年）

肺臟是一對如海綿狀、充滿氣體的器官，能夠幫助空氣中的氧和血液中的二氧化碳交換。空氣從氣管進入，然後分到左右的支氣管，支氣管再細分成小支氣管（bronchiole），最後細分小到要用顯微鏡才看得見，這樣把空氣送給肺泡（alveoli），那裡才是真正氣體交換發生的場所。心臟會把含有廢棄物二氧化碳的血液經由肺動脈送到肺臟，富含氧氣的血液則由肺靜脈流回心臟。

有些肺臟損傷可能要更換肺臟才能治療。這些損傷可能是由慢性肺阻塞性疾病（chronic obstructive pulmonary disease）造成，這類疾病包括肺氣腫（emphysema，肺泡周圍的組織受損，通常是抽菸造成）、囊狀纖維化（cystic fibrosis，遺傳疾病，會使得黏膜變得濃稠），以及肺部高血壓（pulmonary hypertension，肺臟的血管系統中血壓升高）。

1963 年，美國醫生哈代執行了首次人類的肺臟移植手術，不過病人只活了 18 天。1981 年，美國醫生雷茲（Bruce Reitz）首次執行了心肺聯合移植手術，也就是同時移植這兩種器官。到了 1983 年，

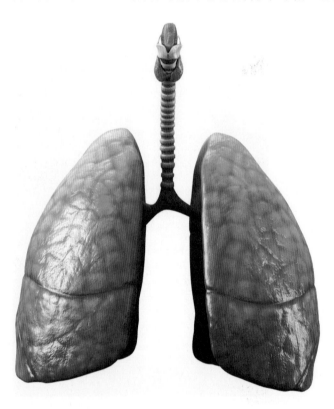

美國醫生庫柏（Joel Cooper）首次成功的完成單一肺臟移植手術，病人活了 7 年。1986 年，首度雙肺葉共同移植的手術成功。1989 年，首度序貫雙肺移植（bilateral sequential lung transplantation，兩個肺葉各自接到接受者的支氣管上）的手術成功，這種手術的結果會比較好。

在肺葉移植手術中，患者受損的肺由捐贈者的肺葉來取代，通常來自兩個活的捐贈者。1987 年首度出現連鎖骨牌式移植手術（domino transplant），接受一組心肺的人，會把自己健康的心臟捐給其他人。一如其他的移植手術，接受者也需要服用免疫抑制劑來避免組織排斥。

肺臟，中央的管子是氣管，然後往下接到往下分兩邊的主要支氣管，連接到肺臟上。

西元 1964 年

血管擴張術

達特（**Charles Theodore Dotter**，西元 1920 年～西元 1985 年）
賈金斯（**Melvin P. Judkins**，西元 1922 年～西元 1985 年）
格林特茨格（**Andreas Roland Gruntzig**，西元 1939 年～西元 1985 年）

血管擴張術（angioplasty）這種手術能夠使得阻塞的血管變寬。阻塞通常是由動脈粥狀硬化（atherosclerosis）造成的，這種疾病會使得脂肪（例如膽固醇）和鈣的沉積起來，造成動脈壁增厚。動手術時，醫生會以導引線把空的氣球送到窄縮的血管，然後讓氣球膨脹，這時有些沉積的脂肪會破裂，血管也會擴張，使得血液能夠流過。接著氣球會放氣，然後拉回。現在在血管擴張術之後，同時會在血管內放置支架，以免血管又再次窄縮。支架表面有藥物包覆著，能夠抑制有害的組織生長，並且讓發炎反應降低。裝了支架的病人通常會服用抗凝血劑以減少放置支架處產生凝血。

冠狀動脈擴張術（coronary angioplasty）也稱為「氣球擴張術」（percutaneous coronary intervention），目的是把提供心臟肌肉氧氣的冠狀動脈加寬。腎動脈如果窄縮，會使得血壓升高並且影響腎臟的正常運作，這時可採用腎動脈擴張術（renal artery angioplasty）。脖子的頸動脈、腦部的腦動脈，以及身體其他部位的血管，都可以進行擴張術。冠狀動脈以外的血管（例如腳的血管）擴張術，統稱為周邊血管擴張術（peripheral angioplasty）。

1964 年，美國的放射科醫師達特賈金斯利用氣球血管擴張術，治療腿部的動脈粥狀硬化。1977 年，德國的心臟科醫師格林特茨格成功地執行了冠狀動脈的氣球擴張術。達特和同仁則在 1986 年把能夠撐大血管的支架放入冠狀動脈中。

雖然冠狀動脈擴張術有助於減輕胸痛（心絞痛）並改善生活品質，不過流行病學的研究一直持續著，以釐清冠狀動脈擴張術對於降低不同類群以及非心臟疾病患者的死亡風險的效果。在冠狀動脈繞道手術中，會移植其他地方的血管代替窄縮的動脈，再連到其他血管，這樣能降低突發性心臟病的風險，效果可能比冠狀動脈擴張術要好。

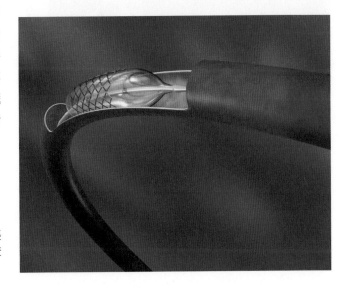

醫生經由引導線把空的氣球推到窄縮的血管，然後讓氣球充氣，使得血管加寬。在血管擴張術之後，同時會在血管內放置支架（例如有空洞的金屬筒），以免血管又再次窄縮。

參照條目 循環系統（西元 1628 年）、腹主動脈結紮（西元 1817 年）、人工心肺機（西元 1953 年）、內視鏡（西元 1954 年）、β－阻斷劑（西元 1964 年）及史達汀（西元 1973 年）

β－阻斷劑

布拉克（Sir James Whyte Black，西元 1924 年～西元 2010 年）

　　蘇格蘭的醫生布拉克改革了製藥工業，並且拯救了數百萬條性命。他以合理的方式針對目標設計藥物，這種方法讓他創造了世界上第一個銷售額達數十億美元的藥物。

　　布拉克知道人體在受到壓力時會分泌大量的**腎上腺素**，使得心臟更用力收縮，心跳也加速，這樣心臟就能夠提供更多氧氣。他認為如果能夠降低這種壓力，對於衰弱的心臟會大有益處。

　　於是他把注意力放到心臟肌肉上的 β 受體。腎上腺素與 β 受體結合後，會使得心臟更賣力運作。布拉克認為，如果能夠設計出結構類似腎上腺素的藥物，這種分子可能會接在 β 受體上而阻止腎上腺素的作用，就像是把口香糖塞到鑰匙孔中，鑰匙就無法開門了。布拉克和同仁基於他們對於相關生物目標、生理過程和分子過程了解，以推理的方式設計藥物。而一般的作法則相反，是由在自然界中發現的化合物開始，然後找尋化合物可能的用途。

　　在 1960 年代早期，布拉克發現第一個在臨床上有重大意義的 β－阻斷劑心得安（propranolol）。自此之後，β－阻斷劑對於心臟病發後的心臟保護就扮演重要的角色。同時 β－阻斷劑還能夠治療心絞痛（angina pectoris，心臟缺血、缺氧造成的疼痛）、高血壓、心律不整、偏頭痛、演出焦慮症（有的音樂家和演說者會有），以及青光眼（通常由眼壓增加所造成）。外科醫生、射擊選手、弓箭手也會使用 β－阻斷劑來減少肌肉顫抖以提升水準，不過奧林匹克委員會禁止運動員使用這種藥物。

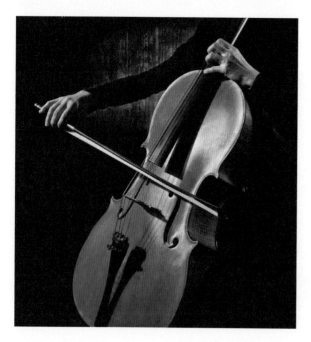

　　布拉克還創造了其他的藥物，包括商品名為泰胃美（Tagamet）的甲氰咪胍（cimetidine），這個藥能夠治療胃潰瘍。他因為這些設計藥物的工作而在 1988 年獲得諾貝爾獎。當他被通知獲獎時，詼諧地說道：「我希望我手邊現在就有 β－阻斷劑。」

著名的大提琴家卡薩爾斯（Pablo Casal）常出現典型的演出焦慮症：心跳加速、氣喘、演出前和演出時肌肉顫抖。現在有些音樂家會服用 β－阻斷劑以提升演出水準。

參照條目　發現腎上腺素（西元 1893 年）、人工心臟節律器（西元 1958 年）、血管擴張術（西元 1964 年）及史達汀（西元 1973 年）

手的移植

艾利沙德（**Roberto Gilbert Elizalde**，西元 1917 年～西元 1999 年）
杜伯納（**Jean-Michel Dubernard**，西元 1941 年生）

1833 年，蘇格蘭的解剖學家貝爾（Charles Bell）寫下他對於人類雙手的讚嘆：「我們已經了解了手的骨骼、肌肉和神經系統，它們能夠適應所有的形狀和場合……我們必須坦承，人類的手是能夠圓滿達成所有任務的工具。」1803 年，英國的醫生達爾文（Erasmus Darwin，演化學家達爾文的祖父）稱人類的手是「上天賜與的禮物」。

不過，人有的時候手會因為意外而失去了手，這驅使了手部移植的需求。1964 年，厄瓜多爾的醫生艾利沙德執行了首次的手部移植手術，對象是一名因為爆炸而受傷的水手，不過由於當時連早期的免疫抑制劑都還沒有出現，因此在兩個星期之後，病人的身體就開始排斥外來組織。1998 年，澳洲醫生歐文（Earl Owen）和法國醫生杜伯納執行了一項成功的手部移植手術，病人是哈藍（Clint Hallam），他的手意外被圓鋸切斷了。在手術中，醫生先把捐贈手臂中的兩根骨頭和哈藍的骨頭接在一起，然後依序縫合肌腱、動脈、神經和靜脈，最後縫合皮膚。

在手術成功後兩年中，哈藍學習移動新的手指。之後，哈藍決定停止服用讓手免於受到排斥的免疫抑制劑，他覺得這隻手並不屬於自己身體的一部分。慢慢地，這隻手開始腐壞，然後失去了所有的感覺。他請求醫生切除這隻手，醫生在 2001 年執行。哈藍的案例迫使我們需要確認，接受移植者在手術完成之後，在心理上要能夠主動且持續服用藥物。

2009 年，凱普納（Jeff Kepner）接受了美國第一次的雙手移植手術。2010 年，波蘭一名男性士兵因為炸彈爆炸而失去雙手，他移植了一雙來自女性的手。

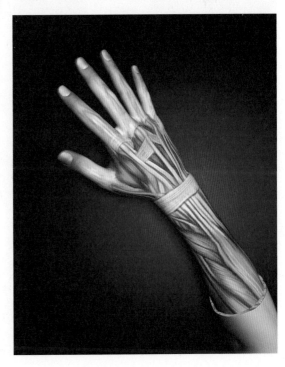

手與手腕的肌肉與肌腱。

參照條目　組織移植（西元 1597 年）、血管縫合術（西元 1902 年）、眼角膜移植（西元 1905 年）、腎臟移植（西元 1954 年）、骨髓移植（西元 1956 年）、肝臟移植（西元 1963 年）、肺臟移植（西元 1963 年）、胰臟移植（西元 1966 年）、心臟移植（西元 1967 年）、環孢靈（西元 1972 年）、小腸移植（西元 1987 年）、臉部移植（西元 2005 年）、長出新的器官（西元 2006 年）及複製人（西元 2008 年）

胰臟移植

赫羅菲留斯（**Herophilus of Chalcedon**，西元前 335 年～西元前 280 年）
里拉海（**Richard C. Lillehei**，西元 1927 年～西元 1981 年）

　　胰臟是長條狀、顏色淡的器官，長度接近 18 公分，寬不到 4 公分，位在胃的下方，與小腸的十二指腸連接。在西方文明中，希臘的解剖學家赫羅菲留斯在西元前 300 年首度描述了胰臟，不過要到了 1890 年代，科學家切除了狗的胰臟之後導致了糖尿病，才知道胰臟的功能。現在，我們知道胰臟是內分泌腺（能直接分泌激素到血液中），也是外分泌腺（經由管道分泌物質），能夠分泌消化酵素到小腸中，幫助食物的消化。胰臟中的胰島（islet of Langerhans）能夠分泌數種激素，其中包括胰島素，這種激素能夠使得血液中的血糖減少。第一型糖尿病的患者體內的免疫系統會摧毀分泌胰島素的細胞，因此這些病人需要胰島素，通常是以注射的方式補充。雖然病人以注射的胰島素來穩定血糖的濃度，

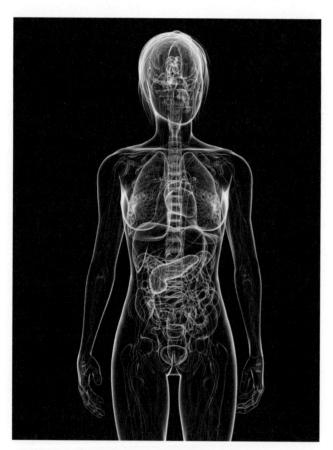

但是結果還是不如功能正常的胰臟。而第一型糖尿病還會引發其他問題，例如腎臟疾病、心血管疾病，並且讓視網膜受損。

　　如果病患注射胰島素之後的反應依然不好，那麼就可能需要移植胰臟。在移植的手術中，病患的胰臟會留在原處，執行幫助食物消化的功能，而含有能夠製造胰島素細胞的胰臟則放在腹部右下側，並且與血管連接。

　　對胰臟癌的患者而言，移植胰臟並不是有效的治療方式。胰臟移植手術中通常還同時進行腎臟移植，這是因為通常患者的腎臟已經受到糖尿病的折磨而損壞了。1966 年，美國的醫生里拉海、凱利（William Kelly）和同事執行了第一次胰臟移植手術。

圖中顯示胰臟的形狀和與其他內臟的相對位置。

電腦斷層掃描

杭斯菲爾德（**Sir Godfrey Newbold Hounsfield**，西元 1919 年～西元 2004 年）
科馬克（**Allan MacLeod Cormack**，西元 1924 年～西元 1998 年）

在 1895 年侖琴發現了 X 光不久之後，X 光機便使用來檢查人類身體的內部。X 光影像雖然是重要的發展，但有其限制，人體許多重要構造的特徵和組織，密度只有些微的差異，在 X 光影像中無法區分出來。同時傳統的 X 光影像是穿透身體而形成的，因此影像中不同的器官彼此相疊，也無法區分。不過這些缺點在電腦斷層掃描（computerized axial tomography scan, CAT scan）中都不存在。例如傳統的頭顱 X 光影像只有顱骨，但是電腦斷層掃描會詳細地展現顱骨和腦部的細節。

電腦斷層掃描的儀器利用電腦，把許多 X 光影像結合起來，產生人體切面的影像。這些影像還可以結合起來，重建出器官和其他結構的立體影像。電腦斷層掃描的硬體設備包括一個甜甜圈狀的結構，可以從許多角度發出 X 光，穿過身體，抵達接收器。電腦斷層掃描是首先採用資訊處理的醫學技術之一。

英國的電子工程師杭斯菲爾德和南非的物理學家科馬克，因為研究電腦斷層掃描的運作方式和理論，共同獲得諾貝爾獎。在 1967 年，杭斯菲爾德在英國的音樂和娛樂公司 EMI 工作時，開始研發第一台商業販售的電腦斷層掃描器。1971 年，EMI 的原型機首度用來為一名病患掃描腦中的腫瘤。

現在電腦斷層掃描多用於找出腫瘤，排除冠狀動脈疾病，檢查腸阻塞（bowel obstruction）、複雜性骨折和椎間盤損傷。電腦斷層掃描能幫助醫生策劃重建手術以及設計要取代的部位，例如髖關節。在肺動脈血管攝影斷層掃描中，會把增加反差的染劑注入血管中，以觀察肺拴塞（肺中動脈的阻塞）。在螺旋式電腦斷層掃描中，機器會慢慢將病人送入環狀的 X 光機中。

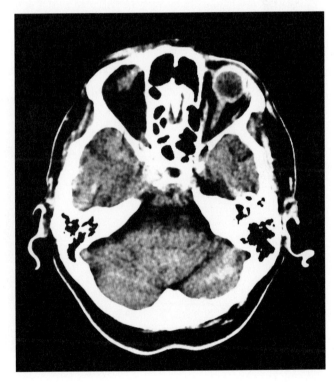

電腦斷層掃描出的頭與腦「切面」，其中右上方還可以看到右眼的切面。

參照條目 X 光（西元 1895 年）、放射療法（西元 1903 年）、乳房攝影（西元 1949 年）、醫療用超音波（西元 1957 年）及磁振造影（西元 1977 年）

心臟移植

哈代（**James D. Hardy**，西元 1918 年～西元 2003 年）
巴納德（**Christiaan Neethling Barnard**，西元 1922 年～西元 2001 年）
賈維克（**Robert Koffler Jarvik**，西元 1946 年生）

記者費茲派翠克（Laura Fitzpatrick）寫道：「在歷史上大部分的時候，許多醫生都認為心臟是難以理解的，這個靈魂所在之處持續搏動，非常精細，人類無法干涉。」不過，在 1953 年人工心肺機發明了之後，這個能夠暫時取代心肺功能的機器能讓血液中充滿氧氣，使得心臟移植的手術出現曙光：心臟受損的病人，可以從捐贈者身上得到一個健康的心臟來替換。

1964 年，美國醫生哈代執行了第一次心臟移植手術，不過當時沒有人類的心臟可用，他是把黑猩猩的心臟移植到一位將死的病患體內。黑猩猩的心臟植入後有跳動，但是因為太小了，所以無法維持患者的生命，因此患者在九十分鐘後就去世了。首次成功的人對人心臟移植是在 1967 年執行的。當時南非的醫生巴納德從因為車禍意外身亡的年輕女性身上取得心臟，植入 54 歲的心臟病患華許肯斯基（Louis Washkansky）的體內。手術一天後，他就能清醒說話，但是由於抑制外來器官組織排斥現象的免疫抑制劑使得他罹患了肺炎，18 天之後他就去世了。

環孢靈（cyclosporine）在 1972 年發現之後，讓器官移植變得越來越成功，這種從真菌取得的化合物能抑制器官排斥，但是又能夠讓身體中免疫系統的重要部分維持正常運作，以對抗感染。因此心臟移植的預後不再悲觀。舉個極端的例子，美國的修斯曼（Tony Huesman）在心臟移植之後活了 31 年。現在能夠移植的器官包括心臟、腎臟、肝臟、肺臟、胰臟和小腸。1982 年，美國的研究人員賈維克（Robert Jarvik）首度執行了人工心臟的移植。

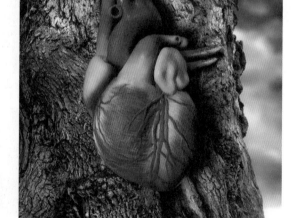

這幅作品的標題是〈移植、復活與現代醫學〉，充滿創造力的藝術家描繪長在樹幹上的心臟，象徵接受新心臟的人獲得了新生，以及現代移植醫學的「奇蹟」。

參照條目 組織移植（西元 1597 年）、縫合術（約西元前 3000 年）、人工心臟瓣膜（西元 1952 年）、人工心肺機（西元 1953 年）、腎臟移植（西元 1954 年）、骨髓移植（西元 1956 年）、肝臟移植（西元 1963 年）、肺臟移植（西元 1963 年）、手的移植（西元 1964 年）、胰臟移植（西元 1966 年）、環孢靈（西元 1972 年）、小腸移植（西元 1987 年）、臉部移植（西元 2005 年）及長出新的器官（西元 2006 年）

安寧照護

卡尼爾（**Jeanne Garnier**，西元 1811 年～西元 1853 年）
桑德斯（**Cicely Mary Saunders**，西元 1918 年～西元 2005 年）
庫伯勒－羅絲（**Elisabeth Kubler-Ross**，西元 1926 年～西元 2004 年）

　　安寧照護（Hospice）是對於末期疾病的一種理念以及照護，通常是要減輕將死之人的痛苦，並且滿足他們的心理和靈性需求。安寧照護可以在醫院、療養院或是病患家中進行。在 14 世紀，耶路撒冷的聖約翰醫院騎士團（Knights of Hospitallers of St. John，基督教的軍團）在希臘的羅德島建立了類似安寧照護的機構，以照顧患者和將死之人。1842 年，喪夫又喪子的母親卡尼爾在法國里昂協助成立了安寧機構 L'Association des Dames du Calvaire。

　　近代安寧照護的重要奠基者之一是英國的護士、醫生兼作家桑德斯，她在推廣安寧照護運動的時候為安寧照護下定義：「我們不需要治療到痊癒。」1967 年，她在倫敦南部成立了聖克里斯多夫安寧照護所（St. Christopher's Hospice）。

　　在此同時，桑德斯也在美國和英國推動安寧照護，並且指出將死之人並不需要經歷疼痛和絕望。瑞士出生的精神科醫生庫伯勒－羅絲也在研究醫院和社會應該如何應對末期病症患者。1972 年，她在美國參議院老年特別委員會中作證時指出：「我們活在一個非常排拒死亡的社會。我們孤立將死之人與老年人，確實如此。但是他們能夠提醒我們終將會死亡，我們不應該把人們送到收容所。我們可以給予更多的家庭照護，請護士前往，給予家庭更多幫助。我們要給予病人和他們的家庭精神、情緒和財務上的協助，讓他們能在家中完成臨終照護。

　　桑德斯在 87 歲時於她在倫敦創建的安寧機構中去世。在去世之前她寫道：「你重要是因為你是你自己，在生命的最後，你自己是最重要的。我們將盡一切所能，不只是為了幫助你平靜地去世，也是為了讓你好好活著。」

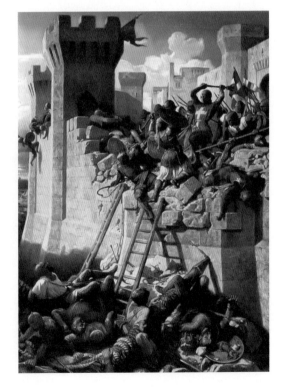

聖約翰醫院騎士團在成立第一個安寧院之前，依附在耶路撒冷一間於 1023 年成立的醫院。這幅圖是帕佩蒂（D. Papety，西元 1815 年～西元 1849 年）繪製的〈亞克圍城戰〉（*Siege of Acre*），醫院騎士團團長克雷蒙（Mathieu de Clermont）正在城牆上防守。

參照條目 醫院（西元 1784 年）、救護車（西元 1792 年）、知情同意（西元 1947 年）、人工冬眠術（西元 1962 年）、瀕死經驗（西元 1975 年）及拒絕心肺復甦術（西元 1991 年）

反轉錄酶和愛滋病

特明（Howard Martin Temin，西元 1934 年～西元 1994 年）
巴爾的摩（David Baltimore，西元 1938 年生）

根據生物學的中心準則（central dogma），細胞中 DNA 所包含的資訊會轉錄到 RNA 分子中，RNA 中的訊息可能轉譯成蛋白質。不過在 1970 年，美國生物學家特明和巴爾的摩各自發現了反轉錄酶（reverse transcriptase），這種酵素可以把單股的 RNA 反轉錄成雙股的 DNA。這項發現讓我們更了解反轉錄病毒（retrovirus），例如人類免疫不全症病毒（human immunodeficiency virus, HIV）。HIV 會引起後天免疫不全症候群（acquired immune-deficiency syndrome, AIDS，也稱為愛滋病）這種免疫系統的疾病。

簡化的反轉錄病毒模型中，它最外側是由脂肪組成的外膜（來自於受感染細胞的細胞膜），上面有膜醣蛋白（envelope protein）。在外膜內有病毒蛋白質組成的殼，這個殼包裹著兩股相同的單股病毒 RNA 以及反轉錄酶。病毒侵入細胞時，膜醣蛋白會和細胞表面的蛋白質受體結合，例如第一亞型 HIV 的膜醣蛋白會和人類 T 細胞（一種白血球）上的受體結合。接著病毒的 RNA 和反轉錄酶會進入細胞，開始把病毒的 RNA 複製成 DNA，之後這條 DNA 會進入細胞核，病毒的銜接酶（integrase）會把這條 DNA 插入宿主細胞的 DNA 中。

這些插入的 DNA 會利用宿主細胞的蛋白質製造新的 RNA，接著宿主細胞會將這些 RNA 轉譯成病毒殼蛋白（capsid protein）、反轉錄酶和膜醣蛋白，有些新的 RNA 會和蛋白質組成病毒顆粒。

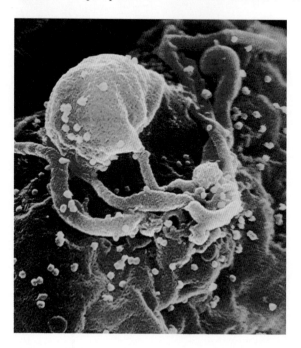

許多對抗 HIV 的藥物能夠抑制反轉錄酶的活性，除此之外，病毒在組合的過程中，需要由病毒 RNA 轉譯出的蛋白酶，因此蛋白酶（protease）抑制劑也能用來治療愛滋病。融合抑制劑（fusion inhibitor）能夠阻礙病毒進入人類細胞，銜接酶抑制劑會阻礙銜接酶的功用。值得一提的是，許多種反轉錄病毒把 DNA 插入宿主 DNA 的過程，可能會造成**癌症**，請見條目〈**西元 1976 年／致癌基因**〉。

第一型人類免疫不全症病毒正要從培養的淋巴球表面長出來，細胞表面上許多圓的腫塊代表病毒顆粒形成並且將要長出的位置。這張掃描式電子顯微鏡圖經過上色。

參照條目　猶太醫生受到迫害（西元 1161 年）、保險套（西元 1564 年）、柯霍的結核病演講（西元 1882 年）、發現病毒（西元 1892 年）、史丹利的病毒結晶（西元 1935 年）、DNA 結構（西元 1953 年）、胸腺（西元 1961 年）、致癌基因（西元 1976 年）及 RNA 干擾（西元 1998 年）

環孢靈

史泰海林（**Hartmann F. Stahelin**，西元 1925 年～西元 2011 年）
史達策（**Thomas E. Starzl**，西元 1926 年生）
卡恩（**Roy Yorke Calne**，西元 1930 年生）

在 1960 年代，移植器官的存活率增加，但是身體通常會排斥植入身體的外來器官組織。記者胡里漢（Richard Hollingham）寫道：「在這個越來越讓人絕望的外科領域中，器官移植被認為是最讓人絕望的手段。」不過很幸運的是，醫生在尋找救人方法的旅途上，偶然發現了一個新的伙伴。

免疫抑制藥物會抑制免疫系統的作用，避免移植的器官受到排斥。1972 年，瑞士製藥廠山德士（Sandoz）的研究人員，採用了醫生史泰海林所設計的藥物篩檢法，發現了免疫抑制劑**環孢靈**（cyclosporine，縮寫為 Cy，也可以拼成 cyclosporin 或 ciclosporin）。這種化合物是由真菌產生的。英國的醫生卡恩和同事在**腎臟移植**中成功的使用環孢靈。1983 年，美國核准所有的器官移植病患都可以使用環孢靈。

美國醫生史達策在使用環孢靈減少肝臟移植時的器官排斥時，發現環孢靈和類固醇一起使用，效果最好。記者魏斯（Berry Werth）寫道：「環孢靈讓史達策成為世界上最著名也最有影響力的移植醫生。器官移植本來可怕又讓人氣餒，現在閃耀著樂觀的光芒……史達策的能做的事情似乎沒有極限……1984 年，他為一位 6 歲大的小女孩移植了心臟和肝臟……兩個星期後，她就在醫院外活蹦亂跳。」

環孢靈值得一提，是因為它是第一種能夠選擇性只抑制 T 細胞（一種白血球）的強力免疫抑制劑，不會造成毒害，而且能讓免疫系統的大部分都運作正常，以對抗一般的感染。不過，這種藥物並非完美，並非所有移植器官的排斥現象都能抑制。接受器官移植的人必須持續服用環孢靈，但是這種藥物可能會損害腎臟，同時增加癌症發生的風險。環孢靈發現的 25 年之後，有二十萬名器官移植者服用它。

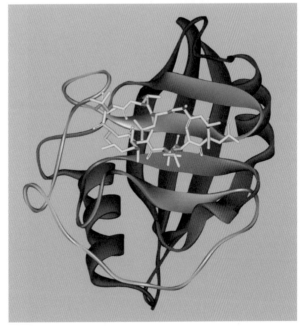

與環孢靈結合的蛋白質親環素 A（cyclophilin A）的結構圖，圖中黃色的就是環孢靈。兩者結合而成的複合物能夠抑制一種酵素的活性，使得一些發炎分子的前驅物無法形成，而抑制了器官排斥。

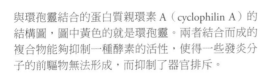

參照條目 組織移植（西元 1597 年）、眼角膜移植（西元 1905 年）、腎臟移植（西元 1954 年）、骨髓移植（西元 1956 年）、肝臟移植（西元 1963 年）、肺臟移植（西元 1963 年）、手的移植（西元 1964 年）、胰臟移植（西元 1966 年）、心臟移植（西元 1967 年）、小腸移植（西元 1987 年）、臉部移植（西元 2005 年）及長出新的器官（西元 2006 年）

正子造影術

布朗奈爾（**Gordon L. Brownell**，西元 **1922** 年～西元 **2005** 年）
費爾普斯（**Michael E. Phelps**，西元 **1939** 年生）

在《星艦奇航》（*Star Trek*）中幻想的太空船，採用反物質與物質彼此的作用來產生動力。而真正的反物質與物質的作用，現在有實際的應用：產生立體的醫學影像，這種技術稱為正子造影（positron emission tomography, PET）。其他的造影技術中，CAT 使用的是 X 光，MRI 使用的是磁力，而 PET 掃描則能提供身體和組織的功能細節。

在進行 PET 之前，病人必須先注射具有放射性的物質，例如氟化去氧葡萄糖（fluorodeoxyglucose, FDG）這種糖類，其中含有具放射性的氟原子（由粒子迴旋加速製造出來的）。癌細胞這類代謝活躍的細胞，吸收 FDG 的量要比代謝平靜的細胞與組織來得多。氟原子衰變時，會放射出帶正電的正子（電子的反物質）。當正子撞擊到電子時，會產生能量而以高能輻射 γ 射線的形式釋放出來。罩著病人的環狀偵測器會偵測這些 γ 射線，而找到 FDG 濃度高的部位。現在 PET 會和 CAT 並用，以找出代謝與結構資訊彼此相符合的部位。由於放射性氟的半衰期很短，病人受到的輻射劑量因此也較低。

許多技術專家對 PET 發展有重大貢獻，例如在 1953 年，美國物理學家布朗奈爾主持了以正子產生腦部醫學影像的早期研究工作。1973 年，美國生物物理學家費爾普斯發明了 PET 掃描器，並且改良了好幾代，成為現代 PET 的前身。

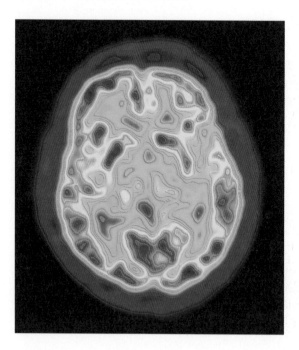

雖然 PET 的解析度比不上 CAT 和 MRI，但是能夠找出腫瘤以及癌症散布的模樣，同時也能判定癌症療法是否有效，還能夠檢查心肌中血液的流動、評估癲癇發作、預測阿茲海默症的開始，並且能把阿茲海默症和帕金森氏症、杭丁頓氏舞蹈症、血管性失智症（vascular dementia）區分開來。

正子造影術所產生的腦部「切片」，病人之前已經被注入了追蹤用的氟化去氧葡萄糖（FDG）。紅色部位代表 FDG 的濃度高，藍色則代表濃度低。

參照條目 X 光（西元 1895 年）、放射療法（西元 1903 年）、乳房攝影（西元 1949 年）、醫療用超音波（西元 1957 年）、放射性免疫測定法（西元 1959 年）、電腦斷層掃描（西元 1967 年）及磁振造影（西元 1977 年）

史達汀

遠藤章（**Akira Endo**，西元 1933 年生）

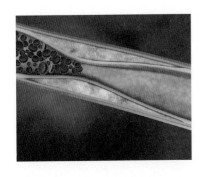

記者蘭德斯（Peter Landers）寫道：「遠藤章用了兩年的時間和數千瓶長滿黴菌的培養瓶，才發現能夠降低膽固醇的東西，那種黴菌本來長在橘子上。他的這項重大突破在一年（2006 年）中就為製藥公司賺進兩百五十億美元，成為第一種有這種能耐的藥物。」

膽固醇對於身體中每個細胞的功能而言都很重要，但是膽固醇也會造成動脈粥狀硬化（atherosclerosis），這是含有膽固醇的沉積物堆在動脈內壁上所造成的。這些沉積物（斑塊）會導致血栓的形成。斑塊或是血栓會使血液的流量減少，最後導致胸痛。如果冠狀動脈因此阻塞，還會造成突發性心臟病。動脈粥狀硬化也和動脈壁的發炎反應有關。

史達汀（Statins）能夠抑制羥甲基戊二酸單醯輔酶 A 還原酶（HMG-CoA reductase）的活性，這種酵素的功用是在肝臟中製造膽固醇。1973 年，日本的生物化學家遠藤章在桔青黴（Penicillin citrinum）首次發現能減少膽固醇的史達汀藥物美伐他汀（mevastatin）。美國的製藥公司默克（Merck & Co.）受到遠藤章發現的刺激，在 1978 年從土黴菌（Aspergillus terreus）中找到了另一種史達汀，在 1987 年以 Mevacor 之名銷售。

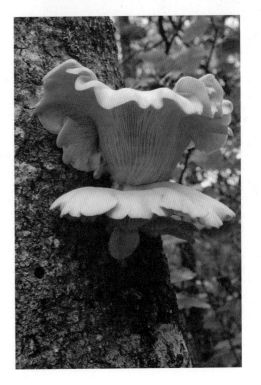

史達汀能以多種方式發揮益處。例如這類藥物能夠使低密度脂蛋白（low-density lipoprotein, LDL）減少，這種「壞」膽固醇會促成動脈斑塊的形成。史達汀也能減少發炎，使得斑塊能夠維持穩定。肝臟細胞在發覺肝中的膽固醇減少時，會製造低密度脂蛋白的受體，好從血液中吸收低密度脂蛋白來補充膽固醇，史達汀能夠讓肝中的膽固醇減少。一般認為，曾經罹患心血管疾病或是這類疾病的高風險者，服用史達汀可以降低死亡率，但是可能會有其他副作用，諸如肝臟酵素異常升高，以及骨骼肌溶解。骨骼肌溶解後的產物對腎臟有害，釋入血液後可能會造成腎臟衰竭。

上圖：血管上的斑塊會阻礙血流。右圖：食用菇類中的鮑魚菇（Pleurotus ostreatus）中含有洛伐他汀（lovastatin）這種史達汀。

參照條目 脈搏測量表（西元 1707 年）、腹主動脈結紮（西元 1817 年）、可體松（西元 1948 年）、血管擴張術（西元 1964 年）及 β－阻斷劑（西元 1964 年）

瀕死經驗

柏拉圖（**Plato**，西元前 428 年～西元前 348 年）
博斯（**Hieronymus Bosch**，西元 1450 年～西元 1516 年）
穆迪（**Raymond Moody**，西元 1944 年生）

　　孟加拉詩人泰戈爾（Rabindranath Tagore）曾經寫道：「死亡並非光芒消失，而是因為日暮將近而點上燈火。」長久以來，科學家和神秘學家便不斷思考在死亡那一刻時物理和心靈上的變化。1975 年，醫生穆迪出版了暢銷書《死亡回憶》（*Life After Life*），其中記錄了許多失去暫時生命跡象的個案研究，其中有些人已經被醫生宣告死亡了。這些人中，有的經歷了瀕死經驗（near-death experience，穆迪發明的詞）：他們覺得離開了自己的身體，漂浮到天花板。許多人在瀕死經驗中看到隧道末端有光透過來，覺得平靜或是恐懼，有的時候會覺得不再恐懼死亡。有些人還報告說看到醫生為自己進行急救。

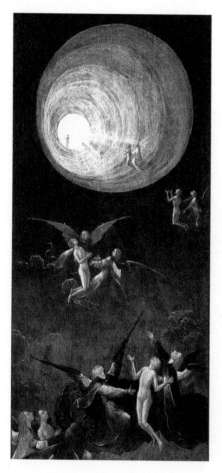

　　有些研究人員認為瀕死經驗能夠當成有來生的證據，或可能是由意識離開身體所造成的。其他的研究人員則完全由生物學來解釋這種現象：腦部缺氧或血液中二氧化碳濃度過高所造成的幻象。有些人的理論中，瀕死經驗的狂喜經驗可能是由腦內啡造成的。迷幻藥 K 他命（ketamine）能讓意識狀態改變成類似瀕死經驗的樣子，研究人員也能拿 K 他命來做實驗。如果瀕死經驗是幻覺，那麼醫生就能加以研究，好更了解瀕死經驗，因為瀕死經驗通常對於有過這種經驗的人來說，都有深遠和持續的影響。

　　當然，瀕死經驗並不新穎，在柏拉圖的《理想國》中，他說了士兵艾爾（Er）的故事：艾爾被殺了之後展開旅程，前往「柱子般的奇異光芒，幾乎就像是彩虹，但是更亮、更純淨！」艾爾後來復活了，並且到處傳播另一個世界的故事。畫家博斯繪製了〈升上天堂〉（*Ascent into the Empyrean*），描繪了靈魂穿過隧道，朝著光亮前進。

荷蘭畫家博斯（西元 1450 年～西元 1516 年）約在 1500 年前後完成的〈靈魂升天〉（*Ascent of the Blessed*）。

參照條目　心臟去顫器（西元 1899 年）、找尋靈魂（西元 1907 年）、榮格的分析心理學（西元 1933 年）、松果體（西元 1958 年）、人工冬眠術（西元 1962 年）及安寧照護（西元 1967 年）

西元 1976 年

致癌基因

畢夏普（**John Michael Bishop**，西元 1936 年生）
瓦慕斯（**Harold Elliot Varmus**，西元 1939 年生）

　　細胞分裂需要依靠一連串特殊的過程，這些過程牽涉到適當的處理基因中的資訊。如果這個過程失常，細胞的生長失去調控，就有可能演變成**癌症**。有兩種普遍的機制推動了細胞往癌症的方向發展。第一個機制和原致癌基因（proto-oncogene）有關，這種基因的正常功能是促進健康的細胞增殖，但是如果這類基因改變了（例如序列變化造成的突變），原致癌基因就會變成致癌基因（oncogene），刺激細胞分裂太快。突變可能經由輻射線、化學物質或是其他方法產生。

　　另一方面，抑癌基因（tumor suppressor gene）會抑制癌化狀態出現，例如有些抑癌基因的產物會讓異常的細胞凋亡（apoptosis，正常而且有益細胞的死亡過程）。用車子來做比喻，致癌基因就像是把油門踩到底而且固定在那裡，而抑癌基因則像是煞車。油門或是煞車失靈了，車子就可能會失去控制亂跑。

　　1976 年，美國生物學家畢夏普和瓦慕斯指出，許多生物中（包括人類），致癌基因是有缺陷的原致癌基因。畢夏普曾經這樣比喻原致癌基因，說它是許多致癌物質能在上面發揮作用的材料，是「許多致癌物能在上面彈奏音樂的鍵盤」。

　　造成癌症的基因最早在病毒中發現，這些基因是細胞正常基因的拷貝。簡單的說，病毒的致癌基因屬於原致癌基因，後來被納入了病毒之中，而且稍微有了點改變。當病毒進入宿主細胞，把額外的病毒致癌基因插入宿主染色體，會得細胞本身就有的原致癌基因活性增強，造成危險。由致癌病毒造成的癌症，有的時候可以經由接種對抗這些病毒的疫苗來預防。癌細胞中致癌基因轉譯出的蛋白質，有些可以當成單株抗體（monoclonal antibody）作用的目標。除此之外，致癌基因的表現過程有的時候可以由微 RNA（microRNA）這種小 RNA 分子所抑制。換句話說，如果這種微 RNA 如果突變了，也有可能讓致癌基因活化。

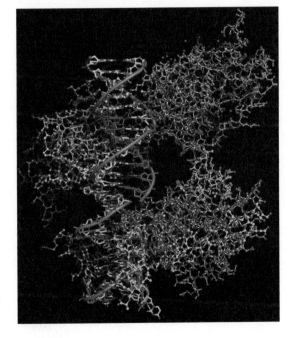

這個分子模型顯示的是腫瘤抑制蛋白 p53 接在一股 DNA 上。p53 平常像是「基因組的守護者」，如果突變使得這種蛋白質沒有活化，那麼就有可能造成癌症。如果致癌基因像是油門，而 p53 就是煞車。

參照條目　癌症病因（西元 1761 年）、細胞分裂（西元 1855 年）、孟德爾遺傳學（西元 1865 年）、發現病毒（西元 1892 年）、史丹利的病毒結晶（西元 1935 年）、反轉錄酶和愛滋病（西元 1970 年）、表觀遺傳學（西元 1983 年）、基因療法（西元 1990 年）及 RNA 干擾（西元 1998 年）

電子耳植入術

朱諾（**Andre Djourno**，西元 1904 年～西元 1996 年）
艾里（**Charles Eyries**，西元 1908 年～西元 1996 年）
吉西亞（**Adam M. Kissiah Jr.**，西元 1947 年生）

　　根據聖經中先知以賽亞（Isaiah）的說法，將來有一天，「瞎子的眼必睜開；聾子的耳必開通。」不過在歷史上，聾人不是受到錯誤的治療，便是被棄之不顧。最有名的偏見之一是希臘的博學之士亞里斯多德所說的：「所有天生耳聾的人都愚昧無知，無法理性思考。」

　　人類的耳蝸管是在內耳中一個螺旋狀、充滿液體的器官，有用顯微鏡才看得到的細毛伸入液體中。聲波進入耳蝸管後，會使得細毛擺動，把聲音轉變成神經衝動，經由聽神經傳遞到大腦。如果失去了毛細胞，或是毛細胞的功能不正常，便會造成感音性聽覺損傷（sensorineural hearing impairment）。發育異常、外傷或疾病都可能造成這種狀況。

　　電子耳（cochlear implant）這種電子儀器能夠提供聲音的感覺，它體外的部分含有麥克風以及語言處理器，後者能夠把聲音以頻率的不同切分成數軌，把處理過的聲音會以電磁感應的方式傳遞到皮膚下的接受器，接著這些訊息會傳到捲入人工耳蝸中的電極陣列。剛失聰的人馬上植入電子耳，效果最佳，天生失聰的嬰兒最好要在兩歲以前植入。較年長的人如果失聰一陣子，或是從來沒有聽過聲音，大腦很可能難以適應新的感覺輸入。

　　1957 年，法國－阿爾吉利亞的醫生朱諾和艾里在手術時，把一條電線接到外露的聽神經上，通電時，耳聾的病人會聽到賭輪盤聲、蟋蟀叫聲，這是電子耳早期的工作。早期的電子耳無法讓人聽得懂語言，但是有助於讀唇語。1977 年，美國工程師吉西亞取得了以數位電子儀器刺激人類聽神經的美國專利，這是電子耳的基礎。

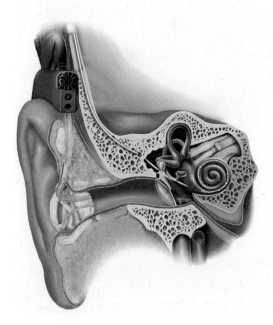

以電子耳模擬聲音的圖解，這是助聽器加上了電子耳，一組電極伸入了螺旋狀的耳蝸管中。

參照條目　眼鏡（西元 1284 年）、腦神經系統的比對（西元 1664 年）、探索內耳迷路（西元 1772 年）、聽診器（西元 1816 年）及助聽器（西元 1899 年）

西元 1977 年

磁振造影

勞伯特（**Paul Christian Lauterbur**，西元 1929 年～西元 2007 年）
曼斯菲爾德（**Peter Mansfield**，西元 1933 年生）
達馬迪安（**Raymond Vahan Damadian**，西元 1936 年生）

　　磁振造影（magnetic resonance imaging, MRI）是利用磁力、無線電波和電腦而呈現出身體內部的影像，而且軟組織之間的對比要比 X 光或**電腦斷層掃描**明顯得多。病人進行 MRI 時，會送入一個能夠產生磁場的巨大圓管中。

　　如果原子核中的中子或質子數目並沒有成對，那麼這個原子核就會像是個小磁鐵。磁場施予的力，可以讓原子核的自轉軸繞著圈轉（稱為進動），像是陀螺一般。當外部的磁場增強，原子核不同自旋狀態的能量差距就會加大。當磁場施加後，無線電波會引發自旋態的躍遷，使得某些自旋進入更高能的狀態。如果電磁波關閉，這個自旋就會恢復到比較低能量的狀態，並且發出自旋反轉的共振頻率輻射訊號。

　　1971 年，美國物理學家達馬迪安指出，在正常細胞和異常細胞裡，水中氫原子自旋回復的比率不同，這開啟了 MRI 在醫療檢驗上的可能性。1977 年，他展示了一幅人類全身的掃描影像。美國化學家勞伯特的貢獻則是利用磁場的梯度來產生 MRI 的影像。英國物理學家曼斯菲爾德發明了能夠有效產生影像的數學方法。

　　MRI 適合用來掃描含有許多氫原子核的組織（水有很多氫原子），例如大腦、脊髓、椎間盤和心臟。MRI 不像 X 光一樣會放出刺激離子產生的輻射線，還能夠提供組織中化學組成的資訊。對比劑（例如含有釓的溶液）可以注射到病人體內，使影像更清晰。擴散 MRI（diffusion MRI）能夠用來測量組織中水擴散的方向。功能性 MRI（functional MRI）能夠用來研究腦部的即時活動。

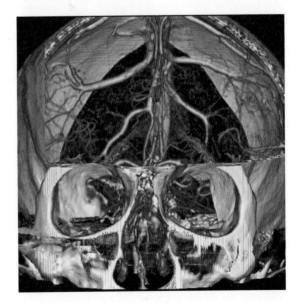

腦部動脈的磁振造影／磁振血管攝影（magnetic resonance angiogram）。這種磁振造影通常用來找腦中的動脈瘤（aneurysm）。

參照
條目　X 光（西元 1895 年）、放射療法（西元 1903 年）、乳房攝影（西元 1949 年）、醫療用超音波（西元 1957 年）、電腦斷層掃描（西元 1967 年）及正子造影術（西元 1973 年）

第一個試管嬰兒

史特普托（**Patrick Christopher Steptoe**，西元 1913 年～西元 1988 年）
艾德華茲（**Robert Geoffrey Edwards**，西元 1925 年～西元 2013 年）
布朗（**Louise Joy Brown**，西元 1978 年生）

1978 年 7 月發行的《時代》雜誌中有一篇報導說：「頭條大新聞……你可以說這是『人類的奇蹟』或是『世紀之嬰』。有些時事評論員說，這名將要出生的嬰兒是人類的醫學奇蹟，能夠和腎臟與心臟移植媲美。神學家和有些科學家則警告，認為其中的道德、倫理和社會意涵會造成動盪不安。」

體外人工受精（in vitro fertilization）指的是讓卵子在身體之外受精。女性會給予激素以刺激卵巢製造數個卵子，然後醫生會把針筒從陰道伸入到卵巢，取出卵子。接著卵子和精子一起放在實驗室的培養皿中，培養皿中添加了能夠滋養卵子的培養基。過了一段時間（約兩、三天），醫生會把每個早期胚胎（含有八個細胞）都移植到女性的子宮中。這名女性必須服用黃體酮（progesterone）這類激素一段時間，好維持子宮的內膜，同時促進胚胎的生存。用這種方式誕生的嬰兒，就俗稱為「試管嬰兒」（test-tube babies）。

有的不孕夫妻可以使用體外人工受精來幫助懷孕，例如女性的輸卵管如果受損而使得卵子無法從卵巢進入子宮。有些男性造成的不孕，可以使用卵細胞質內單精蟲注射（intracytoplasmic sperm injection, ICSI），直接把精子注射到卵子中。

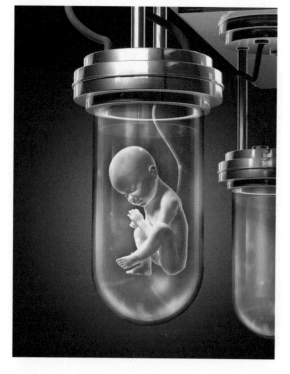

通常會把數個胚胎移植到子宮中，這樣至少有一個胚胎會發育的機會能夠增加。在胚胎送進子宮前，可以先進行胚胎植入前遺傳診斷（preimplantation genetic diagnosis），以檢查是否有染色體異常的現象。胚胎也可以冷凍保存，以後使用。

1978 年 7 月 25 日，第一名試管嬰兒布朗誕生了，這是英國醫生史特普托和生理學家艾德華茲首創體外人工受精的成果。已經有超過一百萬名嬰兒藉由體外人工受精而誕生。體外人工受精違背性與多產的戒律，因此羅馬天主教廷加以反對。

雖然叫做「試管嬰兒」，但是醫生會把體外人工受精而產生的早期胚胎，移植到女性子宮中。不過有些人以為那些嬰兒是在子宮以外地方發育的，例如這張很有想像力的圖。

參照條目　墮胎（西元 70 年）、發現精子（西元 1678 年）、連體嬰分割手術（西元 1689 年）、輸卵管切除術（西元 1883 年）、羊膜穿刺（西元 1952 年）、人工冬眠術（西元 1962 年）及複製人（西元 2008 年）

胎兒手術 |

哈里遜（**Michael R. Harrison**，西元 1943 年生）

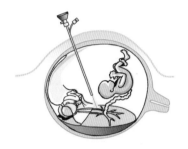

醫生坎摩西（Pamela Camosy）寫道：「治療未出生病人的努力讓人激動，不過這個領域還處於嬰兒階段。到目前為止，胎兒才剛開始受到密切的觀察，同時納入醫學的範疇。胎兒的科學與人生，從此更為寬廣。」胎兒手術就是為尚未出生、還在子宮內的胎兒動手術，通常是胎兒性命危急時才會進行。胎兒手術有數種形式，在執行開腹式胎兒手術（open fetal surgery）時，醫生會將孕婦的腹部和子宮切開，為胎兒動手術，這時胎兒的臍帶和胎盤依然連接在母體上，手術完成之後再將胎兒放回子宮中，接著縫合子宮壁和腹部。胎兒將來要出生時再使用**剖腹產**。這種手術的困難之處在於會切傷子宮，因此需要預防早產。胎兒內視鏡手術（fetoscopic surgery）的侵入性則小很多，這種手術有個別名叫做「胎天堂」（Fetendo），因為操作時和很像是在打任天堂（Nintendo）的遊戲。手術進行時，會用到管狀的胎兒內視鏡（見〈**西元 1954 年／內視鏡**〉）和即時的影像系統，以引導小型的手術工具到需要進行手術的位置。

1981 年，小兒科醫生哈里遜在美國加州大學舊金山分校，進行了首次開腹式胎兒手術。這名胎兒由於尿道阻塞，使得膀胱漲大，十分危險。哈里遜把導管插入，讓尿排出而救了胎兒。

超音波檢查能找出各種胎兒身上的功能失常，胎兒手術能夠打開胎兒的心臟瓣膜，修補橫膈疝氣，移除連接在胎兒尾椎骨的致命腫瘤：薦椎尾骨畸胎瘤（sacrococcygeal teratomas），修補會造成出生時脊柱裂的胚胎神經管癒合不全。如果是雙胞胎胎兒，**雷射**光凝固法（laser photocoagulation）能夠封住某些血管，阻止兩個胎兒之間錯誤而且會造成危險的血液流動。

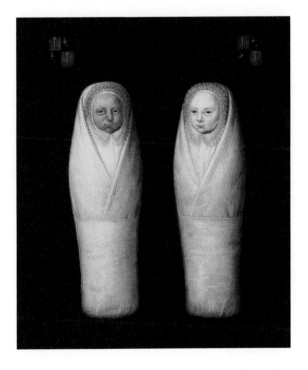

上圖：雙胞胎胎兒輸血症候群（twin-to-twin transfusion syndrome）中，有一名胎兒的血液供應不正常，侵入性極小的胎兒手術可以治療這種症狀。右圖：不知名畫家繪製的〈襁褓〉（*de Wikkelkinderen*），其中一個嬰兒臉色蒼白，可能代表了雙胞胎胎兒輸血症候群的結果。

參照條目 連體嬰分割手術（西元 1689 年）、剖腹產（西元 188 年）、羊膜穿刺（西元 1952 年）、內視鏡（西元 1954 年）、胎兒監測（西元 1957 年）、醫療用超音波（西元 1957 年）及、沙利竇邁災難（西元 1962 年）

腹腔鏡手術

凱林（**Georg Kelling**，西元 1866 年～西元 1945 年）
賈可畢斯（**Hans Christian Jacobaeus**，西元 1879 年～西元 1937 年）
席姆（**Kurt Karl Stephan Semm**，西元 1927 年～西元 2003 年）
穆瑞特（**Philippe Mouret**，西元 1938 年～西元 2008 年）
穆赫（**Erich Muhe**，西元 1938 年～西元 2005 年）

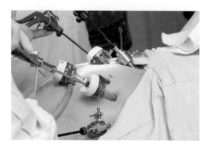

腹腔鏡手術（Laparoscopic surgery）執行時只會切開一個小傷口，也稱為鎖孔手術（keyhole surgery）或微創手術（minimally invasive surgery）。**內視鏡**是一種管狀的儀器，醫生可以用來窺探身體內部，通常是由身體原本舊有的竅孔（例如嘴）伸入的。在腹腔手術或骨盆手術中，通常會使用腹腔鏡。腹腔鏡前端通常會有電荷耦合元件這種數位電子儀器，以拍攝影像。除此之外，光纖系統能夠提供身體的照明。在內視鏡手術中，手術器具通常可以藉由內視鏡中的小通道伸入體內，但是在腹腔鏡手術中，手術器具則是經由套管（trocar）伸入體內的。套管是前端尖銳的管子，能夠插入體內，多個套管可以讓手術工具便於使用。比起傳統手術，腹腔鏡手術有數個優點，包括失血較少、病人恢復較快、疼痛減輕、傷疤減小，感染風險也降低。

一些先驅的腹腔鏡手術，是由瑞典醫生賈可畢斯在 1910 年開始執行的。1981 年，德國醫生席姆執行了第一次腹腔鏡盲腸切除術。德國醫生穆赫與法國醫生穆瑞特分別在 1985 年和 1987 年，執行了最早的腹腔鏡膽囊切除術。不過要到了 1986 年，電腦影像晶片的發展能夠讓影像放大並且在電視螢幕上播放之後，腹腔鏡手術才成為正規手術的一部分。

醫生史班納（Shelly Spaner）和華諾克（Garth Warnock）寫道：「在手術的歷史中，人們接受腹腔鏡手術的速度是空前的。比起其他重要的手術成就，腹腔鏡手術在手術這個領域中，造成的改變更快也更巨大。」

FIG. 8

上圖：醫生正在準備胃繞道手術。右圖：美國專利 5480409 號的腹腔鏡手術工具，標注為 215 與 216 號的頷部能在身體中開合。

參照條目 縫合術（約西元前 3000 年）、子宮切除術（西元 1813 年）、全身麻醉（西元 1842 年）、盲腸切除術（西元 1848 年）、輸卵管切除術（西元 1883 年）、內視鏡（西元 1954 年）、雷射（西元 1960 年）、機器人手術（西元 2000 年）及遠距手術（西元 2001 年）

普里昂蛋白

普魯希納（Stanley Ben Prusiner，西元 1942 年生）
蓋杜謝克（Daniel Carleton Gajdusek，西元 1923 年～西元 2008 年）

在《變身怪醫》這個虛構的小說中，主角的身體中潛伏著一個善良的人格和一個邪惡的人格。引發毀滅性普里昂蛋白疾病的蛋白質，本來是有益的，但是後來轉變成造成毀滅的形式。1982 年，美國的神經學家兼生物化學家普魯希納發明了「普里昂蛋白」（prion）這個詞，用來指稱他所研究的蛋白質，這種蛋白質光只有自己就足以引起疾病。相較之下，就算是**病毒**，還是含有 DNA 或 RNA 之類的遺傳物質，並且加上蛋白質。

普里昂蛋白是小型蛋白，會有至少兩種不同的立體形狀。這種蛋白質在正常的細胞型態（PrP-C）下，具有數種有用的功能，例如維持神經的絕緣以幫助電訊號的傳遞。但是造成疾病的型態（PrP-Sc，Sc 指的是發生在綿羊的普里昂蛋白疾病：綿羊搔癢病），會傷害腦部。有些普里昂蛋白是家族遺傳的，例如庫賈氏病（Creutzfeldt-Jakob disease），這是 PrP 基因上有一個突變所造成的。不過吃了被普里昂蛋白感染牛隻的肉，也會得到相同的疾病。在牛隻中，這種疾病稱為牛海綿狀腦病變（bovine spongiform encephalopathy, BSE），也稱為狂牛症。另一種受到普里昂蛋白感染所致的疾病是庫魯病（kuru），美國的醫生蓋杜謝克在巴布亞紐幾內亞（Papua New Guinea）佛爾族（Fore）中發現這種病症。佛爾族人會吃死人的腦，庫魯病便在親人之間傳染。

科學家還在研究致病的 PrP－Sc 如何把 PrP－C 變成 PrP－Sc。當這種異常的蛋白質在腦中堆積時，會結塊然後摧毀腦細胞，使得腦中產生海綿狀的空洞，症狀則是無法控制動作、癡呆與死亡。很不幸的是，PrP－Sc 非常穩定，化學和物理方式都摧毀不了它。除此之外，PrP－Sc 不會引起發炎，免疫系統不會受到刺激來對抗這種疾病。經由遺傳工程改造而無法製造 PrP－C 的小鼠，不會被普里昂蛋白疾病所侵襲。

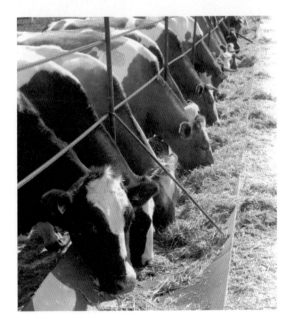

在英國，死於牛海綿狀腦病的牛，肉和骨粉又拿去餵牛，因而造成牛海綿狀腦病變爆發。人如果吃到了病牛，就可能會染病。現在法律禁止拿反芻動物的蛋白質去餵牛。

參照條目 孟德爾遺傳學（西元 1865 年）、發現病毒（西元 1892 年）、阿茲海默症（西元 1906 年）、1906 年的「肉品檢疫法」（西元 1906 年）及 DNA 結構（西元 1953 年）

表觀遺傳學

佛傑斯坦（**Bert Vogelstein**，西元 1949 年生）

就如同鋼琴家在詮釋一首樂曲時會控制每個音符的音量和節奏，表觀遺傳學（epigenetics）則是影響細胞中 DNA 上遺傳序列的表現。表觀遺傳學通常研究的是不改變細胞中 DNA 的序列、但會造成可遺傳性狀的遺傳學。

控制 DNA 表現的方法之一是在 DNA 上的鹼基接上甲基（連上三個氫原子的碳原子），這段 DNA 就像是被做了記號，比較不活躍而可能無法製造某種特殊的蛋白質。與 DNA 分子結合的組織蛋白（histone）也可能改變基因的表現。

在 1980 年代，瑞典的科學家畢格林（Lars Olov Bygren）發現，瑞典北博藤省（Norrbotten）的男孩如果在一個季節中，由飲食正常突然變得食量暴增，那麼將來他的兒子和孫子會比較短命，解釋的理論之一是可遺傳的外遺傳因子造成這種現象。其他的研究指出，壓力、飲食、抽菸、胎兒時期吸收的營養，會在基因上造成印痕，這種印痕可以傳到下一代。根據這種說法，你祖父母呼吸的空氣和吃的東西，會在數十年後影響你的健康。

1983 年，美國的醫學研究人員佛傑斯坦和芬伯格（Andrew P. Feinberg）首次記錄了由外遺傳機制造成的人類疾病。其中特別的是，他們觀察到大腸直腸癌（colorectal cancer）細胞中許多 DNA 上都沒有甲基。由於有甲基的基因通常都被關閉，因此有些 DNA 上沒有甲基可能讓它們在癌細胞中不正常的活化。除此之外，DNA 接上太多的甲基會破壞有保護能力的抑制腫瘤基因的作用。目前正在發展能夠影響外遺傳的藥物，好讓壞基因休止、好基因活躍。

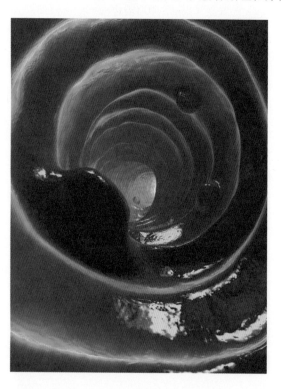

外遺傳的基本概念並不新穎，畢竟腦細胞和肝臟細胞的 DNA 序列都是相同的，但是經由外遺傳的作用，而有不同的基因活躍著。外遺傳也能夠解釋為何同卵雙胞胎中，有一個人罹患了氣喘或躁鬱症，另一個能夠維持健康。

大腸直腸癌（如圖中的息肉）中許多 DNA 上都沒有甲基。由於有甲基的基因通常都被關閉，沒有甲基可能造成與癌症相關的基因不正常的活化。

參照條目：癌症病因（西元 1761 年）、孟德爾遺傳學（西元 1865 年）、遺傳的染色體理論（西元 1902 年）、DNA 結構（西元 1953 年）、致癌基因（西元 1976 年）、基因療法（西元 1990 年）、RNA 干擾（西元 1998 年）及人類基因組計畫（西元 2003 年）

聚合酶連鎖反應

穆利斯（**Kary Banks Mullis**，西元 1944 年生）

1983 年，生物化學家穆利斯在美國加州的高速公路上開車時，想到了在幾個小時內將一條微小的遺傳物質複製成數十億條的方法，後來這個方法在醫學中有數不清的應用。他的這個點子：聚合酶連鎖反應（polymerase chain reaction, PCR），後來變成產值數十億美元的工業，但是他從老闆那兒只拿到一萬美元的獎金。他在 10 年後得到諾貝爾獎，應該是足以安慰了。

科學家在研究某一段特殊的 DNA 序列時，通常需要很大量。聚合酶連鎖反應的突破之處在於它可以從溶液中的一條 DNA 分子開始，藉由 Taq 聚合酶能夠複製出許多 DNA。Taq 聚合酶最初是從美國黃石國家公園熱泉中的細菌純化出來的，即使被加熱也能維持功能。溶液中也還要加入引子（primer），這是短的 DNA，可以黏在樣本 DNA 中需要研究的序列之前和之後的位置。接著整個溶液會反覆加熱與冷卻，聚合酶就會快速的複製引子之間的 DNA 序列。熱冷循環過程會讓 DNA 的雙股分開再黏回來，這是複製過程所必須的。聚合酶連鎖反應能夠用來檢查食物中的病原體，診斷遺傳疾病，評估愛滋病人體內 HIV 的濃度，決定嬰兒的父母親，從犯罪現場找到的微量 DNA 來揪出犯人，也能用來檢查化石中的 DNA。聚合酶連鎖反應對於人類基因組計畫的推動也很重要。

醫學記者波利奇（Tabitha Powledge）寫道：「聚合酶連鎖反應對於遺傳材料的重要性，等於印刷術對於書寫材料的重要性，兩者都使得複製變得輕鬆、平價而且方便。」《紐約時報》則認為穆利斯的發明「把生物學分成 PCR 時代和前 PCR 時代。」

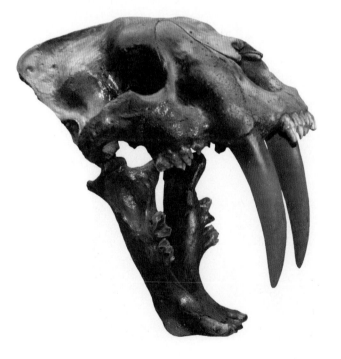

從瀝青中發現的一萬四千年前的劍齒虎化石中還保存了 DNA，聚合酶連鎖反應能夠大量複製這些 DNA。科學家經由這樣的研究，能夠比較已經滅絕的劍齒虎和其他現存的貓科動物，以更了解貓科動物的演化。

 參照條目 DNA 結構（西元 1953 年）、反轉錄酶和愛滋病（西元 1970 年）及人類基因組計畫（西元 2003 年）

消化性潰瘍與細菌

多納圖斯（Marcellus Donatus of Mantua，西元 1538 年～西元 1602 年）
李柯迪斯（John Lykoudis，西元 1910 年～西元 1980 年）
華倫（John Robin Warren，西元 1937 年生）
馬歇爾（Barry James Marshall，西元 1951 年生）

　　1587 年，義大利醫生多納圖斯成為最早記錄胃部內裡開放性潰瘍的人之一，他是在**驗屍**的時候發現的。直到不久之前，大家都還認為發生在胃和胃旁邊十二指腸的消化性潰瘍，是因為壓力和飲食所造成。不過現在我們知道潰瘍的主要成因是幽門螺旋桿菌（Helicobacter pylori），這種螺旋狀的細菌會在胃部酸性的環境中繁殖。澳洲的科學家華倫和馬歇爾的先驅工作，讓科學界接受了這個細菌的病因。1984 年，馬歇爾為了讓充滿懷疑的科學同行相信這件事，自己喝下了一個培養皿幽門螺旋桿菌，五天之後得了胃炎（胃部內裡的發炎症狀）。

　　消化性潰瘍會造成肚子痛和嘔血，胃部或十二指腸穿孔可能會致死。幽門螺旋桿菌在胃部生活時，會引起慢性發炎，並且使得胃泌素（gastrin，能控制胃中鹽酸的含量多寡）增加或是減少。培養胃部或十二指腸的檢體、檢驗血中的抗體、檢查糞便（中的細菌抗原），都可以檢驗體內是否有幽門螺旋桿菌。另一種方法是尿素呼氣試驗（urea breath test）：病人吞下放射性的尿素，由於幽門螺旋桿菌會消化含有碳的尿素，因此病人的呼氣中如果有放射性二氧化碳，體內很可能就有幽門螺旋桿菌。科學家認為幽門螺旋桿菌可能是經由食物、水和唾液傳染的。不過，身體中有幽門螺旋桿菌的人中，只有少數真的會得到消化性潰瘍。可能的原因是每個人的遺傳體質不同，體內的幽門螺旋桿菌致病能力高下也有差別。

　　治療幽門螺旋桿菌的方法包括服用多種抗生素治療、用含有鉍的化合物，質子幫浦抑制劑能夠降

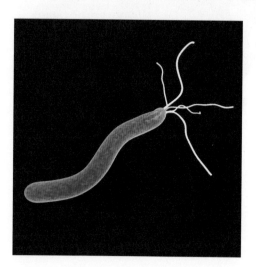

低胃酸。值得一提的是，希臘的醫生李柯迪斯在 1958 年就已經發展出以抗生素治療胃潰瘍的方法了，只是當時大部分的醫師都不信這一套。

　　阿司匹靈、布洛芬（Ibuprofen）和其他的非類固醇消炎止痛藥（NSAID）也會引起消化性潰瘍。這類藥物會使得前列腺素（prostaglandin，一群類似激素的分子）的產量減少，後者通常能夠刺激能保護胃部的黏液分泌。

藝術家繪製的幽門螺旋桿菌，這種菌有四根鞭毛，讓自己可以在胃部的黏液層中移動，好抵達胃部的上皮組織（epithelium）。

參照條目　布氏腺（西元 1679 年）、驗屍（西元 1761 年）、觀察聖馬丁的胃（西元 1833 年）、盤尼西林（西元 1928 年）及在自己身上做醫學實驗（西元 1929 年）

西元 1984 年

端粒酶

布雷克本（Elizabeth Helen Blackburn，西元 1948 年生）
葛雷德（Carolyn Windney "Carol" Greider，西元 1961 年生）

我們細胞中每個染色體，是由一條很長的 DNA 分子纏繞著蛋白質而形成的。在每條染色體的兩端，各有一個具有保護功能的蓋子，稱為端粒（telomere），端粒中的 DNA 序列是大約重複一千次的 TTAGGG。每次細胞分裂、染色體複製時，酵素無法把染色體的兩端完整地複製下來，但是如此大量重複的序列也足以補償了。不過，每次細胞分裂時，端粒的一部分就消失了，到後來端粒變得太短，在這些「老」的細胞中，染色體無法複製。身體中許多細胞在分裂了五十次之後，就進入了「老化」（senescence）狀態，無法分裂。

1984 年，生物學家葛雷德和布雷克本研究微小的原生動物四膜蟲（Tetrahymena），發現了端粒酶。這種酵素中有 RNA，可以對抗染色體減短的現象，並且在染色體末端加上 TTAGGG 序列，使得端粒延長。在身體中，大部分的體細胞（非生殖細胞）中，端粒酶的活性都很低。但是在胎兒細胞、成人中的生殖細胞（germ cell，能產生卵或精子）、免疫系統中的細胞，以及腫瘤細胞中，端粒酶就很活躍，這些細胞能規律的分裂。這些發現意味著端粒酶的活性和老化及癌症有關。如果能夠活化端粒酶，讓細胞不死，這樣或許可以增加壽命。如果能夠抑制端粒酶，那麼就可以讓持續分裂的癌細胞最後會

死亡。有些人類的早衰疾病（premature aging disease）與短的端粒有關，人類大部分的癌症細胞中，都具有端粒酶的活性，因此現在有很多實驗正在測試這樣的醫療概念。要提到的是，四膜蟲是生活在淡水中的單細胞生物，端粒酶非常活躍，可以不斷地分裂，也就是說，牠是永生的。

葛雷德和布雷克本寫道：「在 1980 年代初期，科學家根本還沒有開始從研究四膜蟲維持染色體的方式，來找出可能的癌症療法……當一個人在探索大自然時，永遠無法預期在何時何處會發現基礎的原理。」

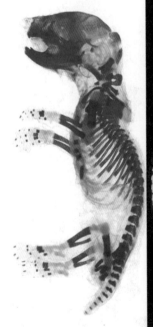
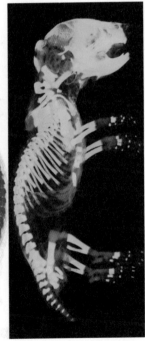

這隻老鼠用遺傳工程的方式剔除了端粒酶，因此很早就開始衰老了，不過在放入了端粒酶之後，就會恢復了健康。科學家能利用這些特殊的老鼠來研究骨骼和軟骨的發育和退化過程。

參照條目　癌症病因（西元 1761 年）、遺傳的染色體理論（西元 1902 年）、癌症化療（西元 1946 年）、海拉細胞（西元 1951 年）及 DNA 結構（西元 1953 年）

小腸移植

　　小腸（small bowel, SB）是肚子中像是蛇一般盤繞的管狀器官，上接胃臟、下接大腸，大約有六公尺長，大部分食物的消化和吸收過程都發生在這個器官中。小腸內壁的細胞會分泌多種酵素，不過大部分在小腸中作用的酵素是由胰臟製造的，經由胰管送到小腸中。小腸絨毛（小腸內壁上像手指般突出的構造）上的細胞能夠把腸道中的養份傳到微血管，然後血管會把這些養份輸送到全身的器官。

　　雖然在 1960 年代就有人嘗試移植小腸，但是由於身體對於外來器官的排斥現象非常嚴重，因此結果令人非常沮喪。1987 年，日本的研究人員發表了一篇關於他克莫司（Tacrolimus，也稱為 FK-506）的研究報告。他克莫司是在 1984 年從生活在土壤中的筑波山鏈黴菌（Streptomyces tsukubaensis）所找到的神奇免疫抑制劑。有了他克莫司，使得許多器官移植得以成功。後來減少器官移植排斥的藥物有所改進，移植者的存活率也增加了。

　　小腸之所以難以移植，是因為其中居住了大量的微生物，換句話說就是有大量抗原，同時小腸中還有許多白血球。在患者的小腸衰竭而必須接受移植之前，醫生會先嘗試全靜脈營養輸入作業（total parenteral nutrition），這是把營養液從導管輸入到靜脈中。不過長時間的全靜脈營養輸入作業會導致併發症，例如肝臟衰竭、骨骼疾病、感染，連接導管的靜脈也會受傷。

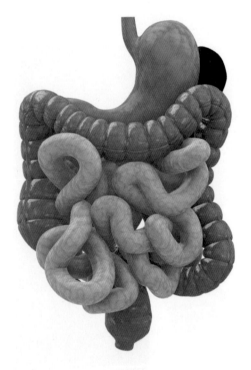

　　造成小腸衰竭的原因包括了克隆氏病（Crohn's disease，一種小腸發炎的疾病）、新生兒壞死性腸炎（necrotizing enterocolitis）、先天性巨結腸症（Hirschsprung's disease，也稱為希什斯普隆氏病、腸麻痺）。捐贈出來的小腸通常來自死者，有的也會從活的親人身上切下部分的小腸來移植。除此之外，小腸有的時候會和其他的器官（例如肝臟）一起移植。

小腸是肚子中像是蛇一般盤繞的管狀器官（圖片的前方），上接胃臟、下接大腸，大約有六公尺長。

參照條目　組織移植（西元 1597 年）、布氏腺（西元 1679 年）、眼角膜移植（西元 1905 年）、腎臟移植（西元 1954 年）、骨髓移植（西元 1956 年）、肝臟移植（西元 1963 年）、肺臟移植（西元 1963 年）、手的移植（西元 1964 年）、胰臟移植（西元 1966 年）、心臟移植（西元 1967 年）、環孢靈（西元 1972 年）、臉部移植（西元 2005 年）及長出新的器官（西元 2006 年）

基因療法

安德森（William Trench Anderson，西元 1936 年生）

　　許多疾病是因為基因有缺陷而造成的。基因是遺傳的單位，能夠控制性狀，上從眼睛的顏色，下到罹患癌症和氣喘的可能性。例如鐮形血球貧血症會使得紅血球異常，這是因為某個基因中的 DNA 序列上發生了一個有害的變化造成的。

　　基因療法是一個新興的醫療領域，作法是改變基因，也可以插入或移除基因。有一種基因療法的方式是用遺傳工程的技術，讓病毒攜帶有用的人類基因。這個病毒會把基因插入有缺陷的人類細胞，不過插入的位置通常是隨機的。這個插入的基因會製造功能正常的蛋白質。如果精子或卵子接受了改造，這樣的變化會遺傳給子孫，當然也會對人類這個物種造成深遠的影響。

　　美國的第一件基因療法是在 1990 年核准執行的，病人是一位罹患腺苷去胺酶（adenosine deaminase）不全症這種罕見免疫疾病的 4 歲小女孩，她很容易就受到感染。美國的科學家安德森和同事把她身體中的白血球抽出來，把缺的基因放到白血球中，然後再把白血球送回體內，希望這些細胞能夠製造她需要的酵素。這些細胞穩定地製造了酵素，但是沒有辦法產生新的細胞。後來的基因療法成功地治療了腺苷去胺酶不全症、其他形式的急性免疫不全症（例如「氣泡男孩」症）、愛滋病（改變 T 細胞的遺傳基因以對抗愛滋病毒）、

帕金森氏症（可以減輕症狀）。不過，基因療法有時帶有風險，因為病毒把基因插入宿主細胞時，有時會破壞正常的基因功能，例如有些用基因療法治療免疫不全症的兒童後來得到了白血症。除此之外，攜帶這些治療基因的病毒（或是植入新基因的細胞），有時會招來免疫系統的攻擊，使得治療無效，最糟的情況是免疫攻擊過強而使得病人死亡。

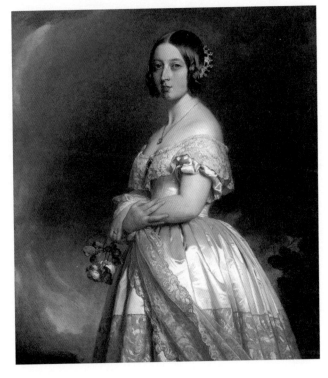

血友病是 X 染色體上一個基因中的一個突變所造成的，患者受傷時血會流個不停。圖中的是英國女皇維多利亞（西元 1819 年～西元 1901 年），她把這個突變傳給許多皇家成員。

參照條目　孟德爾遺傳學（西元 1865 年）、先天性代謝異常（西元 1902 年）、鐮狀細胞貧血症的病因（西元 1949 年）、DNA 結構（西元 1953 年）、自體免疫疾病（西元 1956 年）、帕金森氏症藥：左旋多巴（西元 1957 年）、奈米醫學（西元 1959 年）、致癌基因（西元 1976 年）及表觀遺傳學（西元 1983 年）

拒絕心肺復甦術

昆蘭（**Karen Ann Quinlan**，西元 1954 年～西元 1985 年）

　　民權領導者金恩（Martin Luther King Jr.）曾經說過：「對一個人的生活來說，重要的是品質，而非長度。」再近幾十年來，只要提到醫生是否應該讓疾病末期或是昏迷的病人死亡，爭議就接踵而至。法律教授伍德魯夫（William A Woodruff）寫道：「當醫療技術進步到幾乎可以永遠維持病人的生命跡象，社會才開始質疑這些進步的價值。如果病人永遠陷入昏迷之中，無法與他的周遭互動……無法展現最基礎的認知行為，那麼讓他活著的意義何在？」

　　這樣的疑問使得美國和其他一些國家建立了現代的「拒絕心肺復甦術」（do-not-resuscitate）條款，這些法規允許病人（或指定的人）指定，如果病人心臟或肺臟的功能停止時不要嘗試進行心肺復甦。在美國，「拒絕心肺復甦術」的重要一步發生在 1975 年，當年紐澤西最高法院判決，昆蘭的父親有權移除他昏迷中女兒凱倫的呼吸器。1991 年，美國制訂了病人自決法案（US Patient Self Determination Act），強迫醫院必須遵照病人對於自身醫療照護的決定，有行為能力的病人有權拒絕治療。如果病人囑咐拒絕心肺復甦術，那麼就不會進行高級心臟救命術（advanced cardiac life support），也不會嘗試進行心肺復甦術。

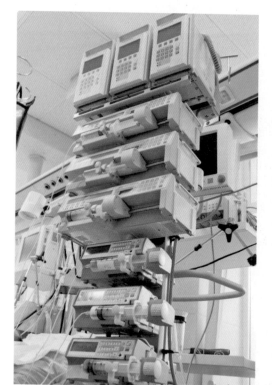

　　「拒絕心肺復甦術」讓醫療系統產生了一些複雜的難題，例如病人如果事前囑咐了拒絕心肺復甦術，而醫院進行了，病人的意願便受到違背，就可能會有「錯誤人生」（wrong life）的訴訟。在 1990 年「潘恩控訴馬利安總醫院」（Payne v. Marion General Hospital）一案中，醫生因為病人一位親人的請求，而執行了「拒絕心肺復甦術」，但是法院發現病人在去世前幾分鐘依然有行為能力，應該受到諮詢，因此判醫生敗訴。

加護病房中的注射幫浦能夠把止痛藥和止吐劑注入病人體內，以減輕痛苦。加護病房中也通風扇，好藉由置氣管內管（endotracheal tube）或氣切術（tracheotomy）幫助病人呼吸。

參照條目 醫院（西元 1784 年）、護理照顧（西元 1854 年）、知情同意（西元 1947 年）、心肺復甦術（西元 1956 年）、安寧照護（西元 1967 年）及瀕死經驗（西元 1975 年）

RNA 干擾

法厄（**Andrew Zachary Fire**，西元 1959 年生）
梅洛（**Craig Cameron Mello**，西元 1960 年生）

科學記者阿奈（Kat Arney）寫道：「光看這個透明的小蟲，怎樣也看不出其中冒出了 20 世紀末最刺激的科學故事。但如果沒有這些扭動的小蟲（科學家稱之為線蟲），（美國）科學家法厄和梅洛就不會獲頒 2006 年的諾貝爾生醫獎。」

說明一下背景知識。基因記錄在細胞染色體的 DNA 中，DNA 中的訊息可以拷貝到傳訊 RNA 上，接著傳訊 RNA 可以轉譯出蛋白質。1998 年，法厄、梅洛和同事讓線蟲接觸適合的 RNA 序列，如此可以選擇性的抑制線蟲特定基因的活性，這個方法稱為 RNA 干擾（RNA interference, RNAi）。

在實驗室中，如果要對植物、線蟲和果蠅等生物進行 RNA 干擾，可以使用與要抑制基因相應的長雙股 RNA（double-stranded RNA）。細胞中有種稱為「第三型核糖核酸內切酶」（縮寫成 Dicer）的酵素，會把進入細胞中的長雙股 RNA 切斷成為「小干擾 RNA」（small interfering RNA, siRNA）。siRNA 後來會併入 RNA 誘導沉默複合體（RNA-induced silencing complex, RISC）中，RISC 中含有 Argonaute 這種蛋白質。在 Argonaute 的協助之下，RISC 能夠剪斷與摧毀序列與 siRNA 相應的傳訊 RNA，使得傳訊 RNA 上的基因「沉默」下來。在哺乳動物身上，長雙股 RNA 會被認為是外來遺傳物質，而引發非常強烈的免疫反應，因此科學家繞過第三型核糖核酸內切酶的作用，直接使用短的 siRNA 在哺乳動物身上做實驗。

植物和無脊椎動物會使用 RNA 干擾的方法來對抗病毒，正常的人類細胞或許也能夠如此，同時用 RNA 干擾來控制基因表現和細胞發育。細胞自然產生的短 RNA 片段稱為微 RNA（microRNA），研究人員希望微 RNA 能夠用於醫療，包括控制癌症（讓腫瘤細胞中的基因「沉默」）、治療神經退化疾病、抵抗病毒。

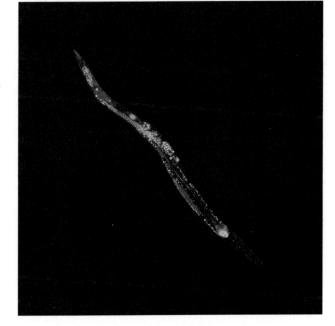

科學家最早發現利用 RNA 干擾可以選擇性地抑制線蟲（Ceanorhabdilic elegans）中的特定基因。圖中是以螢光共軛焦顯微鏡技術拍攝的活線蟲，其中顯示了兩種蛋白質的分布。

參照條目 癌症病因（西元 1761 年）、孟德爾遺傳學（西元 1865 年）、DNA 結構（西元 1953 年）、反轉錄酶和愛滋病（西元 1970 年）、致癌基因（西元 1976 年）、表觀遺傳學（西元 1983 年）及聚合酶連鎖反應（西元 1983 年）

機器人手術

曼能（**Mani Menon**，西元 1948 年生）

記者德萊爾（David Von Drehle）參觀過機器人手術（robotic surgery）之後，生動地描述這個過程：「這是一項大手術⋯⋯但是你沒有看到病人或是醫生。應該有人揮舞著手術刀，但是你只能看到在幾乎全暗的房間中，人們坐在機器之前。最大的機器是位於房間中央蜘蛛般的奇異巨獸，它戴著塑膠袖套。」

最常見的機器人手術之一有點類似**腹腔鏡手術**（也稱為匙孔手術或微創手術），造成的傷口很小。不過執行機器人手術時，醫生不會俯瞰著病人，也不會操作插入病人肚子裡面的管狀器具，而是舒服地坐在操作台前，控制著連接到數個機械手臂的器具，同時看著病人體內的立體影像。腹腔鏡手術的優點是能減少失血與疼痛，病人也能更快復原。機器人手術還有其他優點，例如醫生雙手的顫抖不會影響手術，手的大動作可以轉化成細微的小動作，讓手術更精確。如在「**遠距手術**」中一開始所說的，藉由高速網路，機器人手術可以讓病人和醫生分隔兩地。

2000 年，美國的醫生曼能執行了美國首次的機器人手術，切除了癌化的前列腺，他也成立了美國第一個機器人前列腺切除術中心。現在，藉助機器人的腹腔鏡手術能夠執行子宮切除術、修補二尖瓣、治療疝氣、切除膽囊等。德萊爾描述在機器人手術時，能夠很容易看到需要動手術的部位：「腹部手術很適合使用機器人來執行，因為醫生可以用二氧化碳讓肚子如氣球一般充氣膨脹，然後把肚子裡照的如攝影棚一般明亮。」

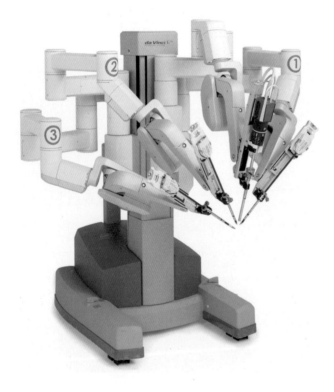

具有數個機器人手臂的達文西手術系統（da Vinci Surgical System），能夠幫助執行複雜的手術，同時減少傷口。

參照條目 縫合術（約西元前 3000 年）、霍斯德的手術（西元 1904 年）、內視鏡（西元 1954 年）、腹腔鏡手術（西元 1981 年）及遠距手術（西元 2001 年）

西元 2001 年

遠距手術

馬赫思克（**Jacques Marescaux**，西元 1948 年生）
安瓦里（**Mehran Anvari**，西元 1959 年生）

　　藉由高速網路和多手臂的機器人，現在的遠距手術（telesurgery）可以讓病人和執刀醫生分處兩地。2001 年 9 月 7 日，在法國醫生馬赫思克在美國紐約帶領團隊，為遠在七千公里外、法國史特拉斯堡（Strasbourg）的一位 69 歲女性執行了**腹腔鏡手術**，以摘除膽囊（見〈**西元 1954 年／內視鏡**〉），這是首次的跨大西洋手術。兩國之間的光纖網路，讓馬赫思克能夠操作具有內視攝影機的手術機器人，而影像則可以傳遞給馬赫思克。單方向訊號傳遞的時間差平均為 150 微秒，小到足以讓手術有效率地進行。

　　2003 年，伊朗出生的加拿大內視鏡專業醫生安瓦里，協助了世界上首次有機器人參與的遠距手術，這是在加拿大的兩間醫院之間進行的。安瓦里的手、手指和手腕的動作，經由控制台轉換成訊號，控制了四百公里外病人腹中的內視攝影機和手術工具，以進行尼森氏胃實皺摺術（Nissen fundoplication，能治療慢性胃食道逆流）。

　　醫師雙手的動作轉化成遠方機械手臂的動作，中間有時間差，這使得許多狀況下遠距手術並不適用。但從另一方面來看，遠距手術可以使得病人不必長途跋涉，在當地的醫院就可以接受到其他醫生的專業治療。在戰場上或甚至是太空中，遠距手術可能也很有用。用機器人來協助的手術（見〈**西元 2000 年／機器人手術**〉）能夠消除醫生手部的顫抖，並且讓醫生可用舒服的姿勢坐著執行手術。

　　現在，前列腺切除手術和打通腎臟與輸尿管之間的阻塞等手術，有許多是藉助機器人執行的。機器人也發展成能夠回饋細微的力量到醫生的手上，讓醫生能夠「感覺」到位於遠端的組織。

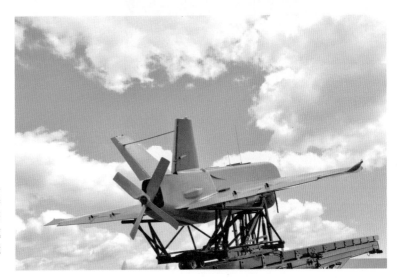

2007 年，研究人員藉由測試無人飛機傳遞的訊息來控制手術機器人。機器人和位於遠方的醫生藉由飛機傳遞訊息，對於在戰場或是偏遠地區執行遠距手術，可能大有幫助。

 參照條目 縫合術（約西元前 3000 年）、霍斯德的手術（西元 1904 年）、內視鏡（西元 1954 年）、腹腔鏡手術（西元 1981 年）及機器人手術（西元 2000 年）

人類基因組計畫

華生（**James Dewey Watson**，西元 1928 年生）
凡特（**John Craig Venter**，西元 1946 年生）
柯林斯（**Francis Sellers Collins**，西元 1950 年生）

　　人類基因組計畫是一項國際計畫，目的是為了定出人類 DNA 全部大約三十億對鹼基的序列，並且更了解其中含有的約兩萬個基因。基因是遺傳的單元，位於一段 DNA 序列中，具有製造一種蛋白質分子或 RNA 分子的密碼，這些分子各自具有特殊的功能。人類基因組計畫一開始是在 1990 年由美國的分子生物學家華生所領導的，後來由美國的醫生兼遺傳學家柯林斯主持。美國的生物學家凡特成立了塞雷拉基因組公司（Celera Genomics），也進行同樣的工作。這些 DNA 的序列有助於了解人類的疾病，同時也能釐清人類與其他動物的關係。

　　2001 年，人類基因組序列主要結果公布的時候，柯林斯說：「這是一部歷史書，記錄著人類這個物種穿越時間的歷程。這是一份商品清冊，有著每個人類細胞建構所需的仔細藍圖。其中的內容可以轉為醫學所用，其中的發現能讓所有的醫護人員具有強大的新力量，能夠治療、預防和治癒疾病。」更完整的序列在 2003 年完成，被視為人類文明的分水嶺。

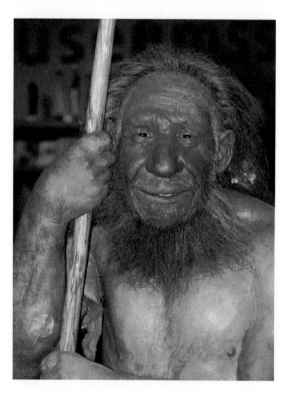

　　在人類基因組定序時，基因組先要切成許多小片段，每段都插入細菌中以便大量複製，成為能穩定供應序列的材料來源。這些短的序列，經由先進的電腦分析再組合成長的序列。

　　除了同卵雙胞胎之外，所有人的基因組都有差異，科學家未來的工作是比較不同個人的序列差異，以更深入了解疾病與個體差異的遺傳基礎。人類的基因組中只有 1% 的序列具有蛋白質密碼。人類基因的數量介於葡萄（34,000 個）和雞（16,700 個）之間。很有趣的是，人類基因組中有一半是「跳躍基因」（transposable element），這種 DNA 片段能夠在染色體中或染色體之間移動。

尼安德塔人是人類的近親，大約在三萬年前絕種。在人類基因組計畫之後展開的尼安德塔人基因組計畫，將讓研究人員能夠比較人類的基因組序列和尼安德塔人基因組序列。

參照
條目　遺傳的染色體理論（西元 1902 年）、DNA 結構（西元 1953 年）、表觀遺傳學（西元 1983 年）及聚合酶連鎖反應（西元 1983 年）

臉部移植

杜伯納（**Jean-Michel Dubernard**，西元 1941 年生）
戴福謝爾（**Bernard Devauchelle**，西元 1950 年生）

　　蒂諾（Isabelle Dinoire）的臉被她的狗咬下來了。2005 年，她吞了一個鎮定劑然後就昏睡在地上。她說：「我醒來之後，點了一根菸，但是卻發現這隻菸沒有夾在雙唇之間，然後我就看到了一灘血和旁邊的狗。我照鏡子……太可怕了。」

　　為了讓蒂諾有新的臉，法國醫生杜伯納和戴福謝爾進行了首次部分臉部移植手術。在手術之前，有一位女性自殺了，他們成功地將她的鼻子、嘴唇和下巴移植到蒂諾的臉上。

　　在不久之前，要在遺傳組成不同的人之間移植整個臉或整隻手，還是無法達成的挑戰。這類的移植正式名稱為異體複合性組織移植（composite tissue allotransplantation），需要將許多血管和神經連接起來，同時還得用到現代的免疫抑制劑，這樣接受移植者才不會排斥外來組織。和單一固態的異體器官移植（例如**肝臟移植**）不同，臉部移植牽涉到多種組織，包括肌肉、肌腱、神經、骨骼、血管和皮膚，這使得組織排斥成為更大的難題。

　　自從蒂諾的臉部移植手術以來，有其他各種臉部移植手術進行了，有些移植的臉部區域更大，包括了淚管和眼瞼。2008 年，為卡普（Connie Culp）進行的臉部移植，甚至植入了來自腦死者的大部分鼻竇、上顎和牙齒（卡普的臉部被她的丈夫射傷）。接受臉部移植的人終身得服用抗排斥藥物，但是臉部肌肉的運動能夠回復，皮膚也會有感覺。因為接受者和捐贈者臉部的骨骼不同，被移植的臉不會像是捐贈者的臉。

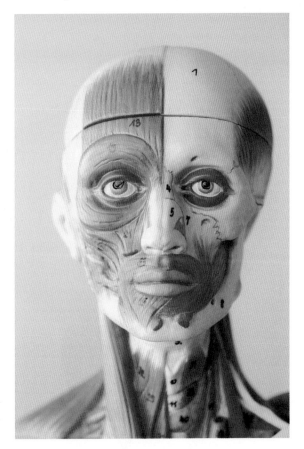

臉部模型，其中顯示了重要的結構，包括肌肉、嘴唇與骨骼。複合組織異體移植牽涉到多種組織，這使得組織排斥問題比組織單純的單一器官移植更麻煩。

參照條目 組織移植（西元 1597 年）、腦神經系統的比對（西元 1664 年）、眼角膜移植（西元 1905 年）、面容失認症（西元 1947 年）、腎臟移植（西元 1954 年）、骨髓移植（西元 1956 年）、肝臟移植（西元 1963 年）、肺臟移植（西元 1963 年）、手的移植（西元 1964 年）、胰臟移植（西元 1966 年）、心臟移植（西元 1967 年）、環孢靈（西元 1972 年）、小腸移植（西元 1987 年）及複製人（西元 2008 年）

長出新的器官

阿塔拉（**Anthony Atala**，西元 1958 年生）

　　美國哥倫比亞廣播公司的記者安德魯斯（Wyatt Andrews）寫道：「想想看，在實驗室中製造出一個器官，用於移植也不會造成排斥。這聽起來像是科幻小說，但是的確是再生醫學（regenerative medicine）中新萌發的領域。科學家正在學習駕馭身體本來就具有的再生力量，以造就驚人的成果。」

　　2006 年，美國北卡羅來納州維克弗斯特大學（Wake Forest University）醫學院的阿塔拉團隊，製造了第一個在實驗室中長出來的器官：膀胱，然後成功地移植到一名兒童體內。正常的膀胱最外層是肌肉，中間層是膠質（一種結締組織），內層是能夠防止尿液穿透的泌尿上皮細胞（urothelial cell）。

　　再生醫學這個領域會建造有功能的活組織與器官，供人體使用。脊柱裂的兒童膀胱功能不全（同時也有其他的脊椎問題）。他們的膀胱小而且堅硬，通常會使得尿液累積到腎臟而造成腎衰竭。傳統上，用來替換的膀胱是由兒童小腸的一部分製成，但是小腸組織會吸收化學物質，因此這些兒童得到癌症的風險很高，其體內的鈣濃度也很高。

　　為了執行這項人造膀胱移植手術，阿塔拉把男孩的一些肌肉和泌尿上皮細胞取出，讓這些細胞在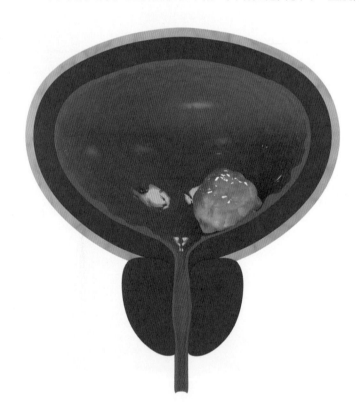培養皿中生長數個星期。之後他們用膠質做成膀胱形狀的骨架，把培養的肌肉細胞「塗」在骨架的外側，泌尿上皮細胞則塗在骨架的內側，這個粗略的膀胱放在營養液中培養十天，然後成功的連接到男孩原來的輸尿管，下方則接到尿道前端的括約肌。科學家目前持續研究以類似的方法製造其他種類的人工器官和管道。2011 年，有一位病人移植了以自己的幹細胞為原料、在實驗室製造出來的合成氣管。

這是長出腫瘤組織的男性膀胱；在膀胱下方、包圍著尿道的器官是攝護腺。

參照條目　組織移植（西元 1597 年）、眼角膜移植（西元 1905 年）、腎臟移植（西元 1954 年）、骨髓移植（西元 1956 年）、奈米醫學（西元 1959 年）、肝臟移植（西元 1963 年）、肺臟移植（西元 1963 年）、胰臟移植（西元 1966 年）、心臟移植（西元 1967 年）、環孢靈（西元 1972 年）、小腸移植（西元 1987 年）及複製人（西元 2008 年）

複製人

科學教育學者貝利（Regina Bailey）寫道：「想像一個世界，能夠做出可以治療疾病的細胞，或是用於移植的完整器官……人類本身也能複製，或是把去世的愛人一模一樣地複製出來……對於未來的人類來說，複製和生物科技是我們這個時代的特色。」2008 年，美國科學家伍德（Samuel Wood）成為第一個複製自己的人，這個舉動在美國颳起了倫理風暴。

複製人指的是製造出一個在遺傳上和某人完全相同的另一個人。體細胞核轉植技術（somatic cell nuclear transfer, SCNT）讓我們可以辦到這一點。在這項技術中，成年體細胞的細胞核會轉移到一個已經移除細胞核的卵細胞中。這個細胞移入子宮中可以發育成胚胎。把早期的胚胎切分開來，兩個部分都可以發育成新的個體（同卵雙胞胎就是這樣產生的）。在醫療性人類複製中，胚胎不會植入子宮，而是有其他的用途，例如長成移植之用的新組織。這些從病人衍伸出來的組織不會引起免疫反應。

1996 年，桃莉羊成為首個從成體細胞成功複製出來的哺乳動物。2008 年，伍德成功地用自己皮膚細胞的 DNA 製造出五個胚胎，這些胚胎可能成為胚胎幹細胞的來源，將來可用於修補傷口或是治療疾病。胚胎幹細胞可以轉變成身體中任何種類的細胞。基於法律和倫理的理由，這五個胚胎後來被銷毀了。在人類複製的消息傳出之後，一位梵諦岡的代表譴責這「屬於道德上最不適切的行為」。有不需要複製胚胎就能取得幹細胞的方式，例如皮膚細胞可以重新設定基因活性的程序，轉變成誘導性多功能幹細胞（induced pluripotent stem cell, iPS cell），這個過程不需胚胎。許多退化性疾病所造成的組織損傷，都可能用這種細胞發育成的各種組織來替換。

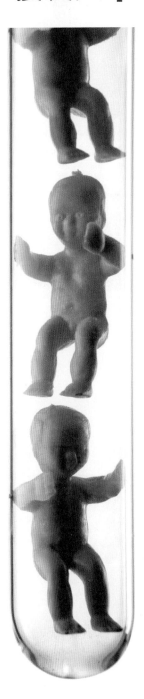

很多科幻作品都討論到複製人，而這個想法在未來可能很容易就能達成。一位梵諦岡的代表譴責這「屬於道德上最不適切的行為」。

 參照條目　墮胎（西元 70 年）、組織移植（西元 1597 年）、連體嬰分割手術（西元 1689 年）、找尋靈魂（西元 1907 年）、DNA 結構（西元 1953 年）、骨髓移植（西元 1956 年）、第一個試管嬰兒（西元 1978 年）及長出新的器官（西元 2006 年）

科學人文 ⑤
醫學之書

The Medical Book：From Witch Doctors to Robot Surgeons, 250 Milestones in the History of Medicine

作　　者──柯利弗德‧皮寇弗（Clifford A. Pickover）
譯　　者──鄧子衿
主　　編──李筱婷
責任編輯──鍾岳明
美術設計──三人制創
執行企畫──劉凱瑛

董 事 長──趙政岷
出 版 者──時報文化出版企業股份有限公司
　　　　　一〇八〇一九臺北市和平西路三段二四〇號三樓
　　　　　發行專線─（〇二）二三〇六─六八四二
　　　　　讀者服務專線─〇八〇〇─二三一─七〇五
　　　　　　　　　　　（〇二）二三〇四─七一〇三
　　　　　讀者服務傳真─（〇二）二三〇四─六八五八
　　　　　郵撥─一九三四─四七二四時報文化出版公司
　　　　　信箱─一〇八九九台北華江橋郵局第九十九信箱
時報悅讀網──http://www.readingtimes.com.tw
電子郵箱──history@readingtimes.com.tw
法律顧問──理律法律事務所 陳長文律師、李念祖律師
印　　刷──華展彩色印刷股份有限公司
初版一刷──二〇一四年五月十六日
初版八刷──二〇二二年十二月二十三日

定　　價──新台幣五八〇元
版權所有 翻印必究（缺頁或破損的書，請寄回更換）

時報文化出版公司成立於一九七五年，
並於一九九九年股票上櫃公開發行，於二〇〇八年脫離中時集團非屬旺中，
以「尊重智慧與創意的文化事業」為信念。

醫學之書 / 柯利弗德‧皮寇弗(Clifford A. Pickover)作 ; 鄧子衿譯. -- 初版. --
　　臺北市 : 時報文化, 2014.05
　　面；　公分 . -- (科學人文 ; 50)
　　譯自 : The Medical Book : From Witch Doctors to Robot Surgeons: 250
　　　　Milestones in the History of Medicine

　　ISBN 978-957-13-5952-6(平裝)

　　1. 醫學史

410.9　　　　　　　　　　　　　　　　　　　103006772

ISBN 978-957-13-5952-6

Printed in Taiwan